Des [illegible]ations Médicales

dans les maladies des Enfants

par

Le Dr. E. Perier.

DES

STATIONS MÉDICALES

DANS LES

MALADIES DES ENFANTS

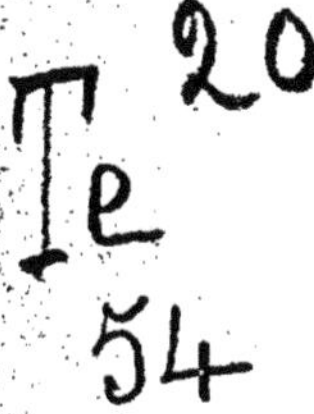

DES

STATIONS MÉDICALES

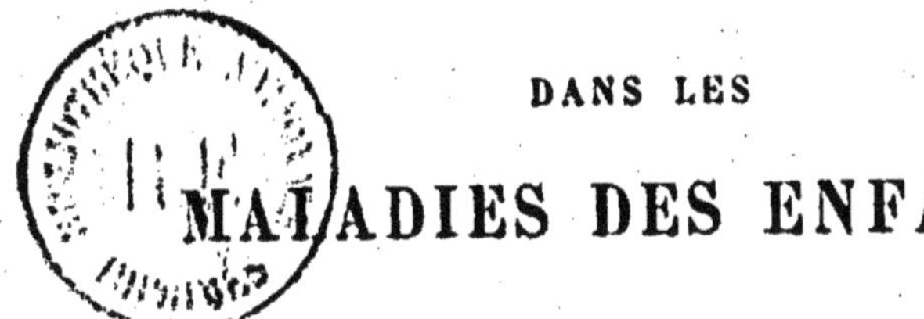

DANS LES

MALADIES DES ENFANTS

CLIMATOTHÉRAPIE — HYDROTHÉRAPIE

EAUX MINÉRALES — BAINS DE MER

PAR

LE Dr E. PERIER

Membre de la Société de médecine pratique,
De la Société médico-chirurgicale de Paris,
De la Société française d'hygiène etc.

PARIS

RUEFF ET Cie, ÉDITEURS

106, BOULEVARD SAINT-GERMAIN

1896

INTRODUCTION

Frappé de voir qu'il n'existait pas encore un seul ouvrage réunissant, sous la forme pratique d'un manuel facile à consulter, des données précises sur les stations médicales diverses que nous sommes appelés à conseiller dans les maladies des enfants, j'ai tenté de combler cette lacune. Et, pour ne pas faire œuvre de compilation pure et simple, je me suis adressé à mes confrères qui exercent soit aux sanatoria maritimes ou autres, soit aux stations climatiques, thermales, hydrothérapiques proprement dites, les plus appropriés au traitement des maladies de l'enfance. J'ai donc résumé ce que je sais et ce que j'ai pu recueillir sur cette question complexe en un livre bien imparfait sans doute, mais qui voit le jour dans des circonstances particulièrement favorables, en ce temps où les voyages devenus si faciles favorisent les émigrations non seulement de la ville à la campagne ou à la mer, mais encore au fond du Midi et jusque sur les hautes cimes des Alpes, pour ne rien dire des déplacements aujourd'hui si aisément réalisables vers les contrées les plus lointaines.

S'il s'agit de stations thermales, depuis les leçons si intéressantes que M. J. Simon a consacrées à l'*emploi des eaux minérales chez les enfants*, leçons que j'ai suivies avec profit et auxquelles je ferai de nombreux emprunts[1], il n'a rien paru de complet dans cet ordre d'idées.

S'il s'agit de stations *climatothérapeutiques*, je ne connais rien qui soit adapté à la médecine infantile. En revanche, les bains de mer, qui offrent de si nombreuses applications chez les enfants, ont donné lieu à de nombreux travaux. Plusieurs mémoires d'un grand intérêt pratique ont rempli les intéressantes séances du premier congrès d'hydrothérapie marine qui a eu lieu l'année passée à Boulogne, inaugurant une ère nouvelle de la *thalassothérapie*. Quant à l'*hydrothérapie* proprement

[1] J. Simon. *Conférences thérapeutiques et cliniques sur les maladies des enfants*, 2e édition. Paris, 1887.

dite, il n'existe aucun ouvrage spécial consacré à l'application aux enfants de cet agent thérapeutique.

Je suis, quant à moi, convaincu que ces moyens de traitement demandent de la part des médecins une étude plus approfondie que celle qu'ils en font généralement. Ce sont en effet des modificateurs puissants, constituant les véritables ressources de la thérapeutique, soit qu'il s'agisse d'états constitutionnels ou d'affections dites chroniques, ressources autrement variées que celles des médicaments si souvent incertains dans leurs effets comme dans leurs résultats.

Loin de moi la prétention de traiter à fond ces sujets que d'autres qui s'y sont plus particulièrement consacrés ont étudiés avec compétence; aussi bien chaque praticien a-t-il dans sa bibliothèque des ouvrages complets sur ces matières. Mon but est plus modeste; il vise simplement à appliquer aux enfants, en faisant appel à mes souvenirs, à mes notes, ou à ces ouvrages spéciaux, les connaissances pratiques que tout médecin doit avoir sur ces questions et d'en faire une sorte de guide raisonné.

Car, il ne faut pas se le dissimuler, s'il s'agit par

exemple des eaux minérales dont notre pays est si richement pourvu, la grande variété des stations et des sources souvent très nombreuses en une même localité, n'est pas seulement embarrassante pour les familles mais pour le médecin lui-même. Il ne s'agit pas en effet de dire : *Allez aux eaux, à la mer, dans les montagnes,* mais de diriger convenablement les enfants aux stations qui s'appliquent tout spécialement à leur cas. N'arrive-t-il pas quelquefois, à des médecins d'eaux, d'avoir à renvoyer ailleurs des malades que nous leur avons adressés avec trop de précipitation parce que nous avons un peu perdu de vue les indications et contre-indications de telles sources thermales qui ne nous sont pas très familières? Combien de fois des enfants sont envoyés à une station climatique, indiquée pour la maladie dont ils sont atteints mais qui est contre-indiquée par leur tempérament ou la forme particulière de leur affection? Le simple choix d'une plage n'est pas indifférent. Nous conseillons le séjour au bord de la mer à des enfants et nous leur promettons l'attrait de longues journées passées sur un sable doux et moelleux, puis nous les laissons partir pour une localité quelconque où ils trouveront une plage de galets. Qu'arrive-t-il alors? Après leur rapide immersion quotidienne, ils s'empresseront d'aller jouer loin de la côte si peu hospitalière pour leurs petits pieds. Ce sera une saison perdue, car ce que nous voulons, plus encore que le bain salé qu'on peut à la rigueur trouver partout, c'est l'atmosphère marine, dont on n'a déjà plus le bénéfice à cinq cents mètres de la côte.

Il faut donc que le médecin qui envoie au loin des enfants chercher le bénéfice des climats ou des eaux ait des données précises sur chaque station qui convient dans la médecine infantile ainsi que sur les indications et contre-indications de chacune d'elles dans chaque cas.

Ce volume comprend deux parties.

Dans la *première partie* on trouvera indiquées en quatre sections les ressources que nous offrent la climatothérapie, les bains de mer, les eaux minérales, l'hydrothérapie, ainsi qu'une notice sur les principales stations où ces moyens de traitement sont mis en œuvre et qui conviennent dans les maladies des enfants.

Dans la *seconde*, un chapitre spécial sera consacré aux principales maladies ou diathèses qui peuvent bénéficier du traitement à ces diverses stations.

Je prie mes confrères d'un peu partout qui ont bien voulu me prêter leur concours désintéressé en complétant mes renseignements sur les diverses stations où ils exercent, de trouver ici l'expression de toute ma gratitude.

Dr E. Périer.

STATIONS MÉDICALES

DANS LES

MALADIES DES ENFANTS

PREMIÈRE PARTIE

DES DIVERSES STATIONS MÉDICALES

Les ressources variées que nous offrent la climatothérapie ou l'hydrothérapie sous toutes leurs formes sont mises en œuvre dans des localités particulières que je réunis sous le titre général de *Stations médicales*. La nécessité de ce groupement ressort de ce que le plus ordinairement on fait appel à la fois au climat et soit à une eau minérale, soit aux bains de mer, soit à la simple hydrothérapie.

Dans cette première partie je passerai en revue les principales de ces stations qui sont plus particulièrement appropriées à la médecine infantile, en les faisant précéder de considérations générales, indispensables pour diriger le praticien dans le choix qu'il est appelé à faire suivant la variété des cas et le tempérament des sujets.

SECTION I

STATIONS CLIMATOTHÉRAPIQUES

CHAPITRE PREMIER

CLIMATOLOGIE ET CLIMATOTHÉRAPIE

CONSIDÉRATIONS GÉNÉRALES SUR LES CLIMATS

Si l'application de la climatothérapie à la cure des maladies est une précieuse ressource quand il s'agit des adultes, à plus forte raison nous rendra-t-elle service dans la pratique médicale infantile. Il s'agit, en effet, alors de petits êtres en voie de développement qui plus encore que l'homme fait ont besoin de l'influence bienfaisante d'un air pur, d'une radiation solaire vivifiante qu'on ne trouve pas à la ville, mais que l'on peut aller chercher à une station climatique appropriée.

Aussi, tandis que la climatologie est une science relativement moderne, la climatothérapie, c'est-à-dire l'application du climat à la cure des maladies, remonte au père de la médecine. Hippocrate, dans le *Traité des*

Airs, des Eaux et des Lieux, cherche, entre autres choses, quelle est sur le maintien de la santé l'influence de l'exposition des villes par rapport au soleil et aux vents, et il compare entre eux les différents climats de l'Europe et de l'Asie. Arétée, comme Celse plus tard, conseille le bord de la mer et les voyages sur mer pour le traitement des poitrinaires auxquels Gallien ordonne les montagnes et Pline les bois de pins.

On verra plus loin que nous ne faisons pas mieux aujourd'hui.

Définition du climat. — Par climat on doit entendre l'ensemble des conditions météorologiques auxquelles se trouve soumise une localité. Mais tandis qu'il n'y a pas d'intérêt pour nous à nous occuper ici du climat au point de vue purement scientifique, ce qui est l'affaire du météorologiste, il nous importe de le considérer dans son influence sur les êtres organisés et particulièrement sur les enfants malades pour lesquels nous prescrivons ce changement de climat.

Changement de climat. Précautions qu'il faut y apporter. — « Changer de climat, a dit Michel Lévy, c'est naître à une nouvelle vie. » Ce changement, qui est comme un des traits des mœurs de notre époque, appliqué aux enfants, demande surtout à être dirigé quand il s'agit de petits valétudinaires, de convalescents et de malades en état de voyager.

L'utilité préservatrice du changement de climat pour modifier la constitution et prévenir ainsi l'éclosion de germes héréditaires, son utilité palliative pour prolonger une existence sans cesse menacée, rendre moins fréquents et moins sévères les paroxysmes d'une maladie habituelle, enfin son action véritablement curative comme l'est celle de l'atmosphère marine dans la scrofulo-tuberculose, sont aujourd'hui trop appréciées pour ne pas arrêter sur cette importante question l'intérêt de tout médecin d'enfants.

D'ailleurs, les déplacements sont devenus tellement faciles aujourd'hui, tant au point de vue du confort que de la rapidité à franchir les distances, qu'on ne compte plus les kilomètres. Mais il ne faut pas oublier que s'il est possible, en une nuit, de transporter un enfant d'un bout à l'autre de la France, ce n'est pas aussi aisé de l'accoutumer à un climat nouveau pour lui, souvent très différent de celui qu'il a quitté. Si, en laissant Londres et Paris pour gagner Nice ou Pau, la transition est relativement bien supportée, puisqu'on arrive dans un climat plus doux, il n'en est plus ainsi quand de ces mêmes villes on va à Davos ou à Saint-Moritz, ou même quand du Midi on revient à Paris.

Aussi bien ne doit-on soumettre qu'avec précaution des enfants à un changement qui rompt brusquement des habitudes climatiques, mais y apporter, au contraire, les ménagements convenables pour établir l'accoutumance, surtout quand il s'agit de petits valétudinaires. Les habitudes climatiques n'exercent pas moins que les autres leur pouvoir tyrannique, et le Dr Bennet[1], qui a étudié de près la question sur lui-même, reconnaissant les inconvénients de ces changements soudains de climat qui éprouvent les malades et sou-

[1] Lettre au Dr Debout sur l'influence défavorable du changement subit de climat, in *Bull. gén. de Thérap.*, 1863.

vent même les bien portants, conseille de ne pas tenir compte des facilités offertes par les voies rapides à effectuer les voyages soit du midi, soit du nord, de manière à n'affronter les changements considérables qu'ils doivent amener qu'après s'y être d'avance acclimaté. Il veut donc que les malades qui vont de l'Angleterre dans le midi pour hiverner partent au commencement d'octobre et comme le littoral méditerranéen n'est pas propice avant la fin du mois, il conseille que l'on dépense trois ou quatre semaines en route. Ce voyage fait sans hâte, à loisir, permet à l'économie de s'accoutumer graduellement au changement de climat. Et il recommande Fontainebleau, puis Valence, Nîmes, Aix, Arles, comme stations de séjours passagers, pour ne parler que des endroits qui sont sur la voie. Et, pour le retour, le médecin de *Royal free hospital* conseillait la même pratique qu'on ne saurait effectivement trop recommander pour les enfants au même titre que pour des adultes.

La Jouvence de l'avenir, a dit Michelet, se trouve dans deux choses : une science de l'émigration, un art de l'acclimatation. Pour cet art, il faut, comme pour tout autre, une initiation et il importe avant tout d'avoir des données précises sur les avantages et les inconvénients du climat, non seulement de la contrée, mais de la localité, de la *station* où on veut envoyer un enfant, tout comme il est indispensable de connaître une station thermale avant d'y adresser celui pour qui on en attend le bénéfice.

Choix de la station. — Le choix de la station convenable dans un cas donné n'est point aisé, quelques connaissances que l'on ait, et des maladies et des climats. Il faut savoir, en effet, que le traitement climatique s'adresse comme tout traitement, non à une maladie mais à des malades. C'est donc toujours le cas particulier que le médecin doit s'attendre à rencontrer, l'exception et non le cas général. Et l'embarras est d'autant plus grand que même pour une maladie déterminée il ne faut pas compter de trouver le climat qui aura une vertu spécifique. Il ne faut même pas compter trouver un climat parfait. Comme en bien d'autres choses, rêver l'impossible, c'est souvent manquer le possible, et quand on trouve réunies le plus grand nombre de qualités que l'on recherche dans un cas donné, il faut savoir se contenter et tirer le meilleur parti possible des conditions favorables d'une station. Tel enfant se trouvera mal d'un climat qui, a priori, lui convient, tandis qu'un autre enfant qui est dans le même cas se trouvera bien d'un climat moins favorable parce que son entourage saura le faire profiter de ce que cette station a de bon. Nous verrons à propos de quelques maladies quelles sont les stations les mieux appropriées à chaque cas, mais je dois dire ici un mot des conditions de séjour d'où dépendra souvent le succès qu'on attend du changement de climat.

Conditions de séjour. — Le but que nous poursuivons quand nous envoyons un petit malade dans une station dont nous recherchons les avantages du climat c'est de lui éviter les influences trop froides ou trop chaudes, trop humides, trop variables, etc., du climat où il réside, il faut donc que dans la station où il ira on puisse autant que possible le mettre à l'abri de ces inconvénients.

C'est surtout dans les stations dont on recherche la douceur du climat qu'il faut s'organiser pour que l'enfant en ait tout le bénéfice. Ainsi on ne l'installera pas n'importe où, car il y a des différences très considérables entre divers point d'une même localité. Le choix du logement lui-même n'est pas sans importance. Si on va dans ces contrées favorisées pour y chercher le soleil, il faut au moins tâcher d'en avoir le plus possible prendre un appartement au midi « tout en façade », comme nous disons. Si on doit avoir une partie des pièces au midi et l'autre au nord, on éprouvera quand on passera des unes aux autres, une impression de froid dont on se rend compte quand on considère le grand écart que l'exposition produit sur le thermomètre suivant qu'il est placé à l'ombre ou au soleil. Il vaut mieux bien souvent alors, choisir une orientation à l'est ou à l'ouest pour que chaque pièce de la maison ait le soleil à son moment.

Les médecins des stations méditerranéennes recommandent de ne jamais laisser sortir les enfants avant 10 ou 11 heures du matin et de les faire rentrer à 3 heures au plus tard.

Dans les stations de montagne où la *cure d'air* est le but que l'on poursuit par la vie au dehors le jour et la fenêtre ouverte la nuit, les précautions sont différentes mais non moins bien prises pour éviter le refroidissement. Quand on a choisi une localité abritée et une chambre ensoleillée, quand on a prescrit des vêtements de dessous en laine, à même la peau, des fourrures et des galoches chaudes pour les petits malades qui sortent, plusieurs couvertures pour ceux qui sont au lit dans une chambre dont la fenêtre, il est vrai, est ouverte, mais où pétille un bon feu, quand on a donné des aliments calorigènes on ne craint pas plus le froid auquel d'ailleurs, les enfants sont progressivement accoutumés.

Au dehors les enfants auxquels leur état permet de jouer, courir, sauter, n'auront pas à s'en priver, cela va sans dire, l'exercice physique modéré favorisant les échanges nutritifs. Mais il faut qu'ils se gardent de l'excès que produit souvent l'entraînement à des exercices musculaire dès que l'émulation y entre pour quelque part. Ce qu'on appelle *les exercices de sport* constitue un véritable danger dans les cas de convalescents ou de valétudinaires sans grande résistance et surtout chez les tuberculeux. Tous ces sujets ont besoin plutôt d'économiser leurs forces que de les dépenser en un gaspillage véritable dont on ne voit pas le profit et dont les inconvénients ont été mis en lumière à la session de l'Association française pour l'avancement des sciences qui vient de se tenir à Caen.

M. Legendre, rapporteur, a montré les dangers que peuvent offrir les exercices de sport en raison de la croissance qui s'effectue chez les enfants convalescents ou malades, avec une activité encore plus grande que dans des conditions normales de santé. Un abus des exercices peut déjà chez les enfants bien portants faire franchir à l'organisme l'étroite limite qui sépare la prédisposition de l'état morbide. En dehors des lésions du cœur, du poumon, des reins, etc., qui contre-indiquent tout effort, empêchent les petits malades de se livrer à un exercice immodéré, il faut tenir compte de la dépense que l'organisme doit faire, dépense que nous provoquons dans certains états comme l'obésité. Si l'effort musculaire se traduit normalement par la destruction d'une certaine quantité de matière, si cette destruction est sollicitée par des exercices disproportionnés à la force du sujet, il y a surmenage, épuisement et une disposition d'autant plus marquée aux maladies et surtout aux affections infectieuses qui peuvent venir compliquer l'état d'un petit valétudinaire. Le Dr H. Petit (de Paris) a particulièrement insisté sur le développement des maladies cardiaques les jeunes convalescents de maladies infectieuses qui se livrent trop tôt à ces exercices exagérés contre lesquels une réaction est nécessaire.

FACTEURS DU CLIMAT

I. — Température

Le regretté Fonssagrives faisait du climat un médicament. Pourquoi pas? « C'est, disait-il, un médicament complexe, une *thériaque naturelle*, qui mérite ce nom au même titre que les eaux minérales, par opposition avec ces thériaques artificielles que crée la pharmacologie en associant ensemble des médicaments de nature diverse, coopérant, chacun pour leur part, au résultat thérapeutique que l'on a en vue. » Or les médicaments qui entrent dans cette thériaque climatique sont nombreux.

Ce sont la chaleur et la lumière, l'humidité, la pression barométrique, les vents, l'électricité atmosphérique, l'ozone, engagés dans des combinaisons d'une variété en quelque sorte infinie et réagissant les uns sur les autres. En outre, l'air a une influence variable suivant sa composition, sa pureté, en dehors des modifications proprement dites du climat. De même le sol, car les eaux qui recouvrent une partie plus ou moins étendue de surface d'une localité, la configuration du sol, sa nature, l'abondance ou la pénurie de sa végétation, etc., impressionnent diversement l'atmosphère et réagissent sur les hydrométéores.

Mais, en définitive, s'il s'agit du choix d'un climat pour un enfant malade, les éléments dont on est appelé à tenir compte sont avant tout : la température, l'humidité et les vents.

La *température* est sans contredit, un des facteurs les plus importants du climat. Son influence qui est très puissante sur la vie organique, modifie plus ou moins les autres facteurs du climat qui, à leur tour réagissent sur elle.

C'est ce qui fait que les effets attribuables à un élément sont difficilement isolables de ceux qui dépendent d'un autre. Quand ils agissent de concert, c'est l'idéal, le plus souvent il y a conflit au contraire et il en résulte les brusques variations atmosphériques si préjudiciables à la santé de nos enfants malades ou débiles.

Le soleil est la source, on peut dire unique, de chaleur pour l'atmosphère et pour le sol, la quantité de calorique fournie par le centre de la terre, par la lune et par les étoiles étant à peu près négligeable[1].

Quant au refroidissement, celui qui nous intéresse, c'est le rayonnement nocturne qui varie avec les diverses localités.

Radiation solaire et température ambiante. — Il faut distinguer la radiation solaire, de la chaleur atmosphérique proprement dite. La première est obtenue en plein soleil avec un thermomètre noirci, la seconde est la véritable température météorologique, obtenue à l'ombre.

Le rayonnement solaire que nous recherchons pour nos petits malades, échauffe les corps solides ou liquides, mais n'a d'influence sur l'air qu'à une condition, c'est que ce dernier soit chargé de vapeur d'eau.

La chaleur rayonnée dans l'espace pendant la nuit par la terre reste dans l'atmosphère et la protège contre son propre refroidissement.

Conditions qui font varier la température. Latitude. — Parmi les conditions qui font varier la température, il y a d'abord la *latitude* surtout importante dans ses rapports avec la température moyenne annuelle. La répartition de la chaleur serait indiquée par les parallèles de latitude si la terre était un ellipsoïde de

[1] Le soleil, en effet, envoie à la terre une quantité de chaleur qui est égale à 17,633 calories par mètre carré de surface, et s'il était possible d'admettre qu'elle lui arrivât sans qu'il s'en perdît rien en route, elle serait suffisante, d'après Pouillet, pour fondre une calotte de glace l'enveloppant uniformément et ayant une épaisseur de 30^{m},89.

D'autre part, la terre est soumise à l'influence refroidissante des espaces interstellaires, qui est évaluée à 100° ou 150° au-dessous de zéro.

révolution régulière, si elle n'avait pas des montagnes et des vallées, si l'atmosphère était égale à elle-même dans tous les points.

Mais l'allongement de l'orbite, l'inclinaison de l'axe de la terre sur le plan de cet orbite, la variété de cette constitution du sol qui fait le charme de la nature, créent la diversité des climats.

D'une façon générale les contrées voisines des pôles sont les plus froides et celles qui se rapprochent de l'équateur les plus chaudes et le maximum thermique qui est de 28° se trouve dans la zone des tropiques. Les seules qui nous intéressent sont dans la zone tempérée septentrionale entre le 30° et le 45° degré de latitude nord. Dans cette zone, chaque fois que l'on s'avance vers le nord de 185 kilomètres, la température moyenne annuelle baisse de 1° environ.

Lignes isothermes. — De Humboldt a créé les lignes *isothermes* pour réunir les points ayant la même température moyenne annuelle. Les lignes *isochimènes* correspondent aux températures moyennes de l'hiver; les isothères aux températures moyennes de l'été. Les *isoères* et les *isométopores* donnant les moyennes du printemps et de l'automne seraient également intéressantes à connaître pour certaines localités convenables dans ces saisons. Et au point de vue qui intéresse la climatothérapie, il faut encore considérer les moyennes mensuelles et les variations diurnes et nocturnes pour chaque station.

Altitude et situation géographique. — L'*altitude*, à latitude égale, joue un rôle considérable pour modifier la température. J'ai dit plus haut que, dans notre zone tempérée, à chaque élévation de 150 à 180 mètres correspondait un abaissement de 1 degré.

En outre on sait depuis les travaux de Ch. Martin que si ceci est vrai pour le jour, c'est le contraire qui se passe la nuit, surtout quand il n'y a pas de vent et que le ciel est serein. C'est une affaire de plus ou moins de densité des couches d'air froid qui, coulant dans les bas-fonds à la façon des liquides communiquent autour d'elles leur température. Aussi devrons-nous toujours empêcher qu'on installe nos petits valétudinaires dans le fond des vallées ou les rez-de-chaussée des maisons, et demander qu'on leur réserve les pièces situées aux étages supérieurs.

Après la latitude, la *situation géographique* doit être signalée comme une condition modificatrice importante de la température. Il faut en effet tenir compte du voisinage des montagnes et des réservoirs de chaleur tels que les masses d'eau.

Chaînes de montagnes et masses d'eau. — Les chaînes de montagne servant d'écran contre les vents, ont aussi une influence sur la constitution du climat d'une station.

Les eaux absorbent et émettent des quantités de calorique moindres que la terre ferme, mais comme leur capacité calorifique est plus considérable, les eaux et surtout les eaux de la mer, ont une température beaucoup moins variable.

Sous une même latitude, dans une île de petite étendue ou sur la côte, la température moyenne sera toujours plus élevée que sur le continent, c'est-à-dire que la différence entre la température de l'été et celle de l'hiver sera moindre. On a coutume de citer comme exemples les trois villes Cherbourg, Paris, Vienne, qui ont sensiblement la même latitude, mais tandis que pour Cherbourg la différence entre la température moyenne de l'été et de l'hiver est de 10° seulement, elle est de 15 pour Paris et de 20 pour Vienne. Elle est de 23,66 pour Pétersbourg, alors que pour Londres elle est de 13,53.

Les climats insulaires sont les plus constants. Les continents par le refroidissement et l'échauffement internes auxquels ils sont soumis présentent de grandes variations de température.

Les *grands lacs* ont sur le climat de leurs rives une influence analogue à celle que le voisinage de la mer exerce sur les côtes. La réflexion de la chaleur à leur surface se fait sentir sur les montagnes qui les entourent.

Mais ce sont surtout les eaux des mers qui ont une action considérable, grâce aux courants qui les traversent et qui sont froids ou chauds.

Parmi ces derniers, le plus important en ce qui nous concerne, est sans contredit le *Gulf-Stream*, constitué par une partie du courant chaud qui s'étend dans le nord de l'Océan Atlantique, depuis les tropiques jusqu'aux régions septentrionales et qui élève de plusieurs degrés la température moyenne annuelle de la côte occidentale de l'Europe et des îles voisines, la côte ouest de la France, les côtes normande et bretonne, les îles de Jersey, de Wight, les côtes des Iles Britanniques, etc. C'est un véritable foyer de chaleur pour le nord, l'ouest et le centre de l'Europe.

Courants atmosphériques. Vents alizés. Vents de terre et vents de mer. — Les courants atmosphériques ont aussi une influence considérable sur la température. Je parle ici surtout des vents dominants constants, qui soufflent toute l'année à l'équateur et font sentir au loin leur influence : les *vents alizés*. Analogues aux courants marins, ces courants tendent à égaliser les températures diverses de l'air, à brasser l'atmosphère.

Passant sur le Gulf-Stream, ils nous apportent de la chaleur et de l'humidité des régions équatoriales, mais pour les localités en particulier, il y a à tenir compte au point de vue de leur influence sur la température, des *vents de terre* et des *vents de mer*.

Dans les montagnes, il se produit des vents analogues. Pendant le jour l'air s'échauffe dans les vallées, il s'élève favorisé par une sorte d'aspiration de l'air plus raréfié et dès lors plus léger des hauteurs, c'est le vent de vallée ou du matin; pendant la nuit, l'air des montagnes en se refroidissant descend dans les parties basses, c'est le vent du soir ou de montagne.

Nous aurons l'occasion de parler du *mistral*, du *siroco*, du *foehn* particulièrement en rapport avec des stations climatiques de la Riviera, de l'Italie et de la Suisse.

Les modifications atmosphériques telles que la pression barométrique, l'humidité, dont il sera question plus loin, exercent une grande influence sur le climat au point de vue de l'intensité de la chaleur et de sa distribution.

La configuration et la constitution du sol ont une

influence modificatrice locale variant à l'infini, c'est ce qui fait que dans une même contrée, dans un même lieu on peut avoir des climats très différents.

Dans les grandes plaines, la température très élevée le jour s'abaisse fortement la nuit.

Dans les collines, les oscillations de la température sont moins étendues que dans les plaines, mais l'échauffement du sol étant inégal, il en résulte des vents locaux.

Les montagnes jouent un rôle important pour protéger les localités contre les vents et ainsi elles ont une influence sur la température.

La constitution du sol n'est pas sans importance dans cette question de température d'une station.

Nous savons que plus la couleur du sol est blanche plus la chaleur solaire est considérable et l'air frais, et réciproquement, le pouvoir absorbant du sol est en raison inverse de son pouvoir rayonnant.

Les terrains sablonneux sont les plus sains, car ils rayonnent peu, de sorte que l'air qui est en contact avec eux conserve une température plus constante. La nature du sous-sol influe sur l'humidité et on sait aujourd'hui tirer parti du drainage pour assainir les localités et élever leur température. Là où ils sont pratiqués convenablement, il fait moins froid, il n'y a plus de brouillards et l'on y voit moins d'affections rhumatismales et moins de phtisie.

Le *revêtement du sol* par la végétation empêche d'une façon plus ou moins complète les rayons du soleil d'arriver jusqu'au sol et modère ainsi la chaleur. Les forêts ont ainsi une température plus basse que celle des prairies et précisément l'écart est bien plus marqué en été qu'en hiver, ce qui permet d'y chercher un refuge momentané.

Dans leur voisinage immédiat, le climat est plus constant que dans les plaines.

Les prairies ne s'échauffent jamais autant que le sol dénudé et elles tendent à abaisser la température de l'été et à rendre l'air plus humide.

Le voisinage des tourbières et des marécages sera toujours à éviter dans le choix d'une station en raison de la malaria plus fréquente qu'on ne le croit chez des enfants.

Effets de la température sur l'organisme. — Les effets de la température sont difficilement isolables de ceux des autres éléments du climat d'une station donnée, néanmoins il importe de considérer l'action de la chaleur et l'action du froid.

La *radiation solaire* est très puissante sur les enfants dont la nutrition est nécessairement active puisqu'ils sont en période d'évolution. C'est aussi cette chaleur qui est le mieux supportée, celle qui a un remarquable pouvoir stimulant sur les fonctions de l'organisme, tandis que la chaleur provenant de l'air lui-même qui est proportionnelle à la quantité de vapeur d'eau qu'il contient a une influence déprimante, à degré égal. Le même enfant que nous laissons jouer et courir au soleil y subira sans s'en douter une température de 45° et plus, tandis qu'à l'ombre il se lassera vite même à une température inférieure à celle du corps, à 25 ou 32°.

On verra à propos des stations de haute montagne comment la chaleur solaire se trouve augmentée à

Davos, à la Maloja, Saint-Moritz, grâce au rayonnement de la neige qui couvre le sol et comment elle est mieux supportée que celle de l'air. Elle ne produit jamais d'insolation.

Sous l'influence d'une température élevée, en été par exemple dans notre climat, les fonctions de la peau s'activent, au détriment de celles des reins, qui se ralentissent; il se produit plus de sueurs et moins d'urines, d'où résultent de l'affaiblissement et un degré plus ou moins marqué d'anémie.

Le corps n'ayant pas à fournir autant de chaleur, l'appétit diminue. Les voies digestives sont dans un état instable chez les enfants qui présentent alors des affections catarrhales. Les petits névropathes se trouvent fort mal des températures trop chaudes, tandis que ceux qui sont lymphatiques, faibles, les débilités se trouvent mieux de beaucoup de chaleur de même que les syphilitiques.

Le froid, quand il est supporté, a une heureuse influence sur les sujets non débilités à l'excès, pour activer les échanges nutritifs en produisant une perte de calorique à laquelle l'économie devra suppléer.

En somme l'air froid enlève au corps de la chaleur et constitue ainsi une incitation à l'exercice et à un repos plus réparateur. Il excite le système nerveux et les muscles, aussi les enfants délicats perdent-ils leur énergie, car ils ne peuvent produire assez de chaleur. Le froid diminue l'activité de la peau, au profit de celle des reins. Sous son influence, ainsi que l'ont remarqué Liebermeister, Richet et Hanriot, la quantité d'acide carbonique éliminé augmente et reste en excès plusieurs heures encore après que l'action du froid a cessé de s'exercer, puis elle tombe au-dessous de la normale, et il en pourrait résulter des accidents, en tout cas un état léthargique analogue au sommeil des animaux hibernants.

La température de l'homme étant sensiblement constante, on voit qu'il lui faut dans les climats froids une quantité d'oxygène et, par conséquent, d'aliments, plus considérable que dans les climats chauds, dans la proportion de 1/3 d'après les recherches de Voit.

Les stations d'été choisies dans la zone tempérée, celles d'hiver dans les climats chauds, offrent des températures modérées de 13 à 21 degrés. Dans ces conditions, l'effet général obtenu consiste en une perte de température moindre que dans un climat plus dur et en une diminution notable des efforts de lutte contre les agents extérieurs. Les sujets robustes et jeunes sont plutôt affaiblis que tonifiés. Chez eux on observe une diminution de l'appétit, un ralentissement de la digestion, de la respiration, de la circulation et des oxydations, de la lassitude intellectuelle, une diminution de la sécrétion urinaire, corrélative d'une plus grande activité des fonctions cutanées.

II. — Lumière

La lumière est un facteur important du climat inséparable de la chaleur. Nous avons vu, en effet que la ra- e était celle que nous recherchions pour solliciter le travail moléculaire, qui constitue la nutrition intime des tissus, plus que la chaleur communiquée dont l'influence est plutôt déprimante.

Influence de la lumière sur le développement normal des plantes et des animaux. — Nous connaissons l'influence des rayons lumineux sur la végétation, comment la chlorophylle ne se développe que sous l'action chimique de la lumière.

Les expériences d'Edwards ont fait voir que la lumière était indispensable pour le développement normal des animaux.

Effets favorables sur nos enfants malades ou valétudinaires. — La lumière est aussi nécessaire, sinon plus, à nos petits valétudinaires, qu'aux enfants bien portants ; suivant que le ciel est couvert ou serein dans les stations où ils hivernent, ils resteront dedans, privés de cette radiation solaire qu'on recherche pour eux et de l'exercice qui leur est nécessaire, ou au contraire ils bénéficieront de l'un ou de l'autre. Aussi faut-il tenir grand compte de l'état du ciel, de ce que Fonssagrives appelait la *luminosité.* La lumière active, les échanges respiratoires, et il est remarquable de voir que son action sur la rétine suffit pour augmenter à la fois les exhalations pulmonaires et la respiration cutanée. On sait que les animaux s'engraissent plus rapidement s'ils vivent dans les ténèbres, ce que les agronomes connaissent bien.

Influence de la lumière sur le chimisme respiratoire. — Fubini et Benedicenti, expérimentant sur des animaux hibernants, ont vu que le chimisme respiratoire est accru par la lumière, alors même que les animaux sont en pleine léthargie.

Influence sur la formation de l'hémoglobine. — La lumière semble exercer sur la formation de l'hémoglobine une action analogue à celle qui règle la production de la chlorophylle chez les végétaux.

La lumière est la condition d'activité de l'air considéré comme milieu chimique ; aussi la vie devient-elle languissante chez les enfants quand elle ne trouve pas la quantité de cet excitant lumineux qui lui est indispensable. L'étiolement, l'anémie, la bouffissure qui caractérisent les enfants élevés dans des climats ou des maisons sans lumière font place à la prospérité, à la vigueur et au teint rosé dans une résidence bien ensoleillée.

S'il est remarquable de voir les fleurs prendre des couleurs d'autant plus vives qu'elles sont écloses dans un climat où le ciel est plus pur et la lumière du soleil plus intense, les feuilles se tourner vers le côté d'où vient la lumière, quand celle-ci n'arrive que d'une certaine direction, il n'est pas moins intéressant de constater sur les enfants les heureux effets du soleil, pour réveiller leur gaieté et leur entrain. Aussi, pour le choix d'une station d'enfants, dans la mauvaise saison, importe-t-il de tenir compte du temps pendant lequel on y jouit du soleil et du nombre de jours où le temps est couvert.

La pigmentation de la peau, qui se produit au soleil est un fait à rapprocher des précédents.

Effets sur les microbes. — Mais cette lumière solaire si bienfaisante pour nos petits malades est justement leur meilleur allié dans la défense qu'ils opposent aux microbes pathogènes ; nous connaissons l'action destructive qu'elle exerce sur le bacille tuberculeux et sur la plupart de ces êtres qui ne vivent bien que là où nous vivons mal, dans l'obscurité.

III. — HUMIDITÉ

La radiation chimique s'exerce le plus là où le ciel est pur, sur les hauts plateaux ou dans certaines stations climatiques du bord de la mer; elle y est un élément précieux de santé. Les enfants valétudinaires qui ont vécu dans ces stations sont pris de nostalgie quand on les ramène dans les villes et leur état maladif empire dans les jours sombres.

L'*humidité atmosphérique*, quand elle est exagérée, obscurcit le ciel en produisant les nuages, qui donnent naissance à la pluie ou à la neige. Il importe de se souvenir, quand on a à choisir une station climatique, combien, sous l'influence d'une atmosphère par trop humide, l'exhalation de la vapeur d'eau par le poumon se fait mal, les fonctions de la peau augmentées donnent de la transpiration, si l'humidité s'accompagne de chaleur, et du refroidissement, si l'humidité s'accompagne de froid comme en temps de dégel. Au contraire, dans une atmosphère sèche, les enfants, comme les adultes d'ailleurs, supportent beaucoup mieux soit la chaleur, soit le froid.

Humidité absolue et relative. — Quand nous parlons d'humidité, c'est toujours de l'humidité relative qu'il s'agit, c'est-à-dire du rapport de la tension de la vapeur d'eau dans un air avec la tension qu'aurait dans cet air la vapeur d'eau qui le saturerait. Si on considère une table de 0 à 100 depuis l'air complètement dépouillé de vapeur d'eau jusqu'à l'air saturé, on appelle très sec un air qui contient moins de 55 p. 100 de vapeur d'eau; moyennement sec, celui qui en contientde 55 à 75 p. 100, très humide celui où la proportion est de 91 à 100 p. 100. La tension de la vapeur d'eau est plus forte sur les côtes que dans les terres.

L'humidité absolue varie avec les saisons et suit jusqu'à un certain point les fluctuations de la température; elle est plus élevée en été qu'en hiver, tandis que les variations de l'humidité relative suivent à peu près toujours une marche opposée. Ce sont celles-ci qui offrent de l'intérêt. Elles varient suivant plusieurs circonstances telles que les saisons, les vents dominants, les diverses heures du jour, etc. En général l'humidité atteint son maximum au moment où le soleil va se lever et elle est au contraire à son minimum vers les premières heures de l'après-midi. Ces variations sont bien plus considérables en été qu'en hiver, dans les stations continentales que dans les stations maritimes.

L'influence de la température sur l'humidité est bien connue : que la chaleur diminue dans l'air, l'humidité relative augmente, et si elle arrive à saturation la vapeur se condensant produit la rosée, les brouillards, les nuages, la pluie, la neige.

Brouillards. Pluies. Neige. Nombre de jours de pluie. — Les brouillards jouent un grand rôle dans l'action des climats, de même que les nuages qui diminuent la luminosité.

Les vents, par leur température, leur humidité, leur

état électrique, leur rapidité, ont des rapports très étroits avec les nuages et la pluie.

La pluie qui, estimée au moyen du pluviomètre est nulle au Sahara atteint jusqu'à 15 mètres au versant sud-est de l'Himalaya, qui est exposé à la mousson, vent chaud saturé d'humidité. Les circonstances générales qui influent sur la quantité de pluies sont surtout la latitude, l'attitude; les circonstances locales sont le voisinage des masses d'eau, l'exposition aux vents humides, le voisinage des montagnes, etc.

La quantité de pluie qui tombe dans une région n'est pas en rapport avec l'humidité de l'air dans cette région. Il peut en effet ne pas pleuvoir s'il n'y pas de vents froids déterminant la condensation de la vapeur d'eau atmosphérique, et de même il est des contrées sèches où il pleut beaucoup.

Nous ne confondons pas la quantité de pluie avec le nombre de jours de pluie. Tandis que cette quantité diminue, le nombre de jours de pluie augmente avec la distance de l'équateur. Ce qui importe dans le choix d'une station climatique pour un enfant c'est moins le plus ou moins d'eau qui y tombe que le nombre de jours de pluie et de beau temps d'où le temps dépendra qu'il pourra séjourner au dehors.

« On s'imagine généralement, » dit Weber, « qu'une grande quantité de pluie constitue un élément défavorable pour une station sanitaire, mais c'est là une manière de voir qui n'est pas tout à fait exacte. Lorsque la pluie ne tombe pas d'une façon continue au point d'empêcher l'exercice en plein air, elle a l'avantage de débarrasser l'atmosphère des poussières qui se trouvaient en suspension, de la renouveler peut-être par l'intermédiaire de l'ozone et d'en diminuer l'humidité relative ; on voit beaucoup d'individus dont les forces physiques sont accrues pendant et après la pluie. »

De même, la neige à la condition qu'elle ne fonde pas, a une influence excellente pour maintenir le calme dans l'atmosphère, augmenter la chaleur solaire réfléchie et la luminosité en diminuant la quantité de vapeur d'eau contenue dans l'air. Elle forme au dehors un tapis beaucoup plus sain que ceux de nos maisons, car au moins celui-là empêche la poussière et la vapeur d'eau du sol, chargés l'un et l'autre de miasmes, de se mêler à l'air, tandis que celui-ci est un refuge à tous les germes possibles d'autant plus répandus autour de nous que chaque jour on s'efforce de les secouer. Et, bien que cela paraisse paradoxal, ce tapis de neige devient une source de chaleur en empêchant le sol de se refroidir ainsi qu'en témoignent les roses des Alpes qui périssent dans les bas-fonds alors qu'elles se conservent sous la neige des montagnes.

Malgré ces déperditions d'eau représentées par la pluie et la neige, l'air atmosphérique conserve son humidité grâce à l'évaporation.

Le degré du pouvoir évaporant de l'atmosphère dépend des conditions nombreuses et diverses, telles que la température, le degré d'humidité relative, la densité, et la violence du vent. Il a une certaine importance physiologique, car il règle l'évaporation cutanée à laquelle sont liées, nos sensations de chaleur aussi bien que la production et la perte de chaleur, les fonctions respiratoires et les métamorphoses organiques.

Effets de l'humidité sur l'organisme des enfants. — L'humidité atmosphérique est aussi indispensable à la vie des êtres organisés que l'oxygène lui-même. Elle est en effet le grand régulateur de la répartition de la chaleur à la surface de la terre et qui empêche les couches ascendantes d'air chaud d'arrriver rapidement dans les parties supérieures de l'atmosphère et ainsi d'être perdues pour nous.

Les climats humides ont de moindres variations entre le jour et la nuit. Mais l'humidité à l'excès jointe à une température basse interceptant les rayons solaires pendant longtemps donne au climat un caractère déprimant.

L'action de l'humidité sur l'organisme est difficile à définir à cause de sa connexité avec d'autres éléments du climat dont il est difficile de la séparer. Le dégré d'humidité absolue joue un rôle important dans les fonctions respiratoires. Il est clair que l'air absorbe d'autant plus d'humidité en passant par les voies respiratoires qu'il est plus sec, de là la diminution de l'expectoration dans les stations climatiques sèches, et la réciproque est vraie, un air humide favorise l'expectoration chez les enfants assez grands pour savoir cracher.

C'est surtout sur la peau que l'air humide exerce ses effets aggravateurs de la chaleur comme du froid, dans le midi aussi bien que dans le nord. Quand il fait chaud, surtout si l'atmosphère est calme, l'humidité fait languir la transpiration insensible, et l'exhalaison pulmonaire qui sont les deux grands moyens de réfrigération de l'économie; quand il fait froid, elle donne à l'air qui baigne nos organes des conditions de conductibilité calorifique qu'il n'a pas quand il est sec, et l'humidité accroît la perte de chaleur que subit l'économie. Pour des climats de chaleur égale, l'humidité produit, de plus, une atonie des voies digestives, une sorte de torpeur musculaire, une imperfection des dépurations respiratoire et cutanée, compensée par une augmentation de la sécrétion urinaire. On a coutume de dire que les lieux bas et humides favorisent le lymphatisme, les rhumatismes, etc.

L'humidité jointe à la chaleur favorise le développement des maladies zymotiques par le fait de la décomposition plus facile des matières organiques putrides qui recouvrent la terre.

IV. — Pression barométrique

Les modifications de la pression atmosphérique dépendent de plusieurs circonstances : du point où l'on observe, et c'est ici qu'interviennent l'altitude et la latitude; des variations journalières qui résultent elles-mêmes de l'influence du voisinage de la mer et des montagnes; des changements qui se passent dans l'atmosphère, et des vents. Représentée par une colonne de mercure de 760 millimètres, ce qui fait une pression de 1,028 grammes par chaque centimètre carré de surface, elle diminue de 1 millimètre par $10^{m},50$ d'ascension, d'où résulte une facilité d'autant plus grande à respirer à mesure qu'on s'élève. Il faut, toutefois, que cette élévation soit modérée et graduelle, sous peine de voir se produire le *mal des montagnes*.

On sait que Paul Bert, dans un travail sur la pression barométrique, analysant tout ce qui a été dit sur le mal des montagnes et sur le séjour de l'homme à de grandes hauteurs, a montré que tous ces phénomènes dépendent d'une diminution de la tension de l'oxygène de l'air que l'on respire dans cette atmosphère à faible pression et dans le sang des sujets qui y vivent. Il en résulte des phénomènes d'asphyxie, auxquels Jourdanet a donné le nom d'*anoxhémie*.

V. — Vents

Les vents résultent des effets combinés dus aux changements de température, d'humidité et de pression qui se produisent dans les diverses couches de l'atmosphère. Ils ont une grande importance sur la constitution climatique d'une localité. Les vents généraux viennent de loin et soufflent sur toute une contrée, tout un continent, comme les vents alizés dont j'ai déjà parlé; les vents locaux sont limités à la région qui leur donne naissance par une configuration locale particulière.

L'intensité des vents, surtout quand le ciel est serein et que le soleil brille dans tout son éclat, est défavorable, surtout si le vent du nord souffle, produisant une succession de températures tour à tour tièdes et glaciales. De plus, on sait qu'à degré égal du thermomètre, la sensation physiologique de température varie avec l'état de calme ou d'agitation de l'atmosphère. Sous son influence, la sensation de froid est exagérée et aussi la sensation de chaleur amoindrie. Les vents sont donc des facteurs importants de variations atmosphériques. Agressifs pour les faibles qu'ils dépouillent de leur chaleur, ils aguerrissent ceux qui peuvent, par les ressources de leur calorigenèse, en supporter l'effet. Véhicules du froid, ils charrient aussi les poussières si pénibles pour les valétudinaires et les germes morbides qu'ils transportent loin de leurs foyers primitifs. Je signale seulement, sans pouvoir y insister dans un ouvrage nécessairement résumé, l'influence agressive du vent nord-ouest (mistral) et du sud-est (siroco), qui est énervant et apporte une pluie fine aux stations d'hiver désignées justement pour nos petits malades par leur situation sur le littoral de la Méditerranée.

Le *mistral*, qui vient de la vallée du Rhône et de la Provence, est, sur le littoral où hivernent nos petits malades surtout désagréable en février, mars et avril. Il est sec, violent, vif et froid.

Le *siroco* chaud, et surtout très sec, est aussi très agressif; il souffle, comme on sait, du désert et est ressenti particulièrement par nos petits malades qui hivernent en Algérie et en Italie.

Les stations climatiques de la Suisse ont comme ennemi redoutable le *fœhn* qui souffle surtout dans les cantons nord-est : il est chaud ou froid, changeant de caractère suivant les régions qu'il traverse.

D'une façon générale, on peut dire que, pour des enfants délicats ou malades, les vents modérés présentent seuls des avantages, que les vents forts, lorsqu'ils sont froids, sont très agressifs, parce qu'ils augmentent la perte de calorique.

Un calme absolu de l'atmosphère d'une station est également mauvais, en raison de l'action déprimante qu'on y éprouve, sans compter que, s'il y a des miasmes, ils s'y développent d'autant mieux.

VI. — Électricité et ozone

L'état électrique de l'atmosphère a une action manifestement énervante que nos valétudinaires, nos anémiques, nos convalescents, nos névropathes, nos arthritiques n'éprouvent que trop pendant les orages, mais c'est en somme un facteur peu connu.

L'ozone, cet état allotropique de l'oxygène, dont la production semble liée à l'état électrique, se produit, comme on sait, lorsque l'oxygène est soumis à l'étincelle. Il a la propriété d'oxyder tous les corps oxydables, se combine à la plupart des hydro-carbones, oxyde un grand nombre de matières organiques et détruit les miasmes putrides. Il existe un peu partout dans l'air, on n'en trouve pas dans les grandes villes, mais déjà à Montsouris, il y en a 9 milligrammes par 100 mètres cubes d'air; à la campagne, on en trouve plus, mais c'est surtout dans les forêts, en pleine mer et sur les montagnes qu'il y en a le plus, sans toutefois jamais dépasser 250 milligrammes par 100 mètres cubes d'air. La pluie, l'orage, la lumière du soleil le font naître.

Il résulterait d'une intéressante communication de MM. D. Labbé et Oudin, de Paris, à la dernière session tenue à Caen, de la Société pour l'avancement des sciences, que l'on peut, à l'aide de la méthode hématospectroscopique de M. Hénocque, facilement constater l'action de l'ozone sur l'oxyhémoglobine. Chez un sujet sain ou malade, mais dont la proportion d'oxyhémoglobine est au-dessous de la moyenne physiologique, on observe constamment, à la suite d'une inhalation d'ozone de dix minutes de durée, une augmentation variable et constante de l'oxyhémoglobine. A cette augmentation de l'oxyhémoglobine correspond toujours une *activité de réduction* plus grande qui se traduit par une accélération d'activité des échanges, parfaitement bien établie par M. Hénocque et par MM. Labbé et Oudin dans de nombreux faits cliniques. Cette augmentation de l'oxyhémoglobine s'accompagne toujours d'une ascension proportionnelle de globules rouges du sang et d'une diminution de globules blancs. Des pesées aussi rigoureuses que possible ont permis d'établir une concordance parfaite entre l'augmentation du poids des malades soumis à l'action de l'ozone et la progression de l'oxyhémoglobine du sang. D'après ces résultats, on ne saurait douter que l'ozone ne soit un puissant modificateur du sang et de la nutrition.

VII. — Pureté de l'air

La composition moyenne normale de l'air ne varie que dans de faibles limites. Cependant, étant donné qu'il en passe une grande quantité en vingt-quatre heures dans la poitrine d'un enfant, il importe qu'il soit pur, et que le déficit d'oxygène ne soit pas comblé par d'autres principes plus ou moins nuisibles, tels que l'acide carbonique ou les matières organiques.

Il y a dans l'air, indépendamment de la vapeur d'eau, de l'ammoniaque, du sel marin près des côtes, des poussières organiques et inorganiques, et dans certaines circonstances des acides chlorhydrique, nitrique, sulfurique, des produits de combustion du charbon, et de la décomposition des substances organiques. Enfin, il y a dans l'air, suivant sa provenance, plus ou moins d'ozone qui joue un rôle encore mal défini.

La pureté de l'air est d'autant plus parfaite que les germes y sont plus rares, d'où les avantages, à ce point de vue déjà, des climats de montagne ou des stations maritimes où l'air vient des régions fort élevées, ou éloignées de toute agglomération humaine. C'est la mer qui engloutit tous les microbes.

CHAPITRE II

PRINCIPALES STATIONS CLIMATOTHÉRAPIQUES

Pour mettre un peu d'ordre dans ce rapide exposé des principales stations appropriées à la pratique médicale infantile, je les diviserai en deux classes principales :

1° Stations maritimes;
2° Stations continentales.

Laissant de côté les stations qui ne conviendraient pas aux enfants, ou qu'il serait difficile de conseiller à cause de la distance, je dirai quelques mots des principales stations de notre pays et de celles des contrées voisines où nos enfants peuvent facilement s'établir et auxquelles nous avons le plus souvent recours.

Ce qui détermine le choix d'une station médicale, c'est, toutes choses égales, d'abord la réunion du plus grand nombre de conditions favorables à la cure des maladies, ensuite la facilité d'accès.

ARTICLE PREMIER. — STATIONS MÉDICALES

Ces stations sont, soit des îles de petite étendue, soit les localités situées au bord de la mer.

Qualités des climats maritimes en général. — Il est admis que les climats maritimes présentent de plus faibles variations de température et d'humidité, une pression barométrique, plus élevée et à variations régulières, des courants atmosphériques périodiques, une grande luminosité, une plus facile compensation électrique, beaucoup d'ozone et, au lieu des poussières et impuretés de l'air des villes, des quantités considérables de brome, d'iode et surtout de sel, qui agit comme un stimulant général capable, en pénétrant dans le sang, de favoriser son oxygénation.

On parle beaucoup de la constance des climats marins, mais cette constance qui est remarquable en pleine mer ou sur les îles de petite étendue n'est que relative s'il s'agit des côtes. Par suite, en effet, de la différence qui sépare la mer et la terre, comme pouvoir d'absorption de réflexion et de conductibilité calorifiques, il y a là, côte à côte, deux milieux qui s'échauffent différemment, d'où il résulte des courants aériens de sens alternativement inverses. Les vents locaux varient suivant l'intensité de la chaleur solaire, et à l'exception de courtes périodes, ils entretiennent l'agitation de l'air dans les petites îles et sur les côtes. En outre, à leur action, s'ajoute celle des vents venant soit du large, soit des parties éloignées du continent. Ce qui est évident, c'est que les différences entre l'été et l'hiver, le jour et la nuit, s'atténuent grâce au voisinage de la mer qui a une capacité calorifique quatre fois plus considérable que la terre et qui aussi emmagasine en été et dans le jour, de la chaleur qu'elle restitue en hiver et pendant la nuit. Aussi dans les stations maritimes les hivers ne sont pas aussi froids parce que la mer, plus chaude alors que la terre, communique sa température au littoral tant par le courant direct, ce qui a surtout une influence considérable partout où le Gulf-Stream apporte sa chaleur, que par l'air qui a passé sur elle.

Il y a d'une façon générale beaucoup de radiation solaire, car à la lumière directe s'ajoute celle que réfléchit le sable des plages et la surface de l'eau, il faut compter pour beaucoup de stations avec l'humidité atmosphérique plus grande qui retient la chaleur solaire. Il faut noter cependant, comme faisant exception, quelques stations de la Riviera, où le vent du nord qui est sec enlève son caractère de climat humide à la région.

L'air y est pur, sans germes ni poussière quand il vient du large, et il contient plus ou moins de particules salines, de brome et d'iode.

L'*électricité* est négative sur les côtes; la quantité d'*ozone*, sous l'influence de la lumière, de l'évaporation de l'eau et des mouvements de l'air, est très élevée, plus élevée même qu'en pleine mer.

Indications et contre-indications basées sur les effets physiologiques. — Sous l'influence de l'air marin on constate une diminution du nombre des mouvements respiratoires mais leur plus grande amplitude, de sorte que dans un même temps le poumon reçoit plus d'oxygène car la pression atmosphérique est à son maximum. Benecke a trouvé, sous l'influence du séjour au bord de la mer, une accélération des échanges nutritifs, une augmentation de l'urine, de l'urée et de l'acide sulfurique, tandis que l'acide phosphorique et l'acide urique diminuent. Il se produit avec cela une augmentation du poids du corps. En général l'appétit et le sommeil sont excellents quand le climat est approprié aux sujets, et on voit alors le sang devenir plus riche, ainsi que l'a constaté Cazin, qui a trouvé chez des enfants, après quatre mois de séjour de Berck une augmentation du nombre de globules rouges dans la proportion de un sixième environ. Toutes les fonctions en général reçoivent un effet sthénique dont le système nerveux et l'être tout entier éprouvent le bénéfice. Par contre certains sujets présentent un éréthisme général analogue à la poussée thermale, c'est la *fièvre marine*. Ce sont surtout les enfants nerveux qui, outre cette irritabilité particulière qui oblige à les ramener dans l'intérieur des terres, ont de l'insomnie, des troubles biliaires et de la constipation.

Ce dernier inconvénient n'est pas d'ailleurs particulier à ces enfants, il se produit aussi chez d'autres, n'a en général aucune importance et cède à un ou deux purgatifs.

Chez les enfants auxquels le climat marin convient, on observe, quand ils ont été envoyés à une station appropriée, une influence tout à la fois sédative et sthénique qui justifie l'emploi de la médication marine chez les sujets débiles, les lymphatiques, rachitiques, anémiques, les convalescents, les petits tuberculeux à forme apyrétique généralisée, les sujets atteints de tuberculose chirurgicale. Mais il faut se souvenir que le jeune âge, le manque d'une résistance suffisante, les affections organiques du cœur, du cerveau, la tuberculose chronique commune avancée, les névroses, l'asthme et certaines affections cutanées, sont des contre-indications absolues ou relatives qu'il faudra avoir toujours présentes à l'esprit quand on voudra conseiller une station maritime.

Subdivision de stations maritimes. — Il y a des différences tellement considérables entre les conditions climatériques des diverses localités maritimes que des subdivisions s'imposent.

A. — *Stations maritimes humides, à température très élevée.*

Madère est le type connu de ces stations. Située entre le 32° et le 34° degré de latitude nord, et le 16° et 17° de longitude ouest, cette île est divisée en deux par une cordillière, dont le point le plus élevé a 2,000 mètres d'altitude. *Funchal*, la capitale, qui se trouve sur la côte méridionale a une température moyenne en hiver de 17° C., la moyenne annuelle est de 18 à 19°, la plus basse température de la nuit est à peine au-dessous de 9°. C'est un climat tellement sédatif qu'il serait accablant pour la plupart des enfants.

La toux des phtisiques se calme, mais aussi l'appétit se perd. C'est bien là qu'on peut envoyer les jeunes adolescents à tempérament éréthique atteints de phtisie chronique des adultes, mais je cite cette station plutôt pour mémoire et comme type remarquable de climat sédatif. Les enfants en général ne sont pas beaucoup envoyés à Madère.

Ténériffe, la plus importante des îles Canaries a les qualités de Madère. Il en est de même des Açores.

B. — *Stations maritimes de moyenne humidité.*

Celles de ces stations qui nous intéressent se subdivisent en *chaudes* et *froides*.

Parmi les premières, les plus connues sont Arcachon et Biarritz, Gibraltar, Cadix, Lisbonne, Vigo, La Corrogne, Portugalette, Mogador et Tanger, sur l'Océan, et sur la Méditerranée : Alger, Ajaccio, Palerme, Viareggio, Spezia, Nervi, etc.

Les stations qui nous intéressent dans ce groupe sont *Arcachon* et *Biarritz*, *Alger* et *Ajaccio*.

Arcachon.

Arcachon, qui se trouve à 44° 38' de latitude nord et 30° 30 de longitude ouest, au fond du golfe de Gascogne à une heure de Bordeaux, se classe parmi les stations maritimes moyennement humides et chaudes. Par cette portion de la ville connue sous le nom de *ville d'hiver*, elle est une station climatothérapique de premier ordre. Placée, en effet, au bord d'une baie profonde, sorte de *mer intérieure* de 84 kilomètres de périmètre, entourée de dunes de sable couvertes d'une forêt de sapins, son atmosphère balsamique modérément humide est tout à fait favorable au traitement des affections chroniques des voies respiratoires chez les enfants, tandis que les dunes qui sont les plus élevées de l'Europe leur forment des abris naturels contre les vents. Le sol y est sec.

Mon ami, le Dr Lalesque, qui exerce à Arcachon depuis une quinzaine d'années, et qui est l'auteur du travail le plus complet qui ait paru sur cette station[1], a bien voulu me communiquer les chiffres encore inédits de températures moyennes absolues de chaque saison, telles qu'il les a prises à l'aide d'appareils enregistreurs d'une rigoureuse précision.

Voici ces chiffres :

Moyenne	hivernale	5°,04 soit 6°
—	vernale.	12°,59
—	estivale.	20°,50
—	automnale.	14°,58

Quant à la température moyenne de l'année, elle a été pour les six années consécutives de 1880 à 1885 de 13°, c'est-à-dire d'une constance remarquable et la moyenne de chaque mois pendant cette période sexennale a été la suivante :

TEMPÉRATURE MOYENNE DE CHAQUE MOIS

MOIS	DEGRÉS	MOIS	DEGRÉS
Janvier.	7° C.	Juillet.	20°,1 C.
Février.	9°,4	Août	20°,2
Mars	11°,2	Septembre . . .	17°,8
Avril	11°,5	Octobre.	13°,7
Mai.	16°,8	Novembre. . . .	10°,3
Juin	17°	Décembre. . . .	7°,6

[1] F. Lalesque. *Arcachon, ville d'été, ville d'hiver.* Masson. Paris, 1886.

J'ai dit qu'Arcachon était parmi les stations maritimes de moyenne humidité. Il y tombe en effet par an, d'après Elisée Reclus, 1m,250 d'eau se répartissant en quatre-vingt-six jours, d'après les observations de Lalesque, qui a trouvé seulement 1m,04 en 1885-86 au pluviomètre.

Les vents du *sud*, chauds, énervants, très pénibles, même pour les personnes en bonne santé, sont très rares. Ils sont plus généralement doux, chauds, amollissants. Les vents d'*est* sont secs, rares aussi. En été, les brises du *nord* qui se font sentir presque tous les soirs viennent corriger les ardeurs du soleil.

Les *vents dominants* sont les vents d'ouest (oscillant du N.-O.-O. au S.-O.). Ils sont tièdes et humides et constituent un bienfait pour la station. Ils sont tièdes parce qu'ils se sont réchauffés en passant sur le Gulf-Stream, humides par les vapeurs de l'Océan.

Voici quelles sont les conclusions par lesquelles Lalesque nous donne la *formule météorologique du climat* d'Arcachon :

1° La *température* est caractérisée par une constance, une uniformité remarquables, par l'existence d'un maximum diurne en plateau, par un relèvement du thermomètre entre minuit et deux heures, par la très petite amplitude des oscillations nycthémérales, encore amoindries par la pluie ;

2° L'état hygrométrique de l'air atteint son maximum au point du jour, se maintient en plateau entre 11 heures du matin et 3 ou 4 heures du soir. La pluie ne l'élève pas, elle le rend constant pendant un laps de temps variable ;

3° Le baromètre a des oscillations très lentes. Les oscillations nycthémérales sont au nombre de trois : élévation, descente, indifférence.

Les variations brusques sont très rares ; les tempêtes les rendent sensibles, mais peu profondes[1].

Les conditions de climat, on pourrait dire *maritime et forestier* où l'atmosphère salée de la mer se marie à l'atmosphère balsamique des pins, à la fois légèrement humide et suffisamment chaude, approprient cette station aux besoins de nos petits chroniques ou de nos convalescents, qui sortent des étreintes d'une affection aiguë des voies respiratoires.

Il en sera de même, qu'il s'agisse de bronchites chroniques, d'asthme, de reliquats de pneumonies, broncho-pneumonies, de pleurésies, de coqueluche, d'adénopathies trachéo-bronchiques, de tuberculose apyrétique généralisée des petits enfants ou de tuberculose chronique vulgaire chez des sujets déjà grands, à tempérament éréthique, qu'on n'oserait pas envoyer à une station sèche plus chaude avec un air plus vif, dans la crainte d'accidents congestifs. Les convalescents des maladies graves, comme la diphtérie ou la fièvre typhoïde, les anémiques et les sujets souffreteux s'y trouveront également bien. Quant à ce qui est de la tuberculose, la durée du séjour, dit Lalesque, doit être aussi longue que possible. C'est une déplorable méthode que de faire déplacer les malades, tous les trois mois, pour courir de ville en ville. A moins d'indications spéciales et rares,

[1] F. Lalesque. *Le climat d'Arcachon étudié à l'aide d'appareils enregistreurs.* Doin, 1890.

ces pérégrinations doivent être évitées. Car, pas plus ici que dans les autres stations, le climat n'amène la guérison en quelques mois ou en quelques semaines, comme ont une tendance trop marquée à le croire le malade et son entourage. La durée du séjour doit être de sept mois, des premiers jours de novembre à la fin mai. Pour beaucoup de phtisiques, Arcachon devrait devenir une *résidence fixe*, jusqu'à complète guérison : les conditions climatériques de la station le permettent. L'été n'y est pas trop chaud, et les oscillations d'une saison à l'autre ne sont ni brusques ni très étendues.

Il existe à Arcachon un sanatorium dont il sera question à propos des stations de bains de mer.

Biarritz.

Biarritz (Basses-Pyrénées, 43° de latitude nord), considérée comme station d'hiver, est devenue en peu d'années une des plus importantes de notre côte occidentale. Sa situation sur le revers d'une falaise de 65 à 70 mètres d'altitude, qui, du fond du golfe de Gascogne s'abaisse vers l'Océan l'expose à l'influence salutaire des vents de la mer qui, ainsi que le dit Rotureau, se succèdent avec une régularité presque absolue. Ainsi, dit-il, jusque vers 9 heures du matin, la petite brise du nord-est règne presque exclusivement, le vent du nord-nord-ouest souffle ensuite et rafraîchit l'atmosphère.

Le ciel est clair et le climat tempéré en toute saison. La neige est rare et fond très vite. La température moyenne de l'hiver est de 6 à 8°, d'après les auteurs, mais je crois ces chiffres un peu élevés, si je les comparé à ceux que Lalesque a obtenus pour Arcachon, qui a sensiblement le même climat.

L'humidité est à peu près la même, avec cent cinquante-huit jours de pluie, dont trente-cinq en automne et quarante en hiver.

On peut conclure de ces données que Biarritz, abrité par ses forêts de pins et ses hautes dunes, avec un sol perméable et un climat doux, de moyenne humidité, corrigé en partie par les arbres, avec beaucoup d'ozone, est en somme un climat moins sédatif et partant plus tonique que celui d'Arcachon.

Aussi n'est-il pas aussi indiqué pour les enfants à constitution nerveuse, sujets à de l'éréthisme cardio-vasculaire, soit naturellement, soit par la maladie.

Les petits convalescents, les valétudinaires lymphatiques, les jeunes enfants menacés ou atteints de scrofulo-tuberculoses locales, de tuberculose chronique apyrétique généralisée ou de tuberculose ordinaire au début sans fièvre, ceux qui ont de l'adénopathie bronchique, des tumeurs adénoïdes du pharynx, etc., tous ceux enfin qui auront besoin d'un séjour prolongé au bord de la mer, retireront de Biarritz le plus grand profit.

Tous ces enfants seront mieux là, toutes choses égales d'ailleurs, pour un séjour prolongé, que sur les côtes normandes ou bretonnes, s'ils n'ont pas une force de résistance qui leur permette de supporter ces stations plus froides.

Alger.

Alger (36° 47' de latitude nord et 3° 4' de longitude ouest) est le Madère de la France. Située sur le versant d'une chaîne de basses collines, la ville est peu hygiénique, mais les alentours, surtout Mustapha supérieur, qui est abrité du nord-ouest et a vue sur le sud-ouest, est la véritable résidence des malades. La température moyenne de l'année est de 20° C., celle de novembre à fin avril, époque de la cure, est de 15° environ. Les variations quotidiennes moyennes sont 6° à 8° C. La quantité de pluie annuelle est de 790 millimètres, dont la moitié tombe en hiver, le reste pendant le printemps et l'arrière-saison. En tout cinquante-cinq à soixante-dix jours de pluie. Celle-ci tombe à torrents, mais ne dure pas. Le ciel est lumineux et le soleil éclatant, pendant la plus grande partie de l'année. Le vent du nord-ouest est le vent dominant ; le siroco se fait aussi sentir, mais atténué par les collines du sud. Les vents du nord-ouest réchauffent l'atmosphère pendant la saison froide et tempèrent la chaleur pendant l'été. Il y a dans la même journée, de grandes variations de température, et M. de Pietra Santa recommande aux valétudinaires de se munir d'un vêtement amovible, en prévision de ces changements inattendus, d'ailleurs moins à craindre que sur la Riviera. En somme, climat favorable aux jeunes sujets pour lesquels on ne redoute pas le vent, atteints de bronchites chroniques surtout avec toux quinteuse, la tuberculose au début, l'emphysème dans les convalescences de pleurésie, pneumonie, etc. Enfin il est indiqué pour les lymphatiques scrofuleux qui ne peuvent supporter une atmosphère plus excitante. Les tuberculeux de l'enfance et surtout de l'adolescence, qui sont lymphatiques et faibles, sujets à la toux fréquente sans grande irritabilité nerveuse, ayant besoin d'un long séjour dans un air ensoleillé et de l'influence favorable de la lumière, trouveront en Algérie un excellent climat.

Ajaccio.

On n'y enverra pas les enfants à tempérament excitable, rhumatisants, supportant mal les brusques variations de température, ni ceux qui ont de la fièvre, de la dyspepsie, ni une affection des reins ou du foie.

Le climat d'Ajaccio, dit M. Pietra Santa, qui en a fait une étude approfondie, tient un juste milieu entre le climat d'Alger et celui des côtes de la Provence. Il participe aux avantages des localités situées au bord de la mer et qui sont à l'abri des grandes perturbations atmosphériques. La température y est douce en hiver et l'humidité relative est de 80, ce qui se comprend, tous les vents passant sur la mer avant d'arriver à l'ile.

Voici, d'après Reinier, les températures et les nombres de jours de pluie pendant la saison :

Mois.	Température moyenne.	Jours de pluie.
Octobre	19	5,9
Novembre	14,1	6,3
Décembre	11,8	5,0
Janvier	9,8	5,5
Février	11,8	3,7
Mars.	12,4	3,3
Avril.	14,8	4,3

L'oscillation journalière de la température est de 5 à 6° au plus, même au gros de l'hiver. Ses montagnes qui l'entourent et qui, avec son golfe, lui donnent un aspect si pittoresque, ne la protègent que contre les vents froids et la laissent ouverte au vent tiède et dominant du sud-ouest, qui pénètre par le golfe sous forme de brise de mer régulière, chaque jour, entre 10 heures du matin et 3 heures de l'après-midi. Le courant inverse se fait la nuit par la vallée de Gravone. Les vents n'y déterminent jamais de poussière, grâce au sol granitique, qui est imperméable, mais les eaux s'écoulent aisément. L'humidité y est compensée par une grande luminosité, les variations atmosphériques y sont peu marquées, les variations saisonnières graduelles et non brusques des oscillations de la pression atmosphérique limitées. Il résulte de toutes ces considérations que le climat d'Ajaccio est tout à la fois tonique et sédatif, de moyenne humidité, il convient au commencement de novembre, au milieu d'avril, aux enfants atteints de tuberculose, de catarrhe chronique avec emphysème. Les lymphatiques, les scrofuleux, y trouveront un correctif, et les prédisposés à la tuberculose une heureuse influence prophylactique. Dans les bronchites chroniques sèches, la tuberculose pulmonaire chez les sujets qui ont de l'éréthisme; d'autre part, ceux qui ont des sécrétions abondantes, les petits rhumatisants, devront chercher un climat plus sec.

B *bis*. — *Stations maritimes d'humidité moyennes et fraîches.*

Si nous revenons à l'Océan, en remontant la côte depuis Arcachon jusqu'aux stations de la Bretagne et de la Normandie qui seront signalées plus loin comme villes de bains de mer, nous trouvons des localités qui peuvent parfaitement servir de stations d'hiver pour certains malades. Ces stations permettent en hiver, sinon un traitement balnéaire chaud qui pourrait être aménagé à toutes comme il l'est à quelques-unes, du moins l'aérothérapie maritime si parfaitement convenable à certains enfants, surtout aux lymphatiques et aux scrofuleux. Il en est quelques-unes qui, bien que placées tout à fait au nord, sont parfaitement habitables toute l'année, je n'en veux pour preuve que la végétation presque méridionale des côtes de la Normandie et de la Bretagne où l'on voit comme au jardin zoologique de Brest en pleine terre des figuiers et autres arbres qui vivraient difficilement au centre de la France. La température relativement plus chaude sur la côte que dans l'intérieur des terres tient au Gulf-Stream dont j'ai parlé plus haut.

« Les rives de l'Atlantique, dit Élisée Reclus, sont exposées à la double influence du *Gulf-Stream* et des vents du sud-ouest qui apportent avec eux les chaudes effluves des mers tropicales. Baignées par les moites vapeurs d'un autre climat, elles jouissent ainsi d'une température bien supérieure à celle qui appartient normalement à leur latitude. Mais plus à l'est l'influence du grand courant d'eau tiède qui vient de traverser l'Atlantique ne se fait plus sentir que faiblement ; en même temps le vent du sud-ouest perd sa prépondérance, et le climat local n'est plus aussi souvent adouci par les courants atmosphériques. »

Les petits malades qui passent l'hiver à l'hôpital de Berck ne souffrent pas plus du froid que dans nos salles d'hôpital et ils en retirent un véritable profit ainsi qu'il ressort des observations recueillies dans cet établissement.

La caractéristique des stations du littoral de la partie nord de la France c'est le froid en hiver, la fraîcheur en été, une plus grande humidité et des pluies fréquentes en toute saison. Ce sera la cote des vrais lymphatiques, mous, atones, pour lesquels on recherche un coup de fouet par l'air plus vif et un séjour dans une atmosphère marine saturée de vapeur chargée de sel.

D'autres stations, également d'humidité moyenne mais plus fraîches, doivent être signalées au nord, sur la côte anglaise et irlandaise. On y bénéficie comme sur la côte nord de la France de l'influence du Gulf-Stream. L'humidité moyenne est élevée : elle est de 80 et 86, un peu plus en hiver, un peu moins en été. La température varie entre 8 et 11° ; en hiver elle est de 5 à 7°; sur les plages abritées, de 4 à 5°; sur les plages découvertes au printemps de 7 à 10°; en été de 15°,5 à 17; en automne de 10° à 11°,5. L'hiver est plus chaud, l'été plus frais sur les côtes que dans le continent. La pression barométrique est de 761 à 762 millimètres avec des variations considérables. Les vents dominants viennent de l'ouest, du sud-ouest et du sud, excepté au printemps où ce sont les vents de l'est qui l'emportent. Les jours sont plus courts en hiver que dans nos latitudes méridionales de la côte méditerranéenne, la luminosité et la radiation solaire sont faibles, autant de conditions défavorables pour des enfants.

Toutefois le climat est sain et fortifiant pour ceux qui ont une certaine force de résistance. On y traite la scrofule toute l'année; quant aux tuberculeux ils y trouvent surtout des séjours d'été et d'automne.

Parmi les stations qui conviennent le mieux en hiver je citerai : *Queenstown* en Irlande, *Penzance* au sud-ouest du comté de Cornouailles avec un climat doux mais peu constant, les îles *Scilly* situées en face ont une température moins variable. *Torquay* sur la côte méridionale du Devonshire est bien abrité. *Teignmouth*, *Salcombe*, *Dawlish*, *Budleigh-Salterton*, *Exmouth*, *Sidmouth* et *Bournemouth*, avec un sanatorium, rappelle Arcachon par ses pins.

L'*île de Wight* a un sanatorium à Ventnor, qui est abrité par ses dunes.

Il faut nommer encore *Saint-Léonard*, *Hastings*, *Rothesay* dans l'île de Bute sur la côte d'Ecosse, a un climat doux mais humide.

Sur la côte d'Irlande on recherche *Glengariff*, *Queenstown*, *Rostreror* pour les lymphatiques, les scrofuleux.

Les stations qui conviennent pour l'hiver sont celles qui se trouvent sur la côte sud-ouest où grâce au Gulf-stream les conditions climatiques se rapprochent de celles de Brest et de la côte du Finistère.

En somme il y a sur les côtes anglaises des stations d'hiver stimulantes comme Hastings et Saint-Leonard-on-Sea, des stations sédatives : Queenstown, Penzance, Scilly, Torquay, Trignmouth, Salcombe, Dawlish, Budleigh-Salterton, Emouth, Sidmouth et Grange. Bournemouth, Undercliff et Llandudno sont intermédiaires.

S'il s'agit de stations d'été dont beaucoup conviennent toute l'année, on trouve à la côte est : Nairn, North, Berwick en Ecosse, Tynemouth, Witby, Scarborough, Filey et Bridlington dans le Yorkshire, Cromer, Yarmouth et Lowestoft dans le Norfolk; Westgate, Margate et Ramsgate, dans le Kent. Douvres et Folkestone, Saint-Léonard, Eastbourn, Brighton.

Sur la côte nord de Cornouailles et du Devonshire, sur la côte nord et ouest du pays de Galles, sur les côtes d'Irlande il y a aussi d'excellentes stations d'été.

Sur le littoral de Belgique, de Hollande, sur la mer du Nord, la Baltique, il existe des stations surtout intéressantes à cause des sanatoria qui y ont été établis. J'y reviendrai en passant en revue les hôpitaux marins pour enfants.

C. — *Stations maritimes moyennement sèches et chaudes.*

Ce groupe est représenté par les stations situées sur la Riviera occidentale.

Elles sont les plus fréquentées qui soient au monde, aussi devrai-je m'arrêter un instant sur chacune des plus importantes. Situées entre 43° et 43° 30′ de latitude N., elles jouissent toutes d'un climat convenablement chaud, avec 9 à 12° de température en hiver, et moyennement sec c'est-à-dire, d'après ce qui a été dit plus haut, correspondant à une humidité relative de 65 à 70 p. 100. D'une façon générale les côtes de la Méditerranée sont moins arrosées que celles de l'Océan et l'air y est plus sec.

Cette sécheresse de l'air de la Riviera est remarquable pour une contrée maritime, elle tient à la nature calcaire du sol, à l'absence de cours d'eau importants et de forêts, mais c'est surtout dans le régime des vents qu'il faut chercher l'explication du contraste qui existe entre les stations de la Riviera et celles de l'Océan.

Sur le littoral de l'Atlantique, les courants aériens proviennent de l'ouest et portent ainsi aux terres les vapeurs de l'Océan, tandis que sur les rivages de la Méditerranée française les vents soufflent en général du nord et portent au large l'humidité qui s'élève de la terre. La côte d'Hyères à Savone forme un demi-cercle étroit, ouvert au sud, au sud-est, en partie au sud-ouest. De la côte partent des montagnes qui constituent à toute la région de la Riviera un rempart contre les vents.

Le vent du nord-ouest, qui descend des Cévennes sur les plaines du bas Languedoc, du Rhône et de la Durance, est caractérisé par une violence extrême due à des causes locales. C'est le terrible mistral ou « maître » (magistraou), et certes il est bien nommé, car sa vitesse est parfois comparable à celle des ouragans.

« On l'a vu, dit Élisée Reclus, culbuter des trains de chemin de fer ; quand il souffle en tempête, on ne peut sans danger essayer de lutter contre lui ; dans les plaines d'Avignon, dans les îles du Rhône, on ne voit pas un arbre qu'il n'ait incliné dans la direction du sud-est. Le grand contraste qui existe entre les plages brûlantes du littoral marin et les hautes cimes froides ou même neigeuses des Cévennes amène une violente rupture d'équilibre dans les masses aériennes. Les couches d'air chaud qui reposent sur la région du littoral s'élèvent rapidement dans l'espace tandis que l'atmosphère froide des hauteurs s'abat vers la mer pour remplir le vide qui vient de se former; un circuit vertical des airs s'établit entre la plaine et la montagne. Un autre circuit général se fait entre la mer et le continent; au vent terrestre du nord-ouest s'oppose le vent marin du sud-est, qui souffle avec une si grande violence dans le golfe du Lion et cause tant de naufrages sur les côtes dépourvues d'abri[1]. »

Plus le contraste est marqué entre les températures des deux couches d'air plus le vent maître règne avec fureur. La nuit il se calme, parce que le rivage s'est refroidi par le rayonnement; à une certaine distance de la mer, déjà même aux îles d'Hyères, il est beaucoup moins fort que sur la côte continentale, à cause de la fraîcheur des eaux marines. Dans quelques vallées parfaitement abritées du nord par de hautes collines ou des montagnes le mistral ne se fait point sentir. Réserve faite du mistral, la Riviera est bien protégée contre les vents. Les vents froids sont brisés par les montagnes des Alpes qui forment une sorte de mur de protection, un écran naturel et inébranlable.

D'ailleurs un vent modéré comme les brises régulières qui s'établissent au bord de la mer sont nécessaires, ce qu'on désire et qui ne manque heureusement pas dans la Riviera c'est la protection contre les vents froids.

Dans toute cette région la température moyenne de l'hiver est de 9 à 12°, l'air moyennement sec, avec une humidité de 65 à 70 p. 100; le ciel est pur, le soleil

[1] Ch. Lentheric. *Villes mortes du golfe du Lion.*

chaud et on compte cent dix à cent vingt jours de beau temps pendant la saison, quarante à cinquante jours pluvieux, et une quinzaine ou vingt jours sombres. Pendant soixante jours l'air est calme, et pendant quatre-vingts il est plus ou moins agité, très agité pendant quarante jours.

Dans la vallée inférieure du Rhône qui, ainsi que le dit El. Reclus, forme pour le climat une sorte de monde à part du reste de la France, la résultante des vents a une direction tout autre que sur les rives de l'Atlantique, l'étroite vallée ouverte du nord au sud est un chemin tout préparé pour les courants aériens, et les vents opposés qui se disputent la prépondérance se propagent en général, soit de la Méditerranée vers le bassin de la Saône, soit en sens inverse. Ce sont les vents du nord qui l'emportent le plus souvent dans la lutte, et la résultante oscille autour de ce point cardinal. Des frontières d'Espagne, à la plaine du Rhône, le vent souffle plus fréquemment du nord-ouest; dans la vallée du Rhône, sa direction est presque franchement celle du nord au sud; plus à l'est, jusqu'aux îles d'Hyères, le vent dominateur tourne de nouveau dans la direction du nord-ouest; puis, avec le changement d'orientation des côtes vers le golfe de Gênes, c'est au nord-est que vire la résultante moyenne des vents. Ainsi, tandis que sur les côtes océaniques le flot aérien vient généralement de la mer, c'est de terre qu'il souffle sur les rivages de la Méditerranée.

Les vents de terre et les vents de mer y alternent avec régularité.

De la mi-octobre jusqu'au commencement d'avril, en

tirant parti de ces conditions exceptionnelles, on peut faire beaucoup de bien à un enfant auquel le climat du midi est indiqué. Les mois de décembre et de janvier sont les plus calmes. C'est au commencement d'avril que se fait sentir le mistral sec et froid.

Quant aux inconvénients, ils sont dans la grande différence entre la température du soleil et celle de l'ombre qui exige certaines précautions, et dans la poussière qui tient à la constitution calcaire du sol.

Les petits enfants débiles, scrofuleux ou simplement lymphatiques, les anémiques, les arthritiques, ceux qui souffrent d'une affection chronique des voies respiratoires ou qui sont convalescents d'une maladie aiguë du poumon ou des bronches, et généralement tous ceux qui se développent mal, dont la nutrition a besoin d'être stimulée par la vie au grand air, dans une atmosphère pure, tonique et suffisamment sèche et chaude, par une radiation solaire considérable, se trouveront parfaitement de leur séjour dans une de ces stations. Mais on n'y enverra pas ces petits malades s'ils sont nerveux, irritables, ni ceux qui sont menacés d'hystérie, d'asthme nerveux, de toux nerveuse, etc., ou autres accidents accusant des dispositions à de l'éréthisme, qui ne pourraient supporter cette atmosphère à la fois tonique et excitante. L'air sec, en effet, chez des enfants nerveux, irrite les muqueuses enflammées des voies respiratoires, tandis qu'un air humide a sur elles une action calmante, émolliente. De même sur la peau, l'air sec produit une excitation réflexe perpétuelle à laquelle se joint l'influence excitante d'une vive radiation solaire.

Aux enfants nerveux, éréthiques, il vaudra donc mieux un climat plus humide (Arcachon, Pau) qui, s'il est chaud, calme l'irritation des muqueuses, et amène une détente des nerfs.

Hyères.

Hyères, dans le Var, est une de ces stations maritimes chaudes et moyennement sèches, avec cet avantage que les sujets qui ne supportent pas la mer peuvent y échapper à son influence. La ville est, en effet, à une lieue de la côte, dans un site magnifique, au milieu d'une végétation tout à fait méridionale d'orangers et de palmiers. C'est la plus méridionale et la plus ancienne des stations hivernales du littoral. Elle est à 43°7' de latitude, bâtie au pied d'une colline haute de 234 mètres, qui fait partie de la chaîne boisée des Maurettes dont le mont Fenouillet, le point culminant, a 300 mètres environ de hauteur. Cette colline abriterait insuffisamment la ville contre les vents du *nord* et du *nord-est* si elle n'était doublée de montagnes des Maures. A l'ouest, la contrée est abritée du mistral par les dernières ramifications des Alpes, présentant des sommets de 500 à 700 mètres d'altitude : Farou, Condon, Grand-Cap, etc. Mais une gorge creusée entre le Condon et le Farou laisse passer les derniers souffles du nord-ouest, qui est si violent à Marseille. Il dure beaucoup moins longtemps dans la vallée d'Hyères qu'à Marseille, il y est moins fréquent, mois sec et moins pénible. Le quartier est de la ville est complètement abrité par la colline d'Hyères. Le vent le plus violent de la ville même est le vent d'est, vent humide qui souffle parfois avec violence.

Toutefois, mon ami le Dr Foex, qui exerce à Hyères et a bien voulu compléter mes renseignements sur cette station, estime que le mistral n'est pas aussi pénible là qu'à Marseille où il a exercé comme chirurgien des hôpitaux de cette ville. Il a constaté que les sujets nerveux se trouvent mieux là que sur le littoral, ce que nous savons bien, mais une chose qui est moins connue, c'est que le climat est tout à la fois sédatif et tonique. Il conseille pour les enfants nerveux atteints d'affections de l'appareil respiratoire le flanc des collines où ils trouveront tout à la fois une radiation solaire considérable et des abris contre le vent dans la forêt de pins dont l'atmosphère balsamique est déjà une médication excellente. Il déconseille le séjour dans la partie basse de la vallée où il y a eu autrefois de la fièvre intermittente en été. Quant au climat du bord de la mer, il le recommande pour les phtisiques torpides, ainsi que pour les lymphatiques et les scrofuleux. Cette partie est mieux garantie contre le mistral. L'assistance publique de Paris a le projet d'établir un sanatorium à Valescure, qui se trouve à 1,500 mètres environ de Saint-Raphaël. L'endroit est bien choisi, car Valescure est exposé en plein midi. Au nord et au nord-est, les montagnes l'abritent contre les vents froids.

Le plus beau sanatorium que nous possédions sur nos côtes est celui qui a été nouvellement construit dans la presqu'île de Giens pour les hôpitaux de Lyon, qui y envoient leurs enfants scrofuleux. On y obtient d'excellents résultats. De novembre à mai, qui est la saison pour les enfants atteints d'affections de l'appareil respiratoire, les petits malades trouvent à Hyères une température douce qui est en moyenne, pour la zone qui comprend la ville, de 8°,5 en hiver et de 15° au printemps; entre 10 heures et 3 heures, ils pourront vivre au dehors, excepté quand le mistral soufflera. Le temps y est clair pendant cinquante-six jours l'hiver. Voici quelles sont les températures au milieu du jour dans les mois d'hiver, d'après Vidal (d'Hyères):

Mois.	Température à midi à l'ombre.
Novembre	12°
Décembre	9°
Janvier	8°
Février	10°
Mars	11°
Avril	13°

La nature de la végétation dans les points abrités du territoire d'Hyères y indique une température moyenne supérieure à celle des autres points du littoral.

A Covalaire existe un palmier dattier qui mûrit ses fruits tous les deux ans. C'est peut-être le seul sur le territoire français. Le baromètre oscille entre 755 et 770 millimètres. Il y a environ soixante-deux jours de pluie, particulièrement répartis entre l'automne et l'hiver. Il y a, pendant la saison d'hiver, de vingt et un à vingt-cinq jours de soleil par mois.

N'étaient les vents ou plutôt le mistral, Hyères serait une station parfaite tant par la constance de sa température hivernale que par son atmosphère lumineuse et convenablement sèche, moins excitante que celle de Cannes ou de Nice.

Les véritables indications du séjour d'hiver à Hyères sont le lymphatisme et les scrofules, les bronchites avec bronchorrhée, l'emphysème et l'asthme, la tuberculose, la dyspepsie et le catarrhe chronique de l'intestin. Les petits brightiques et les convalescents de néphrite seront parfaitement à Hyères.

On n'y enverra pas les sujets irritables ni les jeunes hystériques.

Cannes.

Situé par 43°34' de latitude sur le bord du délicieux golfe de Napoule, où l'on voit les îles de Lérins, Sainte-Marguerite et Saint-Honorat, Cannes s'étend en une courbe ouverte au midi, que le soleil éclaire et échauffe, la plus grande partie de la journée maintenant, son atmosphère est sèche et à un degré au moins plus chaude que celle de Nice.

La température moyenne de l'hiver est de 9°,7. Voici, d'après de Valcourt, la température moyenne des mois de la saison à Cannes avec l'humidité relative et le nombre des jours de pluie :

Mois.	Température moyenne.	Humidité relative.	Jours de pluie.
Octobre	16,7	64	6
Novembre	11,6	66	7
Décembre	10,5	64	7
Janvier.	8,9	69	7
Février.	9,9	66	4
Mars.	11,3	63	8
Avril.	13,5	64	5

En hiver, pendant la journée médicale, le thermomètre, d'après de Valcourt, ne descend guère à l'ombre au-dessous de 12°, mais exposé à la radiation solaire, il marque 40° et plus. Ainsi donc, un enfant débile, incapable de courir ou de marcher, peut être assis à côté de ce thermomètre, pour ainsi dire, et subir pendant quelques heures le bienfaisant effet de cette radiation solaire intense qui n'est égalée que par celle que l'enfant résistant trouvera au sommet des Alpes.

L'air est sec, trop sec quelquefois. Les pluies sont rares (en moyenne cinq jours par mois) et abondantes. Elles tombent surtout en automne, et sont suivies de ce qu'on appelle dans le pays l'*été de la Saint-Martin*, qui comporte une série de beaux jours. Le soleil est rarement voilé à Cannes.

Le vent du nord, qui éclaircit l'atmosphère et amène le beau temps, n'est d'ailleurs pas senti, grâce à la chaîne des Alpes, qui abrite la ville de ce côté. Le mistral est en partie affaibli par les collines de l'Estérel, dont le mont Vinaigre a 1,320 mètres

Quant aux vents de mer, souvent très forts, les îles de Lérins les atténuent en partie.

La partie ouest de la ville est la plus exposée à la mer, d'où son indication pour les enfants anémiques, lymphatiques ou autres capables de supporter une action tonique excitante. La partie est est la plus abritée contre le mistral, s'éloigne de la mer et n'offre plus l'atmosphère marine que convenablement atténuée par les collines. Elle convient alors aux enfants nerveux irritables qui ne supporteraient pas la trop grande proximité de la mer.

C'est vers ces parties abritées qu'on dirige les enfants en état de sortir, pour les protéger dans les jours de vent.

D'ailleurs, on distingue à Cannes trois zones:

1° La plage et son voisinage immédiat sans arbres, en plein soleil et sous l'influence marine qui sera indiquée pour les enfants lymphatiques mous, pour lesquels on recherche l'excitation de l'atmosphère marine. Cette région est parfaitement ensoleillée, aucun arbre n'empêche la radiation solaire d'y être très intense;

2° La ville;

3° Les collines en arrière de la ville au nord vers le Cannet, ou à l'est (la Californie) ou à l'ouest (la Croix-des-Gardes) qui est la partie la plus abritée.

Le Cannet est situé à une distance de 3 kilomètres de Cannes. On y va par un boulevard grandiose. A mesure que l'on s'approche de ce village, on trouve une plus complète protection contre les vents et on échappe davantage à l'influence marine. Le Cannet réalise les qualités d'une station climatique chaude pour des enfants délicats et impressionnables à l'atmosphère marine.

Mon excellent ami, le Dr Roustan, de Cannes, a bien voulu dans une note qu'il m'a adressée me faire connaître les heureux résultats qu'il obtient en hiver chez les enfants lymphatiques, scrofuleux, scrofulo-tuberculeux. Grâce à la douceur de la température et à l'abri de la rade bien protégée et dont le fond est du sable très fin, il les laisse baigner en hiver comme on le fait à Berck en plein été.

Les petits malades qui n'ont pas assez de résistance

ont des bains de mer chauds et tous vivent sur la plage ou sont promenés en barque autour des îles de Lérins vivant ainsi quatre ou cinq heures par jour au moins dans l'atmosphère marine. Je me demande pourquoi on n'utiliserait pas un de ces vieux navires qui pourrissent à côté de Cannes dans le port de Toulon pour en faire un sanatorium qui ne coûterait pas aussi cher à construire que l'hôpital de Berck ou de Giens et qui pourrait fonctionner de suite au grand avantage de nos petits chroniques entassés dans les hôpitaux d'enfants de la capitale. L'idée est trop simple pour qu'on la mette en pratique de sitôt.

Les indications du séjour d'hiver à Cannes sont les mêmes que pour Hyères. Les lymphatiques et les scrofuleux atones, y seront mieux en raison de la cure marine plus complète qu'ils pourront y faire par le climat et les bains de mer. Les tuberculeux apyrétiques du premier âge, les tuberculeux du second âge, de l'adolescence atteints de la forme commune des adultes, sans hémoptysie, ceux qui se congestionnent facilement (Daremberg) et les simples prédisposés seront parfaitement à Cannes, s'ils ne peuvent être envoyés dans les stations de haute altitude.

Les dyspeptiques, les anémiques, les convalescents, tous les souffreteux qui ne seront point trop nerveux qui ont besoin de soleil et d'une bonne stimulation pourront être envoyés à cette station de préférence.

TABLEAU COMPARATIF DES TEMPÉRATURES MOYENNES DE QUELQUES STATIONS CHAUDES D'HIVER INDIQUÉES POUR LES ENFANTS

STATIONS PRINCIPALES	TEMPÉRATURES MOYENNES				
	de l'année.	de l'hiver.	du printemps	de l'été.	de l'automne
Hyères.	15,0	8,5	15	23,4	15,5
Cannes.	16,7	9	15,8	24,2	18
Nice.	15,2	8,3	13,7	22,9	16,1
Menton.	17,6	9,2	16,2	24,6	17,5
San-Rémo. . . .	20	11,2	22,5	26,9	22,5
Pau	13,5	7,6	16	21,7	9,2
Arcachon. . . .	13	5,91	12,59	20,50	14,18
Alger.	19,1	12	15	22	19,9

Nice.

Nice (43°,41) est longtemps restée la station la plus recherchée pour l'hiver. Située au bord d'un golfe tourné au midi, la baie des Anges, protégée contre les vents du nord et de l'est, un peu moins peut-être contre le mistral, qui y souffle moins qu'aux stations précédentes, par de hautes montagnes; jouissant d'une atmosphère sèche avec une humidité relative de 62,9, une moyenne annuelle de soixante jours de pluie se répartissant surtout en automne et au printemps, d'un soleil pur et d'un ciel sans nuages pendant cent quatre-vingts jours dont quatre-vingt-deux pour la saison contre cent vingt-cinq où le temps est douteux, les brouillards inconnus, la neige rare, une température moyenne en hiver de 8°,5 ; tels sont les avantages de cette station privilégiée.

Les heures les plus chaudes de la journée que les enfants pourront passer dehors sont entre 10 heures et 4 heures.

Nice est encore la station favorite du high-life et c'est une raison pour lui faire préférer pour les enfants une ville plus calme, moins mondaine.

Voilà pour les avantages. — Comme inconvénients, il y a surtout les oscillations diurnes assez brusques de la température dues au rapide changement de la direction des vents qui rend justement le printemps assez perfide. Le danger de notre climat, m'écrivait, il y a quelque temps, mon ami le Dr Livon, de Nice, réside dans l'abaissement assez brusque de la température qui force les enfants à rentrer vers 3 heures de l'après-midi. Le danger est écarté si on a la précaution d'avoir un vêtement à jeter sur les épaules des enfants quand il se produit un abaissement de température avant qu'on ait pu regagner la maison. Les pluies d'automne ne permettent pas d'envoyer à Nice avant la fin de novembre. Ce qui importe, c'est le choix du quartier où l'on établira l'enfant qui va faire un séjour à Nice. Excepté les sujets lymphatiques scrofuleux, qui ont surtout besoin d'être excités et tonifiés, qui peuvent alors habiter les alentours de la magnifique promenade des Anglais, les enfants que nous envoyons chercher à Nice surtout du soleil se trouvent mieux des quartiers plus chauds et bien abrités de Cimiez et de Lazaret, qui sont situés dans les accidents de terrain que forment les collines en s'éloignant du rivage. Pietra-Santa signale Carabacel, Riquiès, Saint-Barthélemy, Saint-André comme des résidences où l'air est plus mou, plus humide, plus sédatif. Tous ces points constituent de véritables serres chaudes tout à fait convenables pour les petits sujets débiles, sans résistance qui supporteraient mal l'air excitant de la côte. J'ajoute que ces points qui jouissent d'un climat plus chaud, moins agité, et en tout cas moins maritime, offrent aussi l'avantage de ne pas avoir tant de poussière.

Nice convient comme station climatique d'hiver aux enfants mous, lymphatiques, scrofuleux, anémiques, débiles qui ont besoin d'être stimulés. Ceux qui peuvent supporter la stimulation iront près de la mer, les faibles, les nerveux, les bronchitiques iront dans les endroits abrités que j'ai cités : Carabacel, Cimiez.

Beaulieu.

Située à l'est de Nice, la station encore en formation de Beaulieu est intéressante. Abritée au nord, au nord-est et au nord-ouest par des rochers escarpés, elle offre une végétation luxuriante qui est pour les malades la meilleure garantie des qualités de cette résidence d'hiver. Un avantage que présente Beaulieu, c'est qu'il y a moins de poussière que dans les stations déjà nommées. Je n'insiste pas sur deux localités voisines, *Monaco* et *Monte-Carlo* qui sont parfaitement abritées mais en général plus courues par des amateurs de jeu que par des mères de famille, ni les localités si bien abritées de *Villafranca*, *Roquebrune* qui malheureusement n'ont fait aucune installation pour recevoir des étrangers, et j'arrive à Menton.

Menton.

Menton est bâti au bord de la charmante sinuosité de la mer qui a reçu le nom de « golfe de la Paix » sur une saillie de terrain qui divise le golfe en deux petites baies, l'une située à l'est, l'autre à l'ouest. La partie ouest est moins abritée, mais s'éloigne de la côte et convient mieux aux sujets qui ne peuvent supporter le voisinage immédiat de la mer. Protégée par une haute paroi de rocher, la partie est se trouve tout à fait au bord de la mer et constitue comme une sorte de serre chaude préservée des vents du nord, du nord-est, du nord-ouest (mistral) par une agglomération de montagnes hautes de 1,000 à 1,100 mètres souvent couvertes de neige, mais rapprochées de la mer qui circonscrivent le territoire de Menton. Grâce à la disposition de ces collines, cette station est mieux abritée que Nice, les vents froids qui prennent naissance dans les Alpes-Liguriennes passent par-dessus la ville, sans faire éprouver leurs effets à ses habitants.

Si on veut pour un enfant un endroit avec une absence complète de vent et beaucoup de chaleur on s'installe à Garavan qui a 2° de plus que les points de la baie ouest.

Sa température annuelle est plus élevée que celle de Nice ou de Cannes ainsi qu'on peut le voir par le tableau comparatif donné page 53. En hiver le thermomètre ne descend guère au-dessous de 9° et ne s'approche de 0° que la nuit.

Voici, d'ailleurs, les éléments du climat d'hiver d'après Bennett.

Mois.	Température moyenne.	Humidité relative moyenne.	Jours de pluie.
Octobre	18,4	70	9
Novembre. . . .	12,2	73	9,4
Décembre	9,4	65	5,9
Janvier	9,3	61	7,9
Février	9,5	68	5,5
Mars	11,2	76	6,1
Avril	14,1	72	7,3

Pendant les trois mois de froid on a toujours plus de 9 degrés d'après Bennett qui donne 11° comme température moyenne de la saison.

Son atmosphère lumineuse et transparente est moins sèche que celle de Nice ou de Cannes et le climat égal à la fois doux et convenablement humide favorise la végétation luxuriante de Menton où les fleurs des jardins conservent pendant tout l'hiver leurs plus vives couleurs.

Ce climat plus chaud, plus humide, avec quarante jours de pluie pour la saison et plus égal que celui des autres stations, qui compte en moyenne par an deux cent soixante-huit jours de soleil radieux, et l'absence complète de brouillard fait de Menton un séjour à la fois tonique et sédatif. Les enfants, les adolescents affaiblis, atteints de bronchite chronique avec expectoration, ou d'affection cardiaque, de tuberculose, sans éréthisme, sujets aux congestions ou aux hémoptysies se trouveront fort bien d'un climat à la fois égal, chaud et humide comme celui de Menton. Les albuminuriques et les anémiques s'y trouveront fort bien ainsi que les convalescents d'affections de l'appareil broncho-pulmonaire. Mais on n'y enverra pas les petits nerveux excités, qui sont agités la nuit, ni ceux qui ont de l'asthme nerveux ou dont l'affection rénale, pulmonaire, a une marche active.

STATIONS ITALIENNES

A l'est de Menton, on trouve Bordighiera connu par ses allées de palmiers et San Remo ; et de San Remo à Gênes on trouve plusieurs villes comme Savone, Porto Maurizio où existe un sanatorium pour les petits scrofuleux comme on en a tant en Italie. A Sestri-Levante un autre sanatorium est établi dans un vieux bâtiment de guerre sans emploi.

Bordighiera est placé entre deux ravins sur un promontoire arrondi qui donne à cette station une position avancée sur la mer et l'expose aux vents. Ce n'est donc pas une station à conseiller aux enfants pour lesquels on veut un abri. Son climat est doux avec une moyenne de 10°,6 pour l'hiver.

San Remo est situé dans une large baie ouverte au sud, ayant derrière une triple rangée de collines et de montagnes en amphithéâtre de 200 à 1,300 mètres, ce qui en fait une station bien abritée qui ne ressent guère que le vent d'est.

Orpedaletti est analogue.

Alanio est adossé à des collines disposées en un demi-cercle ouvert au midi, analogues à celles qui garantissent si bien San Remo. Le climat est sec, tempéré, avec beaucoup de soleil, peu de brouillard et peu de pluie.

Mêmes indications générales que les stations précédentes.

La *baie de Naples* est très exposée aux vents, excitante, convenant, à ce titre, aux petits lymphathiques.

Castellamare et *Sorrente* sont deux stations de printemps et d'automne.

Je citerai encore *Amalfi*, *Atrani*, *Maiori*, *Minori* et *Salerne*, jadis célèbre, aujourd'hui délaissé.

STATIONS ESPAGNOLES

L'Espagne présente sur la côte méditerranéenne quelques localités qui sont des stations d'hiver : *Barcelone*, *Alicante*, *Valence*, *Malaga*. Cette dernière station passe pour avoir le climat le plus doux de l'Europe. La température de l'hiver est de 12 à 13°, le nombre des jours de pluie est de quarante par an. Le ciel est toujours clair, l'air sec, stimulant, agité par les vents, surtout par le vent froid du nord-ouest, qui est le mistral de cette région.

D. — *Voyages sur mer.*

Notre grand Laennec préconisait les voyages sur mer, et Peter a tenté de les remettre en faveur chez nous comme ils le sont en Angleterre.

Les voyages sur mer effectués avec toutes les précautions appropriées aux besoins et à la condition d'un enfant menacé ou atteint de lymphatisme, de scrofule, réaliseraient, mieux encore que le séjour des côtes, les avantages du climat marin. C'est là, en pleine mer, que le climat est le plus égal, l'air le plus pur; conditions favorables entre toutes à la cure d'air.

Lindsay[1] recommande le voyage d'Australie sur un vaisseau à voiles qui dure ainsi soixante-dix à quatre-vingt-dix jours plutôt que sur un de ces « steamers rapides, qui de nos demeures, supprimant les distances, semblent placer les antipodes au seuil de nos demeures ». Le malade, dit-il, ne désire pas faire « le voyage le plus rapide connu. Il a pris la mer dans le but de profiter de l'air, de l'existence, des loisirs qu'on y trouve, et, plus long sera le voyage, et plus grands seront les bénéfices pour la santé. De plus, avec la marche lente des voiliers, les changements de température sont graduels, tandis que le steamer d'une vitesse uniforme de 14 à 15 nœuds à l'heure, franchit rapidement plusieurs degrés de latitude, soumettant le malade aux transitions trop brusques, des brouillards froids de l'Angleterre à la chaleur des tropiques ou encore des régions de l'équateur aux *ice-bergs* de l'Océan austral. » Mais ces voyages de 19,300 kilomètres en Australie par le cap de Bonne-Espérance qui seront acceptés par les petits Tritons d'outre-Manche, ne conviendraient peut-être pas aussi bien à nos enfants que la nostalgie gagnerait vite.

Je crois pourtant qu'il y a quelque chose à faire et j'engage mes confrères à tenter l'aventure puis à faire connaître les résultats qu'ils auront obtenus.

L'atmosphère pure et tonifiante de la radiation solaire intense se trouvent réunies et l'expérience d'un

[1] Lindsay. *Loc. cit.*

petit sanatorium flottant où seraient ainsi hospitalisés, sous la surveillance d'un médecin, quelques enfants que l'on dirigerait suivant la température vers tel ou tel point choisi, serait sans doute fort intéressante à faire. Car si on veut de l'air pur, c'est bien en pleine mer qu'on le trouvera comme au sommet des Alpes, avec une température plus douce, plus égale. Il y a plus d'humidité, mais ce n'est pas un grand inconvénient pour les enfants qui toussent, s'il y a avec cela une température élevée. Qu'on songe que dans les latitudes chaudes, c'est pendant quinze heures par jour que durera la cure d'air dans toute l'acception du mot.

La vie à bord, ennuyeuse pour des malades adultes inoccupés et peu distraits par le paysage qui ne change jamais, ne l'est plus autant pour des enfants qui trouvent dans leurs jeux un attrait toujours nouveau et dont les ressources pour les varier ne s'épuisent jamais.

La difficulté d'alimenter un enfant suivant ses besoins, de le fournir surtout de bon lait, de varier l'alimentation, ne permet pas de continuer longtemps un traitement par les voyages sur mer, mais ce peut être une diversion favorable dans une maladie longue où le changement devient parfois nécessaire. C'est à ce titre que je devais ici une mention à ce moyen thérapeutique qui mérite d'être expérimenté.

Article II. — STATIONS CONTINENTALES

Les stations continentales encore appelées stations de l'intérieur des terres, se divisent naturellement en stations de montagne et stations de plaine.

J.-J. Rousseau était « surpris que les bains de l'air salutaire et bienfaisant des montagnes ne fussent pas un des grands remèdes de la médecine et de la morale ». Le vœu du philosophe est exaucé, on va en Suisse, sur les hauteurs, fortifier sinon « la morale », du moins la santé.

A. — *Stations de montagne.*

Les montagnes offrent, comme on le sait, des moyens de varier l'altitude et par suite de tempérer les chaleurs de l'été. L'utilité des hauteurs pour les stations d'été est démontrée par ce fait que la température de l'atmosphère décroît de 1° environ par chaque 170 mètres d'augmentation de l'altitude.

Ce chiffre n'a rien d'absolu, il varie suivant les saisons, les heures de la journée, la présence des forêts atténuant le vent, et toutefois rendant l'air plus humide et frais. En hiver, par exemple, il est de 280 mètres environ.

Toutefois il faut faire une distinction entre le climat d'altitude proprement dit et le climat de montagne. Le point de division entre ces stations varie suivant la latitude. Aussi est-il difficile de dire, d'après le chiffre seul indiquant l'altitude, si une station peut être considérée comme offrant les caractères d'une « station d'altitude ». En effet, à 500 mètres d'élévation dans le nord de l'Allemagne, la végétation est celle des stations de montagne, tandis que dans les Andes du Pérou, il faut monter à 3,000 ou 4,000 mètres pour retrouver ces caractères. En général, comme le dit Weber, dans la moitié du nord de l'Europe, qui se trouve au-dessus de

50° de latitude, un altitude de 250 à 500 mètres donne à l'air le caractère de l'air des montagnes, à moins que le voisinage de la mer ne vienne le modifier, tandis que dans le centre de l'Europe, entre 48° et 50° de latitude, l'altitude nécessaire est déjà plus grande, c'est-à-dire de 400 à 800 mètres et entre 46° et 47° de latitude, il faut arriver jusqu'à 700 et 1,200 mètres, et dans le voisinage des tropiques ou de l'équateur même, il faut atteindre de 1,600 à 3,000 mètres. Dans les grandes chaînes de montagnes comme les Alpes, l'Himalaya, les Andes, il faut arriver à une altitude plus grande que dans les montagnes isolées ou d'autres petites chaînes. Il est difficile de dire jusqu'à quelle altitude le climat des montagnes est favorable. Je crois qu'il faut surtout ne pas chercher à dépasser les régions habitées ; l'hospice du col de Bernina est à 2,550 mètres, c'est une hauteur déjà passable.

Caractères des stations de montagne en général. — Ce qui caractérise les stations de montagne, et surtout de haute montagne (Davos, l'Engadine, Leysin, etc.). c'est la grande intensité de la radiation solaire qui dépasse beaucoup, en hiver, pendant la journée médicale, celle des régions inférieures. La luminosité est très forte alors aussi, naturellement, et elle est encore augmentée par la réflexion des rayons solaires, sur la neige.

La température de l'air prise à l'ombre est basse dans la journée et très basse dans la nuit.

La *pression atmosphérique* diminue d'environ 1 millimètre par $10^{m},50$ d'élévation au-dessus du niveau de la mer, de façon à n'être plus que de moitié si par hypothèse on s'élevait à 5,300 mètres.

L'*humidité* ne présente rien de fixe, mais elle est relativement faible, étant à son minimum à midi, elle augmente jusqu'au matin pour décroître insensiblement. Les brouillards qui se forment dans les vallées s'amoncellent dans les couches moyennes de l'atmosphère, de sorte que des sommets élevés on les domine et on jouit d'un ciel serein. L'humidité de l'air des grandes altitudes suit une marche inverse de celle qu'elle présente dans la plaine : en hiver, la sécheresse domine tandis qu'en été c'est l'humidité. Ceci a une grande importance au point de vue de l'utilité des stations d'hiver.

Malgré cette humidité moindre il y a des pluies plus considérables, mais en hiver elles sont remplacées par la neige qui contribue à maintenir l'atmosphère lumineuse et calme, surtout si la localité est abritée. En été l'air est souvent très agité. L'air y est pur, maintenu aseptique par la neige en hiver, par les vents en été, et riche en ozone.

En résumé, les stations de montagnes sont caractérisées par la faible pression atmosphérique, l'intensité de la radiation solaire contrastant avec la température basse de l'air le jour et surtout la nuit, la sécheresse de l'air, malgré une quantité plus considérable de pluie et de neige, l'intensité des vents en été et le calme de l'air en hiver, la pureté de l'air et sa richesse en ozone.

Indications et contre-indications d'après les effets physiologiques. — Les effets physiologiques consistent en une plus grande activité de toutes les fonctions, surtout de la nutrition, ce qui s'accuse par plus d'appétit et se traduit par des digestions plus rapides, un réveil de l'énergie musculaire et une augmentation de poids. Il y a une augmentation des échanges nutritifs, et ce qui est intéressant pour les anémiques de toute sorte, c'est que chez l'homme comme chez les animaux qui vivent à des altitudes considérables, le sang s'enrichit assez rapidement en hémoglobine et en fer.

Le Dr Viault (de Bordeaux) a fait, à ce point de vue, des recherches intéressantes, à une altitude de 4,392 mètres, à Morocacha, dans les Cordillères. C'était en 1889. L'année suivante, il répéta ses expériences sur le pic du Midi et il arriva aux mêmes résultats qui ont, depuis, été contrôlés par d'autres observateurs. Tous ont constaté une hyperglobulie dans tous les cas sur les hauteurs (Egger, Miescher, etc.).

La *circulation* est excitée au moins dans les premiers temps du séjour, les contractions du cœur augmentent chez les enfants qui de la plaine sont conduits sur les montagnes, puis elles reviennent à leur nombre physiologique, mais conservent plus d'énergie. C'est pourquoi on ne laissera pas partir les petits malades auxquels on prescrit les climats de montagne sans ausculter leur cœur. On a cru à la plus grande fréquence des hémorragies, des hémoptysies, mais Spengler (de Davos) et d'autres affirment qu'il n'en est rien.

La respiration est accrue également dans les premiers jours pour revenir bientôt normale. On constate, après quelque temps de séjour, une augmentation de la circonférence thoracique. Weber constate cette modification chez de jeunes sujets qui avaient séjourné dans les montagnes de trois à douze mois.

Les fonctions de lapeau sont accrues : sa circulation est stimulée par l'air froid, la radiation solaire et la sécheresse de l'air qui activent l'évaporation de la perspiration insensible.

Le sommeil se perd ou se gagne sur les hauteurs. Il est quelquefois agité, comme au bord de la mer, particulièrement chez les sujets nerveux. C'est une conséquence même de l'effet sthénique, excitant des climats où l'air est pur, vif, frais ou froid.

De là résultent des indications thérapeutiques précieuses pour les maladies chroniques des enfants capables de supporter l'action sthénique et excitante que les climats de montagne exercent sur la plupart des fonctions de l'économie. Et d'abord, les enfants portés à de l'éréthisme ou atteints d'affections organiques du cœur, d'emphysème (qui se trouve mieux d'un air plus dense : plaine, bord de la mer), d'épilepsie, d'irritation cérébrale, de rhumatismes, d'une trop grande débilité constitutionnelle, surtout si les fonctions de nutrition se font mal, ne seront pas envoyés à des stations d'altitude.

Au contraire, ceux qui n'ont aucune de ces contre-indications et qui joignent à l'intégrité de leurs organes une certaine force de résistance seront atteints de dyspepsie avec inappétence, d'alanguissement général, d'anémie, de lymphatisme, scrofule, de développement insuffisant de la poitrine, de tuberculose, de catarrhe chronique du pharynx ou des bronches, de malaria, d'une de ces affections du groupe arthritique caractérisées par la bradytrophie, d'asthme nerveux sans emphysème, etc., en retireront un réel profit.

a. — STATIONS DE GRANDE ALTITUDE

Les stations de grande altitude jouissent, depuis quelques années, d'une vogue qui paraît justifiée par la théorie et par le succès. Elles sont situées surtout en Suisse : Davos et les nombreuses stations de la haute Engadine, Leysin récemment inaugurée, représentent ce groupe.

Davos.

Situé en Suisse dans les Alpes Grisonnes, non loin du Tyrol autrichien, par 45°,50' de latitude N., à 1,560 mètres d'altitude, Davos est rapidement devenue la plus importante et la plus célèbre des stations médicales pour le traitement de la tuberculose pulmonaire.

La vallée de Davos est dirigée du nord-est au sud-ouest; large au nord, elle se termine au sud, à 12 kilomètres de la station proprement dite, par un étroit défilé. Elle a un kilomètre et demi de largeur moyenne et ses flancs sont constitués par des montagnes de 2,000 à 2,800 mètres qui l'abritent contre les vents et la laissent ouverte seulement du côté du midi à la radiation solaire. Il y a deux localités, Davos-Platz et Davos-Dœrfli, celle-ci à la même altitude sensiblement, mais est à 1,800 mètres plus au nord.

Davos-Platz s'élève sur le flanc occidental dans le sens de la vallée et est ainsi exposé à la radiation solaire, toutefois du côté de l'est les hautes montagnes diminuent la durée de l'insolation.

La *température* moyenne de l'année prise à l'ombre est de 2°,6; celle des six mois d'hiver de 3°,1 au-dessous de zero. Les minima nocturnes vont jusqu'à — 31°,4.

Mois.	Température moyenne.	Température à 1 heure.	Température au soleil.
Octobre	3,0	8,3	56,15
Novembre . . .	— 2,2	2,3	41,18
Décembre . . .	— 5,5	— 2,2	42,82
Janvier	— 7,4	— 2,5	44,30
Février	— 4,2	1,3	44,9
Mars	— 2,8	2,6	50,18

La radiation solaire est considérable, ainsi qu'on le voit dans le tableau ci-dessus, où on trouve la température prise au soleil, dans le vide, à l'aide d'un thermomètre à boule noirci, en regard de la température météorologique à l'ombre.

Cette insolation plus forte même qu'au bord de la mer, dans les stations les plus chaudes de la Riviera, est d'une grande puissance pour activer les mutations nutritives chez les petits malades.

L'humidité, faible au milieu du jour, est élevée le matin et le soir; le brouillard est rare.

On compte par an cent quarante jours de pluie avec 940 millimètres d'eau, dont 43 p. 100 tombent de juin à septembre.

La neige couvre le sol et y reste à l'état pulvérulent du milieu de novembre au milieu de mars.

Il y a peu de vent à Davos en hiver, si bien qu'on peut voir la fumée planer au-dessus des toits en un nuage qui se dissipe avec le soleil.

Comme station d'été, Davos qui a été installée

pour l'hiver laisse beaucoup à désirer. Il y a du vent, le soleil y darde ses rayons d'autant mieux qu'il n'y a pas d'arbres jusqu'à une certaine distance des maisons; les matinées et les soirées sont froides.

C'est l'absence de phtisiques dans le climat de Davos qui a suggéré l'idée d'y envoyer pour s'y guérir ceux qui sont menacés ou atteints de cette maladie. Je dirai, en parlant de la tuberculose, en quoi consiste le traitement. Ce qui est intéressant, c'est qu'il y a un établissement d'éducation qui permet aux enfants de se guérir sans discontinuer leurs études.

Davos-Dœrfli est dans les mêmes conditions climatériques que Davos-Platz, et répond aux mêmes besoins. *Davos-Frauenkirch* est un peu plus bas et convient dans les mêmes cas.

Saint-Moritz, dans l'Engadine supérieure, qui est la plus haute vallée de l'Europe habitée pendant toute l'année, est à 1,855 mètres d'altitude.

C'est à la fois une station climatique d'hiver et d'été, et une station thermale (eaux ferrugineuses).

Comme station d'hiver, surtout pour la cure ou la prophylaxie de la tuberculose, *Saint-Moritz* a une grande analogie avec Davos, bien que plus froide, étant plus élevée de 300 mètres, la température est en effet en hiver de — 7°,06 à Saint-Moritz, de — 5°,86 à Davos, le ciel est moins clair et les jours de pluie ou de neige plus nombreux, les courants aériens plus intenses, la situation moins abritée et les glaciers plus proches. Cette station ne conviendra que pour des sujets robustes et déjà acclimatés à des stations moins rigoureuses.

Samaden, *Pontresina*, *Bevers*, *Maria Sils*, également

situés dans l'Engadine supérieure, sont des stations analogues, mais moins fréquentées jusqu'à présent et aussi moins avantageuses et moins bien aménagées que Saint-Moritz et surtout que Davos.

Sur les bords du lac de Sils, le grand Kursaal de *La Maloja*, est un des plus confortables hôtels du monde, où l'art a prodigué toute sa magnificence et le luxe toutes ses richesses. L'installation parfaite à l'intérieur, compense les desiderata de la situation qui est moins bonne que Davos et moins agréable que Saint-Moritz.

Le climat de La Maloja est plus excitant que celui de Davos. On n'y enverra ni les débilités, ni les sujets éréthiques, irritables. Davos et Wiesen seront mieux alors.

Wiesen est situé seulement à 1,590 mètres d'altitude dans la partie inférieure de la vallée de Davos, sur le versant ensoleillé du Rothornstock, parfaitement abrité et qui convient aux sujets peu résistants. Wiesen, Davos, Saint-Moritz, La Maloja indiquent la gradation.

Une autre station importante, nouvellement ouverte, mérite que je m'y arrête un peu plus longuement, c'est Leysin.

Leysin.

Leysin est une station d'hiver, située en Suisse, près d'Aigle, dans le canton de Vaud, à 1,264 mètres d'altitude, non loin des villages de Château-d'Œx, Sepey, Gryon, Moreles, Ormont-Dessus, qui sont des stations d'été.

Frappé de voir que la contrée présentait, comme

Davos et les hautes régions de l'Engadine, l'immunité phtisique, on a choisi dans le pays le point certainement le plus favorable à l'établissement d'un sanatorium, le plateau du Feydey. Ce plateau, qui est à 1,450 mètres d'altitude, est ouvert au midi et à l'est, s'inclinant du nord-ouest au sud-est et se termine en pentes abruptes dans la vallée de la Grande-Eau de sorte qu'aucune montagne ne peut intercepter les rayons du soleil qui le baignent le plus qu'il est possible dans les jours où il brille.

La chaîne de montagnes des Tours d'Aï et de Mayen lui forme au nord et au nord-ouest une protection naturelle contre les vents froids. Si on songe que ces montagnes s'élèvent à 2,200 mètres et que leur ligne de faîte n'a pas moins de 2 kilomètres, on verra combien de ce côté la station est à l'abri des vents.

Le Luisset, qui est à 1,978 mètres et qui continue la chaîne des Tours d'Aï, protège Leysin contre le vent d'ouest. Le mont d'Or et le Chaussy l'abritent contre le vent du nord-est qu'on appelle en Suisse, la bise, vent sec et froid. Aussi le calme de l'air est la règle et le vent l'exception, à part les vents qui accompagnent les changements de temps, et le *foehn*, ce vent spécial à la Suisse, y règne rarement. Il n'y a à Leysin que les courants atmosphériques des régions voisines atténués par la disposition des montagnes et le sanatorium lui-même est protégé encore par les sapins séculaires qui l'entourent en partie. Le sol est couvert de prairies ou de forêts, de sorte qu'il y a peu de poussière. L'humidité relative, faible, fait que le climat de Leysin est sec, en hiver du moins, ce qui, avec le calme de l'atmosphère, explique comment les petits malades y supportent un froid de 2 ou 3° au-dessous de zéro.

Le soleil apparait à Leysin de bonne heure et brille pendant une moyenne de quatre à cinq heures et les mois d'hiver francs sont les plus favorables au point de vue du temps pendant lequel la station a le bénéfice du soleil.

La *luminosité* est considérable, le nombre de jours tout à fait sereins a été en moyenne de cinquante sur cent ; les jours tout à fait mauvais y sont de trente-cinq pour une moyenne de trois années consécutives.

Le brouillard y est rare et ne dure pas, devenant, comme dans toutes ces froides régions, des nuages qui aboutissent rapidement à de la pluie ou à de la neige.

Température. — Nous sommes, à Leysin, dans un climat froid, comparable à celui de Davos, quoiqu'un peu moins rigoureux.

C'est la nuit, naturellement, que la température est minimum, tandis qu'elle est maximum à une heure de l'après-midi. Les minima nocturnes descendent à — 6°, — 8°, — 15°, — 19°. Le maximum pris à une heure de l'après-midi avec un thermomètre à boule noircie est quelquefois, au soleil, de + 30° à + 50°, tandis que la moyenne de l'hiver à l'ombre est au-dessous de zéro. La moyenne de dix heures du matin se tient aux environs de zéro, mais la moyenne de une heure est le plus souvent au-dessus. La moyenne de quatre heures se rapproche de celle de dix heures. L'élévation si considérable au soleil tient à la variation énorme dans les hauteurs en raison de la pureté de l'air.

Le Dr Secrétan, comparant la température de Leysin

à Davos, démontre que le climat est moins rigoureux à la première des stations, ce qu'il explique par l'altitude de Davos, de 300 mètres supérieure à celle de Leysin et sa situation dans un fond de vallée où tombe et séjourne l'air froid, tandis qu'il glisse sur la pente de Leysin. La saison d'hiver s'étend des mois de mars à novembre inclusivement, d'après le Dr Secrétan[1]. Pendant ces quatre mois et demi, la neige couvre la terre, la température descend au-dessous de zéro. Les malades y sont installés dès le matin pour toute la journée et quelquefois ils y séjournent jusqu'à 10 heures du soir, convenablement couverts, ils y lisent, écrivent ou s'amusent. La cure d'air se fait aussi dans des *sun-boxes* disséminés en différents endroits. Ce sont de petits kiosques en bois, ouverts pour recevoir le soleil et reposant sur un plancher de bois suffisant pour préserver de toute humidité.

A ces stations on peut ajouter Andermatt (1,444 mètres) et d'autres plus ou moins connues.

Stations d'été. — S'il s'agit de stations d'été de haute altitude, la liste en est longue. En France, citons le Mont-Revard, à 1,454 mètres.

En Suisse, outre les stations déjà indiquées pour l'hiver, dont plusieurs sont utilisées toute l'année, je citerai dans la Suisse orientale (Grisons et Engadine) :

Sils-Maria.	1,811	mètres.
Le grand Kursaal de la Maloja. .	1,811	—
Zoz.	1,748	—
Fettan	1,647	—
Splügen	1,450	—

[1] Le Dr Louis Secrétan. *Climatologie hivernale de Leysin*, in *Revue médicale de la Suisse romande*, janvier 1891.

Dans la Suisse occidentale :

Belap.	2,137	mètres.
Saas-Fee	1,778	—
Saint-Luc.	1,670	—
Zermatt.	1,620	—
Saas-Grund.	1,561	—
Berisal.	1,526	—
Ried.	1,509	—
Champex.	1,465	—
Randa.	1,444	—
Louèche-les-Bains.	1,411	—
Evolène	1,378	—
La Comballaz.	1,364	—
Morgins	1,343	—
Les Mayens de Sion.	1,300	—

Dans la Suisse centrale, on trouve entre autres :

Rigi-Scheideck	1,648	mètres.
Rigi-Kaltbad	1,441	—
Andermalt	1,444	—
Schimberg	1,425	—

En Italie, dans le Tyrol :

Bormio.	1,335	mètres.
Obladis.	1,380	—
Brennerbad.	1,328	—

Sur le versant espagnol des Pyrénées :

Penticosa.	1,900	mètres.
Los Escaldos	1,570	—

b. — STATIONS DE MOYENNE ET FAIBLE ALTITUDE

S'il s'agit de stations non plus de hautes régions, mais de la zone intermédiaire entre celles-ci et la plaine ou lés collines, de ce qu'on appelle les stations d'altitude moyenne comprises entre 500 ou 600 mètres et 1,000 à 1,200 mètres, les caractères que je viens d'indiquer s'atténuent proportionnellement à mesure qu'on descend vers la plaine.

La radiation solaire, la luminosité, sont moins intenses, ainsi que le rayonnement nocturne, d'où des écarts moins considérables entre les températures du jour et de la nuit. L'air est plus humide, plus doux, mais moins pur, moins vif, moins tonique. Les climats de ces stations, plus constants, conviennent mieux aux enfants débiles, qui ne trouveraient pas en eux-mêmes une force de résistance suffisante pour supporter le séjour des stations plus élevées ou les variations trop considérables de température.

Comparées aux localités situées en plaine, ces stations ont une température moins élevée, moins de poussière, plus d'ozone ; ce sont généralement des stations d'été offrant, grâce au voisinage des forêts, plus de fraîcheur.

Ces stations conviennent aux petits anémiques, qui y trouvent des conditions favorables à leur régénération globulaire, aux dyspeptiques, qui y trouvent une plus grande activité digestive, aux nerveux, aux cardiopathes qui seraient excités aussi bien par de plus grandes altitudes, comme par l'air marin, à tous ceux qui présentent de l'éréthisme cardio-vasculaire.

PRINCIPALES STATIONS DE FAIBLE ET MOYENNE ALTITUDE

Stations françaises.— Notre pays, si richement favorisé au point de vue des stations hydrominérales et des stations maritimes où les étrangers viennent chercher la santé de tous les points du monde est, il faut le reconnaître, moins favorisé quant aux stations d'altitude. Cependant, comme le dit Fonssagrives, en France, ce pays gâté de la nature, qui ne tire jamais de ses dons un parti complet, nous avons dans nos Cévennes, nos Alpes, nos Pyrénées, des *sanatoria* sans nombre, mais nous ne savons pas nous en servir. Il y aurait certainement lieu de créer dans les montagnes, à diverses hauteurs, des hôtelleries pour les convalescents, les valétudinaires, les gens atteints d'affections chroniques; en étageant trois ou quatre de ces établissements sur des lignes verticales, en mettant entre eux des distances de 200 mètres, on aurait ainsi une échelle de stimulation que le médecin parcourrait en tâtonnant et qui adapterait ces stations aux différences d'impressionnabilité de ses malades.

Bientôt des chemins de fer arriveront au pied de ces hauteurs qui attendent des *sanatoria*. Quelles ressources pour la thérapeutique à venir des maladies chroniques et combien paraîtra alors précaire et insuffisante, cette mauvaise petite médecine des drogues dans laquelle nous tournons souvent sans conviction et sans résultat !

Beaucoup de nos stations thermales qui sont situées sur le flanc des montagnes, sont aussi d'excellentes stations soit d'altitude moyenne, soit montueuses, qui réalisent les conditions favorables aux enfants qui ne peuvent aller à la mer ou à de plus grandes altitudes sans inconvénient.

Je citerai, dans les Pyrénées :

Bagnères-de-Bigorre	579	mètres.
Bagnères-de-Luchon	628	—
Le Vernet	629	—
Le sanatorium du Canigou . . .	650	—
Eaux-Chaudes.	676	—
Aix.	720	—
Eaux Bonnes	748	—
Saint-Sauveur.	770	—
Aulus	776	—
Cauterets.	932	—
Barèges.	1,232	—

Dans l'Auvergne, on trouve de même :

Saint-Nectaire.	784	mètres.
La Bourboule.	850	—
Le Mont-Dore	1,150	—

Dans les Vosges :

Bussang	600	mètres.
Gérardmer	670	—
La Schultz	1,150	—

Une station de cette catégorie mérite quelques détails en raison de l'importance qu'elle a prise pour le traitement de la tuberculose, c'est Le Canigou près Le Vernet.

Le Canigou.

La station climatothérapique du Canigou est située au Vernet à une altitude de 650 mètres par une latitude de 42°34'. On n'a pas osé l'établir plus haut bien que le Canigou ait une altitude de 2,850 mètres. La région n'est pas aussi complètement abritée des vents qu'on pourrait le désirer. Au-dessus de la station thermale du Vernet, on trouve entre 640 et 700 mètres d'altitude, une série de vérandas et de kiosques analogues à ceux que l'on voit à Davos, au Leysin ou aux stations analogues. La nuit les malades sont au Vernet, le jour ils s'installent dehors dans les kiosques ou les galeries établies pour eux.

Le Dr Sabourin qui pense que le « tuberculeux doit voir le soleil mais non le sentir », ne recherche pas la radiation solaire, au contraire, il a dirigé ses galeries dans le sens du sud-ouest.

Le climat de la vallée de Cadi où se trouve le sanatorium est doux. L'hiver y est bon, quand le temps est sec et froid il y a des journées superbes avec une remarquable clarté et une radiation solaire intense. On peut donc y faire complètement la *cure d'air*. (M. Sabourin.)

Stations climatiques d'Allemagne. — Un mot sur les stations climatiques d'Allemagne, seulement pour mettre en relief les célèbres stations de Gœrbersdorf et Falkenstein. Les lieux habités de ce pays ne dépassent guère 800 à 900 mètres, leur latitude plus septentrionale leur donne le caractère de stations plus élevées.

Gœrbersdorf (Prusse, province de Silésie) est une station située à 561 mètres d'altitude seulement, au sud-est de Fribourg, au pied des premiers contreforts des montagnes qui forment dans cette région un vaste demi-cercle ouvert au sud. La vallée a une direction générale de l'est à l'ouest, protégée par des montagnes de 800 à 900 mètres de hauteur, couvertes de forêts.

Il y a à Gœrbersdorf un climat de montagne, bien que l'altitude ne soit pas considérable, de température et d'humidité moyennes, peu de vents.

C'était jadis une station d'été, aujourd'hui on y suit toute l'année un traitement spécial pour la phtisie sur lequel je reviendrai à propos de cette maladie.

Falkenstein (Prusse, Hesse-Nassau), est situé au nord-ouest de Francfort, sur le versant méridional du Taunus à la faible altitude de 450 mètres.

L'air pur plutôt sec malgré que la neige ne manque pas, ni la pluie, n'offre pas de grandes variations de la température qui est douce et l'atmosphère calme.

La station qui a été installée sur le modèle de Gœrbersdorf pour le traitement de la phtisie comporte le traitement surtout par l'air au repos, l'hydrothérapie, etc. J'y reviendrai à propos de la tuberculose.

Un certain nombre de localités qui ne sont pas des stations d'altitude proprement dites, ne sont pas non plus assimilables aux stations de plaine. Ce sont surtout celles qui, situées au pied des montagnes ou sur leur versant, suivant les vents dominants, la direction de l'ouverture des vallées, l'abri que leur offrent les montagnes, peuvent à altitude égale, avoir soit des qualités toniques, soit des qualités sédatives et peuvent ainsi être appropriées soit à une saison d'hiver, de printemps, d'automne, ou être des stations de transition, des étapes pour les enfants qui vont du nord au sud ou réciproquement et auxquels on veut épargner une transition trop brusque.

Parmi les stations situées au-dessous de 600 ou de 500 mètres on peut citer pour la France celles qui répondent aux conditions de Gréoulx, Allevard, Divonne, Brides et parmi les stations climatiques de la Suisse je citerai Vevey qui n'est qu'à 382 mètres d'altitude avec une température annuelle moyenne de près de 10°. La clarté de son atmosphère ainsi que sa position abritée contre le vent du nord, recommandent cette station. *Montreux*, avec sa série de petits hameaux d'altitudes variant de 400 à 500 mètres, son atmosphère calme, la douceur de son climat pendant l'hiver est très recommandable.

Je citerai encore :

Gries.	250 mètres.
Méran.	385 —
Aigle.	419 —
Bex.	434 —
Vitznau et Gersau	440 —
Mornez-sur-le-Salève	500 —
Sion	527 —
Thoune (au bord du lac de ce nom).	560 —
Interlaken	568 —

Pendant l'hiver le ciel est clair, sans brouillard et la radiation solaire intense, ce qui permet aux enfants un long séjour au grand air.

Dans l'hiver, plusieurs de ces stations, grâce au voisinage des montagnes qui les protègent contre les vents, sont des abris excellents pour les jeunes sujets qui ne peuvent se réfugier dans des contrées méridionales. Montreux, Méran, Arco, Gœrz, Gries, Lugano, Lucarno, Pallanza, etc., sont de ce nombre. Ces stations sont des points d'étape parfaitement convenables en automne pour les enfants qui, de contrées plus septentrionales vont hiverner dans le midi ou au printemps lorsqu'ils en reviennent.

B. — *Stations de plaine.*

Parmi les stations de plaine qui nous intéressent, il y a les stations fraîches ou indifférentes et les stations chaudes.

a. — STATIONS FRAÎCHES OU INDIFFÉRENTES

J'appelle ces stations indifférentes par analogie avec les eaux minérales de ce nom nommées aussi indéterminées. Comme ces eaux, les stations indifférentes n'ont aucun caractère remarquable, de sorte qu'elles peuvent convenir à l'immense majorité des cas.

Elles comprennent la plupart des stations thermominérales qui ont des installations convenables pour recevoir des enfants et toutes les localités reconnues saines et appropriées pour un changement d'air que leur voisinage plus ou moins immédiat des grandes villes met en vogue bien plus que leur climat humide ou sec, froid ou chaud.

Les enfants faibles ou convalescents de maladies aiguës, qui ne pourraient supporter un déplacement lointain iront à la campagne vers une de ces localités dès la fin du printemps ou le commencement de l'été; plus tard, quand la chaleur deviendra trop considérable, c'est plutôt vers les stations d'altitude moyenne qu'on les enverra.

Etudier l'orientation, l'altitude, la constitution du sol, les abris que les forêts ou les collines procurent contre les vents, la proximité des cours d'eau, la pureté de l'air, la possibilité d'une installation aérée et ensoleillée ou ombragée, des promenades convenables, etc., des localités qui, près de l'enceinte des villes, peuvent servir à un changement d'air est une obligation étroite pour les médecins qui soignent les enfants.

Une foule de circonstances telles que le sevrage, la dentition, les accidents de la croissance, l'isolement dans un but de prophylaxie, en dehors des maladies, et de la convalescence d'affections auxquelles ils paient un précoce tribut : fièvres éruptives, dothiénenterie, coqueluche, diphtérie, malaria, etc., et le simple besoin de faire changer d'air un enfant fatigué ou un écolier surmené en indiquent suffisamment l'emploi. J'y insiste surtout à cause des difficultés souvent insurmontables d'un déplacement lointain.

Toutes ces stations conviendront si elles sont convenablement abritées des vents, si le sol est sec; le voisinage de forêts de pins sera surtout favorable dans la convalescence des affections broncho-pulmonaires.

b. — STATIONS DE PLAINES SÈCHES ET CHAUDES

Les stations de plaine chaudes sont des stations d'hiver. On les divise naturellement en sèches et humides.

Ces stations jouissent du climat du désert de l'Afrique ayant comme caractère une grande sécheresse de l'air pendant le jour jointe à une grande chaleur et un abaissement de la température de la nuit. Le ciel y est serein, la pluie rare, la rosée fréquente et abondante. Le Caire est le type de ces stations.

Le Caire (29°,59' lat. N.) jouit d'un climat chaud et sec avec douze journées de pluie seulement pendant l'année, un ciel remarquablement clair une atmosphère lumineuse et une température moyenne de 17°,6 de la mi-octobre à la mi-mars, époque où on y envoie les malades qui peuvent vivre toute la journée au dehors en plein soleil, à la condition d'éviter les fraîcheurs du matin, du soir et de la nuit. Le climat chaud et sec et, par cela même, excitant du Caire est indiqué dans les bronchites chroniques, la phtisie au début, et généralement quand on recherche pour des petits malades qui pourront faire ce voyage lointain, des effets toniques et stimulants.

Ismaïlia, ville nouvelle à la fois station continentale et maritime, est, d'après Hermann Weber, préférable au Caire comme station d'hiver au moins pour les phtisiques, mais même les enfants grands, les adolescents ne seront que très exceptionnellement envoyés aussi loin.

b bis. — STATIONS DE PLAINES HUMIDES ET CHAUDES

Parmi les stations chaudes et humides les plus accessibles, je signalerai en France, Pau et Amélie-les-Bains; en Italie, Pise et Rome. Ce sont des stations d'hiver et d'automne.

Pau.

Pau (43°,20′ de lat. N.) est une station située à 205 mètres au-dessus du niveau de la mer dont elle est éloignée de plus de 100 kilomètres. Station d'hiver plutôt calmante qu'excitante ; elle est le contraire des stations précédemment énumérées. Elle a une température moyenne inférieure à celle de ces stations ; 7°,6 représente, en effet, la moyenne pour l'hiver. Il y gèle assez souvent et on y voit de la neige. Mais ce qui fait l'immense avantage de Pau, sur bien des stations plus chaudes, c'est le calme de son atmosphère qui compense la température relativement plus froide, calme auquel les stations du littoral ne sauraient prétendre. « Le climat de Pau, dit El. Reclus, est surtout remarquable par ses qualités sédatives. Les vents y soufflent rarement avec violence ; les excès de froid et de chaud, de sécheresse et d'humidité surabon[illegible]te ne s'y font pas sentir. Nulle ville ne peut [illegible] mieux choisie pour servir de lieu d'attente aux ét[illegible]ngers qui doivent se rendre aux eaux thermales des Pyrénées. »

Les vents du nord-ouest, du nord et de l'ouest prédominent sur ceux du sud, de l'est et du nord-est. Il y a des averses torrentielles surtout en automne et au printemps amenées par le vent de l'ouest qui est d'ailleurs tiède et apporte les vapeurs aqueuses de l'Océan. On compte quatre-vingts à quatre-vingt-dix jours de pluie. Le climat sédatif de Pau, favorisant le lymphatisme, ne convient pas à ceux qui en sont atteints, ni aux catarrheux avec sécrétion abondante, mais plutôt aux enfants à tempérament nerveux, sujets à de l'éréthisme. Il agit favorablement sur la toux sèche et la fièvre de ces enfants, atteints de bronchite, de phtisie. Pas d'hémoptysies à craindre avec cela.

Amélie-les-Bains, connue pour ses sources sulfureuses et située au pied du Canigou à 42° de latitude N. et à une altitude de 280 mètres, avec une température moyenne d'hiver de 7 à 8°, est une sorte de station de transition aux climats de plaine et de montage. Cette station ne convient qu'exceptionnellement aux enfants en hiver, le temps pendant lequel ils pourraient jouir du soleil étant raccourci par les montagnes. Elle convient mieux en automne.

Dax (Landes), qui sera citée avec les stations thermales, offre comme Pau un climat humide et tempéré; et les enfants pourront y faire une saison climatique en même temps qu'un traitement hydrominéral. La station est bâtie sur un sous-sol traversé par l'eau chaude des sources qui ont 31 à 41°, ce qui contribue encore à adoucir sa température et à diminuer le refroidissement de la nuit. Il en résulte que la température y est en hiver de 8°2, en moyenne. Il y a peu de vents, et seul le vent de mer se fait sentir mais atténué.

Le séjour de Dax convient pendant l'hiver aux sujets atteints d'affections broncho-pulmonaires à formes éréthriques et aux lymphatiques ou arthritiques nerveux qui demandent une action sédative.

L'*Algérie* offre dans l'intérieur des terres, surtout au milieu des montagnes de l'Atlas, des stations climatiques d'hiver qui devraient être vulgarisées plus qu'elles ne le sont, non pour de petits enfants, mais pour des adolescents. A *Hammann R'Hivra*, par exemple, dans les montagnes du petit Atlas, on a bâti un établissement confortable qui est entouré de sapins. Les trois derniers mois de l'année y sont supérieurement beaux. Les mois de janvier, février et mars sont pluvieux, mais avril et mai sont très privilégiés. Nous verrons qu'il y a des eaux chlorurées sodiques chaudes.

Rome et Pise.

Un mot sur les deux célèbres stations italiennes de *Rome* et *Pise* que l'on oppose sans cesse à Pau.

Rome, d'après Hayem, est une station médiocre qui offre certainement plus d'intérêt pour les touristes et pour les artistes que pour les malades. On ne peut d'ailleurs y séjourner en toute sécurité en raison de la malaria. Chaque année je vois de jeunes personnes qui en reviennent avec des accès de fièvre paludéenne, contractée pendant un séjour même très court qui n'avait pas, d'ailleurs un but thérapeutique. La température moyenne est de 16 à 17° en octobre, 11 à 12° en novembre, 8°,6 en décembre, 7°,6 en janvier, 8°,2 en février, 10°,3 en mars.

Quant à l'humidité, elle varie entre 65 et 75° pendant ces mois-là et il pleut dix à douze jours par mois. Le vent du nord, fréquent en hiver, est sec et apporte le beau temps. Les vents du sud sont chauds et apportent l'humidité et parfois la pluie. Il y a en hiver un grand nombre de jours de soleil. En somme, le climat de Rome diffère de Pau en ceci, qu'il a plus de vent, et moins d'humidité, il est donc moins sédatif ou si on veut plus tonique. Les adolescents qui sont névropathes, neurasthéniques auxquels il faut une distraction salutaire, pourront séjourner momentanément à Rome du milieu d'octobre au mois d'avril.

Pise (Toscane) se rapproche davantage que Rome de Pau comme climat sédatif, il est même plus affaiblissant que celui de cette station. C'est une sorte de serre chaude avec une température moyenne en hiver de 8°,3, d'humidité relative représentée par 80° et un nombre de jours de pluie considérable : dix à douze par mois pendant la saison de novembre à mars.

SECTION II

STATIONS DE BAINS DE MER ET SANATORIA MARINS

CHAPITRE PREMIER

LA MÉDICATION MARINE

A ne considérer que la balnéation proprement dite, la médication marine pourrait rentrer dans la médication hydrominérale. L'eau de mer n'est-elle pas en effet, une eau minérale, une eau chlorurée sodique ressemblant, au degré près, aux eaux de Salies, Salins, Kreuznach, etc.?

A ne considérer que l'action de l'eau froide, on pourrait de même la faire rentrer dans la médication hydrothérapique.

Enfin, à ne considérer que l'air marin, qui est souvent le seul modificateur dont on recherche l'effet en conseillant la médication marine, les stations de bains de mer rentreraient dans les stations climatothérapiques.

FACTEURS DE LA MÉDICATION MARINE

C'est dire qu'il y a dans la médication marine trois facteurs distincts formant un tout indissoluble : *l'eau de mer*, *le bain froid*, *l'air marin*.

L'*atmosphère marine* a déjà une influence fortifiante, reconstituante, au double point de vue de l'hygiène et de la thérapeutique, devenant excitante et souvent insupportable pour certains enfants. Dans les cas où elle est bien tolérée elle a une influence salutaire pour activer les fonctions respiratoires, pour relever l'appétit, et stimuler la nutrition, aussi est-il de toute première importance que le petit sujet envoyé au bord de la mer, passe la plus grande partie de son temps en plein air sur la plage.

Le climat maritime, dont l'air des côtes a les mêmes qualités, ou à peu près, a comme caractère une forte pression barométrique, une température plus basse que dans les terres, un air plus agité, plus pur au point de vue des microorganismes, mais, à part plus d'humidité, et plus ou moins de sel, de brome, et d'iode, ayant la même composition que l'air de partout. Toutefois, il est plus vif, il enlève au corps beaucoup de chaleur, et, forçant ainsi la dépense organique, il active les fonctions de la nutrition. On comprend dès lors qu'il importe avant tout que l'économie puisse y résister.

En raison de sa plus grande densité, la pression atmosphérique atteignant son maximum au bord de la mer, l'air marin apporte au poumon plus d'oxygène.

On sait que déjà le froid accélère les fonctions de la nutrition.

La réfrigération qui résulte des grands et rapides mouvements de l'atmosphère sur les plages maritimes ne serait pas, d'après Bouchard, l'une des moins importantes parmi les conditions multiples qui font que l'air marin stimule les mutations nutritives.

En France, la *température côtière* diffère suivant qu'on la considère à l'une des trois divisions de nos côtes.

De Dunkerque à l'embouchure de la Loire, la température annuelle est de 10°,9 : celle de l'été de 17°,6, celle de l'hiver de 3°,95; les étés n'y sont pas trop chauds.

De la Loire à la frontière d'Espagne, la côte a une température moyenne plus douce 12°,7 : en été 20°,6, en hiver 5°. La division du sud, qui va de l'Italie à l'Espagne, offre une température moyenne de 14°,8 : celle de l'été est de 22°,6 et celle de l'hiver de 7°.5.

Eau de mer. — L'eau de la mer agit par les principes qu'elle contient, et c'est en somme une eau chlorurée sodique forte.

Sa composition varie, il est vrai, suivant une foule de conditions dont les deux plus importantes sont la distance des pôles ou de l'équateur et le voisinage des cours d'eau. Le chlorure de sodium entre pour les 3/4 dans son taux de minéralisation.

Voici les différences entre l'eau de l'Océan et celle de la Méditerranée :

Composition.	Océan Atlantique.	Mer Méditerranée.
Chlorure de sodium . . .	25,10	27,22
— de potassium. .	0,50	0,70
— de magnésium .	3,50	6,14
Sulfate de magnésie. . .	5,78	7,02
— de chaux.	0,13	0,15
Carbonate de magnésie. .	0,18	0,19
— de chaux . . .	0,02	0,01
— de potasse. . .	0,23	0,21
Iodures, bromures. . . .	traces.	traces.
Matière organique. . . .	traces.	traces.
Résidu fixe par litre. . .	35,44	41,64

Les mers rapprochées des pôles, ou les petites mers intérieures qui reçoivent de grands fleuves sont les moins minéralisées. Ainsi la *mer Noire* contient 18 grammes, la *Baltique* 5 à 18 grammes, la *mer Caspienne* 6 grammes seulement de sel par litre. Au contraire à mesure qu'on se rapproche de l'équateur la proportion de sel augmente et la *mer Rouge* contient 42 p. 1000 de principes fixes.

En outre l'eau de la mer contient une matière organique onctueuse au toucher, la *mucosine*, qui se putréfie aisément d'où l'impossibilité de transporter et de conserver l'eau de mer comme on conserve les eaux chlorurées sodiques.

La *densité* de l'eau de mer varie avec la concentration de l'eau augmentant du pôle à l'équateur. Elle est de :

1,025 dans la Manche;
1,028 dans l'Océan Atlantique;
1,032 dans la Méditerranée.

Plus la densité de l'eau est élevée, moins le corps se refroidit à son contact dans un bain court. De sorte qu'à égalité de température le corps se refroidit plus dans un bain de rivière que dans un bain de mer et que la réaction qui est surtout ce que l'on recherche est plus forte avec l'eau de mer.

La *température* de l'eau de la mer, pendant les trois mois d'été oscille :

Sur les côtes de la Manche entre. . . .	15° et 20°
Sur les côtes de l'Océan entre	18° et 25°
Sur les côtes de la Méditerranée entre. .	18° et 28°

Elle est partout inférieure, en été à celle de l'air ambiant, en hiver au contraire elle est supérieure, et au total la température annuelle moyenne est supérieure à celle de l'air. Cela tient à ce fait bien connu que plus un liquide est dense, plus il lui faut de calories pour l'élever de 0° à 10°, mais que aussi il conserve plus longtemps la chaleur acquise. Il en résulte que la température de la mer varie moins que celle de l'air.

Action physiologique du bain de mer. — Le bain de mer vient donc en aide à l'air marin, dit Bouchard, et son action est renforcée par l'action du chlorure de sodium, car Beneke, en 1864, a constaté que l'acide carbonique augmente pendant le bain dans les eaux salées de Nauheim. Ce qui démontrerait encore cette action oxydante active de la balnéation maritime, c'est qu'on a été obligé d'augmenter la quantité des aliments à l'hospice maritime de Margate, où l'on envoie les enfants scrofuleux des hôpitaux de Londres. Pris dans sa plus légitime acception, il est un bain froid qui agit comme tel, c'est-à-dire provoque à peu près les mêmes phénomènes que le bain froid de rivière.

Le bain pris à la mer directement, bain à la lame, est le plus usité, ce sont seulement les enfants faibles ou trop jeunes qui nécessitent le bain chaud dont il sera question plus loin.

Les effets éprouvés par les enfants qui prennent un bain de mer varient un peu suivant qu'ils sont forts ou faibles et suivant qu'ils sont accoutumés ou non aux pratiques de l'hydrothérapie froide. L'enfant fort et vigoureux qui est fait aux ablutions dont je suis grand partisan pour eux ne donnera pas lieu a la mise en scène du petit lymphatique frileux, véritable *fagot froid*, comme les appelait Mme de Sévigné. En vérité le garçon fort, robuste en puissance de santé ne nous demandera pas une prescription pour aller à la mer, ni n'aura besoin de nos conseils pour l'initier au bain à la lame, aussi bien est-ce plutôt pour les autres que j'écris. Si donc l'enfant gros et fort accoutumé au froid et ne craignant rien n'éprouve rien de remarquable en entrant dans l'eau où il se précipite et où il s'exerce à nager l'autre, l'enfant malade, qu'il soit anémique, débile, scrofuleux ou simplement lymphatique, éprouvera au plus haut degré ce saisissement, ce frisson de l'immersion bientôt suivi d'un frisson secondaire plus ou moins retardé suivant la durée de la réaction.

Le saisissement de l'immersion est caractérisé par une gêne de la respiration avec oppression épigastrique, constriction cérébrale, ralentissement de la circulation, engourdissement des forces, pâleur et chair de poule, c'est-à-dire tout ce qui indique un refoulement du sang vers l'intérieur. Après ce frissonnement ou ce frisson de l'immersion d'autant moins marqué que l'immersion a été plus franche, il se produit un retour plus ou moins rapide, suivant les sujets, à l'état normal, avec sensation de chaleur à la peau et de bien-être général : c'est la réaction qui, si elle ne se produit pas chez l'enfant, est alors remplacée par un second frisson accompagné d'oppression et de malaise plus grands que les premiers. Ces accidents, dus au froid de l'eau, qu'elle soit de l'eau de mer ou de rivière, sont toujours à surveiller chez l'enfant, surtout s'il est soumis pour la première fois aux bains de mer.

C'est le froid qui, par la soustraction brusque d'une certaine quantité de calorique, produit ces phénomènes de frisson, d'oppression, de constriction cérébrale, quelquefois de congestion sanguine à la face qui les fait rougir après que la pâleur de l'immersion est passée.

Mais la densité de l'eau de mer plus considérable que celle de l'eau douce, et le mouvement de la lame sont des correctifs du froid de l'eau qui font que, à température égale, le bain de mer sera mieux supporté que le bain de rivière. Il produit, en effet, sur l'organisme par le flux et le reflux de la lame une sorte de massage éminemment favorable, et qui est spécial au bain de mer. Ainsi que le dit fort bien Dutrouleau [1] le *mouvement* dont la mer est incessamment animée, à des degrés divers, est un de ses caractères les plus

[1] *Bains de mer*, in *Dict. des sciences médicales.*

essentiels; c'est en quelque sorte sa vie, comme la thermalité est la vie des eaux minérales. » Les causes du mouvement sont multiples et variées; ce sont les vents qui suivant leur force produisent la houle, la lame ou la vague; viennent ensuite les marées faisant varier périodiquement le niveau de la mer de plusieurs mètres dans la Manche, de quelques centimètres dans la Méditerranée. Il est nécessaire pour que le bain de mer donne tout ce qu'il peut donner que l'eau soit un peu agitée. Cette sorte de massage que le mouvement incessant des ondes produit sur l'enfant est nécessaire, il faut quand ils peuvent la supporter ne pas craindre de les exposer avec précaution à la vague.

Dans l'Océan, et surtout dans la Méditerranée, on ne doit pas s'attendre à voir se produire les effets que l'on observe dans la Manche, mais, au contraire la température de 5 ou 10° plus élevée fait du bain de mer un bain minéral tiède.

Le bain de mer donne un coup de fouet à tout l'organisme et produit au maximum les effets de l'immersion dans l'eau froide. C'est d'abord une contraction spasmodique des artérioles et des capillaires sanguins, d'où résulte une anémie et une pâleur de la peau allant jusqu'aux marbrures violacées qui accusent une gêne de la circulation périphérique. Il y a avec cela une constriction des tissus et un abaissement de la température périphérique, tandis que le sang est refoulé vers les organes profonds. A cette action constrictive succède, aussitôt que la réaction se produit, une action vaso-dilatatrice caractérisée par le retour du sang à la peau dans une sorte d'expansion qui la colore beaucoup plus qu'avant. Alors aussi se produit cette sensation de chaleur et de bien-être qui caractérisent la réaction.

La circulation capillaire languissante se réveille sous l'influence de l'action réflexe produite par le froid de l'eau. La circulation générale, d'abord excitée pendant l'immersion, se ralentit d'autant plus que l'eau est plus froide, et le nombre des battements du pouls diminue.

Quinquaud a montré que tous les bains froids possédaient la propriété d'augmenter considérablement l'absorption de l'oxygène et d'accélérer, à peu près dans les mêmes proportions, l'exhalation de l'acide carbonique. Les bains froids, d'après Robin, Kiréjeff, amènent une augmentation de l'urée, de l'acide urique et des chlorures. Ils augmentent donc les processus d'oxydations et les combustions interstitielles.

L'hématose devient plus complète, le bain froid augmente non seulement le nombre des globules rouges, mais encore leur couleur, leur valeur physiologique et leur hémoglobine. Les bains froids augmentent l'activité de réduction de l'oxyhémoglobine.

On comprend quelle influence salutaire les bains de mer auront sur les enfants auxquels ils conviennent, quand on voit combien ces trois facteurs, l'air marin, l'eau salée, le froid, se concertent dans une heureuse harmonie pour activer la nutrition et relever ainsi l'économie tout entière.

Mais le bain de mer s'accompagne d'une perte de calorique.

La balnéation marine froide, en admettant que l'eau de mer, à température égale, produise un refroidissement moindre que l'eau douce, ne saurait être indistinctement appliquée à tous les enfants de tout âge.

Tous les auteurs interdisent les bains de mer froids dans la première enfance. Après deux ou trois ans, le jeune enfant ne peut être baigné sans une certaine résistance de sa part. La vue de la mer et le froid de l'eau qui le saisit lui inspirent une terreur facilement compréhensible, tandis que plus tard, au contraire, il s'accoutume au froid et recherche le bain.

Mais la terreur que l'enfant manifeste pour le bain de mer et son peu de résistance au refroidissement qu'il y éprouve, forcent à y renoncer quelquefois, au moins momentanément, et à recourir aux bains chauds dont il sera question plus loin.

Douches générales et affusions. — Si les bains de mer ne sont pas suivis d'une réaction convenable chez des enfants qui pourtant sont atteints d'affections relevant du traitement marin, il faut essayer de la douche modérée, l'affusion d'eau de mer attiédie, et on arrive ainsi parfois à faire supporter le bain de mer. La douche peut aussi, de même que la piscine, rendre service quand l'inclémence de la température expose un enfant à interrompre son traitement. Il est connu que la douche d'eau de mer comme le bain de mer, à température égale à celle d'une douche d'eau douce, produit un saisissement et un mouvement de concentration du sang vers les viscères moins violent et une réaction plus prompte, comme aussi la rougeur de la peau est plus violente avec l'eau de mer. Enfin, la dépression étant moindre avec l'eau de mer, on peut donner des douches du double de durée qu'on ne les donnerait avec l'eau de source. Mais quand il n'y a pas de contre-indication, la meilleure douche, ainsi que le dit Dutrouleau, c'est celle que produit la lame.

Douches locales. — Elles conviennent parfaitement pour certaines tuberculoses locales, ganglionnaires bien limitées et accessibles. Il en est de même des applications de compresses d'eau de mer, des irrigations, lotions, etc. Ce sont des auxiliaires du bain de mer.

Cazin n'avait pas eu à se louer, chez les enfants, des douches filiformes sur les engorgements ganglionnaires. Il trouvait que ce traitement, d'ailleurs difficile à appliquer chez eux, est douloureux et détermine des poussées inflammatoires aiguës, et il avait fini par y renoncer.

Lotions. — Chez des enfants pusillanimes qui ne peuvent ou ne veulent pas supporter l'immersion, on tente avec utilité des lotions répétées sur la poitrine, le dos, les membres, etc., soit avec l'eau froide, soit avec l'eau dégourdie. C'est quelquefois un moyen d'arriver à faire accepter le bain.

Bains de piscine et de baignoire. — A certaines stations de bains de mer on a installé des piscines. Il en existe à Margate, et il y en avait une à Berck, qui ne fonctionne plus.

Enfin on a à peu près partout la possibilité d'administrer aux enfants les bains de baignoire.

Fomentations. — Dans certaines manifestations du lymphatisme ou de la scrofulo-tuberculose, on a recours à des applications de compresses d'eau de mer froide ou chaude. L'effet n'est pas douteux, et il suffit de voir les érythèmes que produisent sur la peau de certains enfants ces applications, pour comprendre qu'elles peuvent trouver leur emploi dans des cas déterminés.

Bains de mer chauds. — Quand les bains froids ne sont pas suivis d'une réaction favorable et que les douches ne sont pas supportées, on a la ressource des bains de mer chauds, qui trouvent leur véritable indication chez les sujets jeunes et débiles qu'on ne pourrait soumettre au bain direct de la mer. On les emploie du reste dans les mers du nord comme préparation aux bains à la lame chez les sujets pusillanimes ou délicats; à cet effet, on donne pendant quelques jours un bain progressivement plus froid.

Enfin ils ont leur raison d'être dans l'hiver ou dans les périodes de mauvais temps de la saison des bains de mer. A Berck, Cazin faisait donner le bain chaud à tous les enfants au-dessous de deux ans et à ceux dont le système nerveux lui paraissait très excitable, tout en regrettant de ne pouvoir envoyer ces enfants sur les bords de la Méditerranée, où leur séjour eût été plus indiqué que sur ceux de la Manche ou de la mer du Nord.

Tandis que le bain froid agit, comme nous l'avons vu, par le froid lui-même, par la densité de l'eau, par les sels, dans le bain chaud, ses principes minéralisateurs agissent d'une façon plus intense. L'effet stimulant et tonique n'est pas douteux.

L'eau de mer étant une eau chlorurée sodique, il n'y a aucune difficulté à l'administrer en bains chauds, assuré qu'on est de n'en point altérer les vertus par le chauffage artificiel. Le bain de mer chauffé de 35 à 33°, ou même de 25°, s'il s'agit d'initier l'enfant à l'eau froide, peut avoir la durée d'un bain de baignoire ordinaire de cinq à quinze minutes suivant l'âge de l'enfant.

Les bains de mer chauds, dit Oré, ont l'*action stimulante et énergique des bains de mer froids*, bien que leur mode d'action ne soit pas le même. Avec eux, il n'y a point de période de spasme ; la stimulation générale, la dilatation, l'expansion de la peau et des autres tissus se montrent sur-le-champ ; mais ils diffèrent de ceux-ci en ce que la stimulation se maintient consécutivement, au lieu d'être remplacée par de la faiblesse, ils doivent cet avantage aux sels qu'elles contiennent. On comprend d'après cela qu'ils peuvent remplacer jusqu'à un certain point les bains de mer froids chez les sujets qui, par leur âge, leur constitution, les circonstances spéciales dans lesquelles ils se trouvent, la nature de leur maladie, ne sauraient supporter ces derniers.

« Les bains de mer chauds, dit Buttura[1], rendent les mêmes services que Salins, que Kreuznach, que Nauheim, que les eaux chlorurées puissantes. »

« Les avantages des bains de mer chaud, dit d'autre part Van Merris[2], c'est qu'ils peuvent être administrés en toute saison. C'est ainsi qu'ils sont précieux pour les enfants irritables et nerveux qu'on essaie d'habituer peu à peu aux bains froids ; mais ceux que leur

[1] Buttura. *L'hiver à Cannes et au Cannet*.

[2] Van Merris. *La scrofule et les bains de mer*.

âge, leur maladie, leur faiblesse originelle empêchent de recourir à cette médication peuvent sans inconvénient recourir au bain de baignoire. »

Quelques médecins disent que des bains pris à des températures élevées affaiblissent les enfants, les amollissent au physique comme au moral, les rendent susceptibles au froid, et ne font que les exposer aux angines et aux bronchites contre lesquelles on a la prétention de les *administrer*. L'expérience est en contradiction avec ces préjugés. Elle a montré que les bains chauds, loin d'amollir et d'affaiblir les enfants leur communiquent une énergie plus grande. Ces enfants, en effet, qui tous les ans payaient régulièrement leur tribut à toutes les indispositions causées par le froid restaient indemnes, pendant toute la saison rigoureuse, dès qu'ils avaient suivi un traitement par les bains de mer chauds; et ceux qui n'avaient pu, durant la bonne saison, participer aux bains de mer pris sur la plage, avaient acquis, par les bains chauds, assez de force et de résistance vitale pour pouvoir, l'année suivante, faire une saison complète et sans accidents. »

Bains de sable. — On creuse un trou dans le sable que la mer a visité et qui est chaud; au besoin on le laisse s'échauffer un moment puis on y place le sujet tout nu et on le recouvre de quelques travers de doigt de sable chaud. Une ombrelle ou une tente abrite la tête, tandis que le corps subit l'action du soleil à travers le sable pendant quelques minutes. Durant cette séance, la figure s'anime, le pouls s'élève et le corps entre en sueur. C'est un excellent remède dans le rhumatisme chronique atonique, les engorgements articulaires localisés et alors c'est seulement le membre ou l'articulation malades qui sont enfouis dans le sable.

Ce procédé est médiocrement estimé par Cazin, qui pourtant a été appelé à l'employer.

Bains de vase. — Ce procédé, qui consiste à frotter le corps des enfants avec de la boue ou de la vase marine, est employé en Scandinavie.

Bains de bâches. — Le Dr Houzel a le premier signalé une sorte de balnéation qui lui paraît tenir le milieu entre le bain froid d'une part et le bain chaud d'autre part.

« De loin en loin, surtout après la limite où s'arrête le reflux, dit cet auteur, la plage présente des creux parallèles au rivage dont la profondeur atteint depuis 2 jusqu'à 20 et 30 centimètres et plus. Ces endroits, dont la longueur est variable, forment des espèces de petits lacs que dans le pays on nomme bâches et où la mer laisse toujours un peu d'eau.

« Entre chaque marée, ces bâches restent à découvert quatre ou cinq heures, et l'eau y étant peu profonde s'échauffe rapidement aux rayons du soleil et peut atteindre facilement une température de 25 à 27°. On en profite pour y mener jouer les enfants, qui tantôt s'amusent à barboter au bord, tantôt se mettent dans l'eau jusqu'à la ceinture et s'y livrent aux plaisirs de la pêche. Le profit qu'on retire de cette pratique est très grand. Les enfants nouvellement arrivés et qu'on ne laisse pas aller au bain, ceux qui sont trop jeunes ou trop délicats pour supporter la mer, jouent dans ces bâches sans inconvénient, s'acclimatent très vite et ne tardent pas à avoir leur constitution heureusement modifiée sous l'influence de cette sorte de bain et de l'air marin. Ceux qui vont au bain complet n'en retirent pas un moindre avantage. Cette eau presque tiède agit sur eux en vertu de ses principes salins. N'y plongeant que les jambes, ils peuvent y rester très longtemps, courir sur le sable pour y rester encore sans craindre de se refroidir; la vitalité de leur peau se modifie et devient plus active, leurs chairs se raffermissent, etc. »

Usages internes de l'eau de mer. — A haute dose, l'eau de mer agit à l'intérieur comme une eau purgative, à faible dose, elle agit comme les eaux chlorurées, comme les chlorures, pour favoriser l'action acide du suc gastrique, augmenter l'appétit et solliciter les fonctions digestives, l'élimination de l'urée, exciter puissamment la nutrition. Elle est administrée aux lymphatiques mous à circulation languissante, qui ont de la tendance à l'obésité; dans la tuberculose des ganglions mésentériques, dans les cas d'adénopathies internes ou externes, etc.

Les enfants ne l'aiment guère, mais la prennent à Berck et dans les sanatoria où on juge opportun de la leur donner. C'est généralement à doses fractionnées, le matin, à midi et le soir qu'on l'administre.

Le Dr Pasquier, de Fécamp, a imaginé de rendre l'eau de mer plus agréable et d'assurer sa conservation en y ajoutant de l'acide carbonique, imitant ainsi les eaux chlorurées gazeuses de Salins-Moutiers; mais quelque ingénieuse que fût l'idée, elle n'a pas fait son chemin.

Les partisans à outrance de l'eau de mer l'ont mise

a toute sauce, c'est le cas de le dire. C'est ainsi qu'on l'a employée aux usages domestiques, à faire du pain et à cuire les légumes, mais surtout les produits de la mer : poissons, crustacés. Ce serait, paraît-il, d'après les pêcheurs eux-mêmes, un procédé qu'ils emploient couramment pour relever la finesse de goût du poisson.

Précautions que comportent les bains de mer chez les enfants. — Mais le bain de mer n'est pas exempt d'inconvénient et même de danger s'il n'est pas convenablement dirigé, et J. Simon rappelle l'histoire d'un père de famille qui, prolongeant outre mesure la durée du bain de sa fille, fut la cause involontaire de l'état d'épuisement dans lequel elle tomba. Se fondant sur les bienfaits des bains de mer, il pensait sans doute qu'en en prolongeant la durée il en retirerait un plus grand bénéfice. C'est une erreur assez commune que nous devons redresser. Si, en effet, après le bain la réaction n'est pas franche, si elle manque, il se produit un frisson secondaire, un abattement dépendant de la diminution du calorique et de la persistance des congestions internes vers les centres nerveux et les organes importants de l'économie.

Saison des bains de mer. — C'est pour cela qu'il conseille de ne pas envoyer les petits malades vers les plages du Nord avant le 10 juillet et de ne pas les y laisser après les 15 ou 20 septembre. Mais il y a des variations annuelles qui font que la saison des bains de mer est avancée ou prolongée suivant que l'été est plus précoce ou l'automne plus doux. Si le printemps a été doux, la mer est déjà bonne en juin, et si l'été est pluvieux, la mer est froide à la fin de septembre. Si dans le nord nous recherchons le milieu de l'été, dans le midi on redoutera, au contraire, cette époque de la saison et, en revanche, on pourra, dès la fin mai, et jusqu'à la fin octobre, baigner des enfants que dans certaines localités l'on baigne même pendant tout l'hiver.

Durée du traitement marin. — Pour les enfants la saison ne peut pas, si on veut qu'elle soit véritablement efficace, se limiter au chiffre traditionnel de vingt et un jours comme on le fait encore pour beaucoup de stations thermales. Il faut tâcher, au contraire, de prolonger sinon les bains, du moins le séjour suivant les besoins de l'enfant.

Il est probable que les mécomptes qu'on a eus dans bien des cas où la thalassothérapie était pourtant indiquée, tiennent à ce que le séjour a été trop court, la balnéation trop précipitée. On voit en effet des enfants conduits à la mer pour quelques semaines, on voit des sanatoria où ils restent quelques jours seulement. Mais les enfants n'ont pas le temps de s'imprégner de l'atmosphère marine ni de profiter des bains ! Il faut surtout dans les cas de lymphatisme et à plus forte raison chez les enfants atteints de scrofulo-tuberculose profonde avec des lésions osseuses ou articulaires des mois de séjour, et souvent un an et un an et demi. La moyenne de séjour a été à Berck, dans 4,692 cas de manifestations scrofulo-tuberculeuses traitées par Cazin, pour les sujets atteints de manifestations multiples, de cinq cent soixante-deux jours, et pour ceux qui étaient affectés de dermatose ressortissant du traitement marin, de deux cent soixante-neuf jours. Pour les coxalgies, la durée moyenne a été de quatre cent vingt-six jours. Les établissements à séjours limités et généralement trop courts n'ont pas la proportion de guérisons obtenues à Berck. Voici d'ailleurs les résultats statistiques obtenus par Cazin :

Dans les sanatoria à séjour illimité.	70 p. 100	de guérisons.
Dans les sanatoria à séjour de trois mois pouvant être prolongés. . .	42,5	—
Dans les hôpitaux à séjour de un mois à six semaines	26,8	—

C'est, dit-il, ce que l'on appelle l'éloquence des chiffres. Quant à moi je répéterai ce que j'ai dit souvent aux familles : « A une maladie chronique, il faut opposer un traitement chronique. »

Le Dr Perrochaud, le premier médecin de Berck, croyait que les pauvres guérissaient mieux que les riches. C'est que les résultats qu'il obtenait à Berck portaient soit sur des enfants qui passaient de chez eux où ils étaient mal soignés, mal nourris, soit de l'hôpital, où ils vivaient dans un milieu encombré, à la vie, au grand air dans des conditions excellentes à tous points de vue. En outre, l'enfant de riche ne fait qu'une apparition au bord de la mer, où on n'a pas de maison de santé installée pour le recevoir toute l'année, et où il ne fait que se retremper, se refaire un peu jusqu'à une prochaine saison.

Vêtements. — Il faut toujours recommander aux mères de famille qui partent par le temps même le plus doux de se munir pour leurs enfants de vêtements de laine dont ils feront usage, comme les marins, pendant les matinées et les soirées trop humides et trop froides.

Acclimatement. — Il n'est pas bon de commencer le traitement balnéaire dès l'arrivée. Il faut, au contraire, laisser l'enfant s'acclimater pendant quelques jours.

Ce n'est pas d'ailleurs du temps perdu, et ces premiers deux ou trois jours l'accoutument à un air nouveau pour lui. S'il n'éprouve pas d'excitation, d'insomnie, de malaises, s'il se fait au climat marin, on profite d'un jour et d'une heure propices pour lui donner son premier bain avec toutes les précautions désirables, afin qu'il n'en soit pas mal impressionné pour les bains suivants. Ce bain court, une simple immersion, sera renouvelé le lendemain ou après un jour d'intervalle si on a lieu de craindre qu'il ne soit pas bien supporté. Si tout va bien, on pourra donner un bain quotidien de une minute en augmentant la durée jusqu'à cinq minutes au plus dans les stations du nord.

Si, au contraire, l'enfant le supporte mal, s'il perd le sommeil, s'agite, on suspendra momentanément le traitement pour faire plus tard une nouvelle tentative, en commençant cette fois par des bains de mer tièdes ou des douches.

Heures des bains. — Il ne faudra pas laisser les enfants se baigner à une heure quelconque. Dans le nord ce sera entre 10 heures du matin et 5 heures du soir. Il faut naturellement tenir compte de l'heure de la marée et conduire l'enfant au bain quand la mer est haute. L'eau est alors plus chaude, surtout si elle arrive sur une plage de sable chauffée par le soleil, qu'à marée basse où elle est sur un fond qui ne sent jamais le soleil, et on a le bénéfice de la lame qui vient pour ainsi dire s'offrir au baigneur au lieu qu'il ait à aller au loin la chercher. C'est au milieu du jour que l'eau et l'air tout à la fois seront plus chauds. Si on doit donner deux bains par jour, le premier sera donné de 9 heures à midi ; l'autre de 4 à 5 heures du soir. Il importe que l'enfant soit baigné assez loin de ses repas : il serait mauvais, dangereux, de soumettre un enfant, souvent mal disposé à cet exercice, dont il ne comprend pas l'utilité, au froid de l'eau, à l'action terrifiante pour lui de la vague, trop près du premier ou du second déjeuner et toutefois il ne faut pas le baigner à jeun de grand matin, il doit avoir quelque chose de chaud à prendre et le soleil pour s'habiller après le bain si possible. Il faut donc attendre une heure après le léger repas du matin, trois heures après celui de midi, et préparer l'enfant à résister au saisissement de l'eau froide par un exercice qui l'échauffe sans le faire transpirer. Une fois prêt à entrer dans l'eau, il faut que cette entrée soit brusque et les baigneurs, auxquels on confie un enfant, savent le déposer horizontalement, entre deux eaux de manière à l'immerger complètement d'emblée. Si on laissait un enfant entrer dans l'eau timidement et se mouiller progressivement de la tête aux pieds, on l'exposerait à manquer le bénéfice de la réaction qui est ce que l'on recherche le plus. Quand il a sous les pieds du sable fin et qu'il ne court aucun danger, l'enfant se trouve bien de courir dans la mer jusqu'à ce que ayant de l'eau à la hauteur du genou il se plonge lui-même dans l'eau et y recevra deux ou trois lames, reprenant entre deux sa respiration. Il ne restera pas immobile ni ne quittera l'eau pour y rentrer.

Durée du bain. — Pour la première séance, le bain se réduira à cette immersion rapide. L'enfant n'aura eu pour ainsi dire qu'une douche ; il sera séché, frictionné, chaudement vêtu et poussé à jouer ou à courir. Les jours suivants, l'immersion sera un peu plus prolongée, si on trouve que l'enfant a bien fait la réaction et s'il accepte volontiers le bain de mer, car il ne faut pas oublier qu'il importe de l'apprivoiser au traitement où, surtout s'il est déjà grand, il trouve un stimulant dans la vue de ses petits camarades moins pusillanimes ou plus entraînés. Si dans les climats doux, le bain de mer peut se prolonger un certain temps ; il n'en saurait être de même sur nos plages du nord, où en aucun cas il ne faut laisser se produire un second frisson, ce qui limitera à quelques minutes, deux à cinq, les premiers bains. Les bains les plus courts, dit Durand-Fardel, sont les plus efficaces, et ce que l'on recherche le plus, c'est la réaction. « Three deeps and out », trois plongeons et... dehors, disent les médecins anglais.

D'une façon générale on peut dire, pour fixer les idées, que dans la seconde enfance jusqu'à dix ou douze ans la durée du bain ne devra pas être, sur les plages du nord, de plus de cinq à dix minutes ou un quart d'heure sans jamais dépasser vingt minutes.

Dans le bain, même court, il importe que l'enfant ne soit jamais immobile, et celui qui est grand, qui sait nager ou qui veut l'apprendre, aura un stimulant naturel de son activité remplacé, chez les autres, par l'action de la vague à laquelle on les exposera.

Après le bain l'enfant doit être essuyé et habillé rapidement, puis poussé à jouer ou à courir.

Petits incidents qui se produisent aux bains de mer. — Il est bon de dire ici que, assez souvent, les enfants sous l'influence du traitement marin éprouvent, surtout les sujets nerveux, excitables, faibles, une sorte de *fièvre marine* qui a une certaine analogie avec la fièvre thermale observée aussi chez les enfants qui sont envoyés à une station d'eaux minérales. Ce mouvement de fièvre, dit le Dr Monteuuis qui exerce à Dunkerque et connaît bien l'effet des bains de mer chez les enfants, « est nécessaire aux tempéraments maladifs pour imprimer à l'organisme des modifications profondes », et il estime avec raison que les natures molles et profondément lymphatiques y gagneront, tandis que ce ne serait pas le même cas pour les enfants nerveux ou simplement délicats qui viennent refaire leur santé, et mieux vaut pour eux l'éviter. On l'évite en prenant la méthode d'acclimatement qui consiste d'abord à s'installer, puis à se promener sur la plage pendant quelques heures les deux ou trois premiers jours et à ne commencer les bains que lorsque ayant tâté de l'atmosphère marine l'enfant n'y a perdu ni son appétit, ni son entrain, ni son sommeil.

Il est des enfants qui, après le bain de mer accusent de la douleur de tête. Cet accident s'observe surtout quand le bain a été trop prolongé.

C'est dans ces conditions aussi que souvent on observe la réaction imparfaite, un frisson *secondaire* et alors aussi quelquefois de la défaillance. Il suffit d'actives frictions en général pour ramener la chaleur à la peau et forcer la réaction à s'effectuer.

L'*urticaire* n'est pas rare, et cesse après un ou deux jours d'abstention du bain.

Indications et contre-indications. — Il est d'abord bien établi que les bains de mer, en dehors des enfants auxquels ils ne sont point prescrits, mais qui les prennent par plaisir, ne sont que pour les maladies constitutionnelles chroniques et non pour des affections aiguës. C'est une médication générale et complexe, nous l'avons vu, que la médication marine, ce n'est donc pas trop de s'assurer qu'on ne fait pas fausse route en conduisant à une station de bains de mer un enfant qui a peut-être besoin d'être dirigé ailleurs.

D'une manière générale nous invoquons l'action stimulante et tonique des bains de mer dans le lymphatisme et la scrofule ainsi que dans la plupart des cas d'anémie, de faiblesse surtout chez des sujets qui ont ce tempérament; dans les tuberculoses locales qui étaient jusqu'à il y a très peu de temps considérées comme appartenant à la scrofule mais que la découverte du bacille qui est constant dans les lésions a fait classer à part désormais dans le chapitre des tuberculoses chirurgicales : les adénopathies, les abcès froids, les périostites, les ostéites, les ostéoarthrites, les arthrites fongueuses, la coxo-tuberculose entre autres, le mal de Pott, avec des précautions convenables, etc.

Parmi les *contre-indications* au bain de mer chez les jeunes enfants, celle qui prime toutes les autres, c'est le jeune âge. Quelque besoin qu'un enfant paraisse avoir des bains de mer, il ne faut pas l'y soumettre au-dessous de deux ans. M. Jules Simon ne leur permet que les bains d'eau de mer attiédie, avec le bénéfice de l'atmosphère maritime qui est déjà beaucoup. Quant au séjour c'est une autre affaire, il ne sera jamais trop tôt de le conseiller à ceux qui en ont besoin.

« N'envoyez pas, dit le Dr J. Simon, au bord de la mer les sujets *irritables*, les enfants chez lesquels vous observez cet état que je désigne sous le nom d'*irritation cérébrale* issus de parents hystériques ou épileptiques; le séjour même des plages est mauvais pour ces jeunes névropathes, car en dehors des bains, ils y respirent un air excitant; je demeure convaincu que certaines congestions cérébrales n'ont pas d'autre point de départ; enfin, j'ai vu des enfants prédisposés être frappés de méningite ou d'accidents ataxiques qui n'avaient pas d'autre origine. La *chorée* non plus ne se trouve pas bien du voisinage de la mer; néanmoins je fais exception pour les cas où la période d'excitation est passée, lorsque, après trois mois, il ne reste plus qu'un peu d'affaiblissement; on peut alors tenter ce traitement, à la condition formelle qu'il ne s'agisse pas d'un de ces sujets irritables dont nous parlions plus haut.

N'autorisez jamais les *hystériques* à faire même un simple séjour au bord de la mer. De nombreuses observations personnelles m'ont démontré quels résultats fâcheux pouvaient suivre une semblable pratique. Je vous fais la même remarque pour l'*épilepsie*.

Vous serez surpris pourtant par quelques exceptions et vous verrez des cas de *céphalée nerveuse* entée sur l'anémie s'améliorer sensiblement par l'usage bien dirigé de l'hydrothérapie maritime. Il faut aussi connaître la contre-indication du *rhumatisme*. Le rhumatisme supporte mal le voisinage de la mer, et un seul bain peut réveiller les accidents; le rhumatisme est, pour moi, un motif absolu d'interdiction aux bains de mer, aussi bien dans sa forme chronique que dans sa forme subaiguë. M. J. Simon ne veut pas non plus du bord de la mer pour les *cardiaques*. Les affections organiques du cœur, dit-il, qui ont, comme on sait, si peu de retentissement sur la circulation générale chez les enfants, deviennent, au bord de la mer, le point de départ de stase sanguine sur le poumon, le foie, les reins et les extrémités.

L'atmosphère marine, en effet, et à plus forte raison les bains de mer, provoquent une excitation excessive de l'organe et l'obstacle qui siège à l'orifice prend d'autant plus d'importance, le cœur se fatigue et ses battements sont frappés d'irrégularité.

Les jeunes sujets atteints d'*affections organiques des reins*, de *dégénérescences amyloïdes* n'iront pas non plus aux bains de mer, ni ceux qui sont frappés d'atrophie cérébrale ou d'arrêts de développement.

Les *dermatoses*, surtout les formes démangeantes, n'ont rien à gagner non plus à la mer, pas plus que les affections inflammatoires soit aiguës, soit chroniques des paupières, de la muqueuse, du conduit auditif, tandis que nous y envoyons tous les ans, et avec succès, les sujets atteints de lésions tuberculeuses osseuses du rocher et de l'apophyse mastoïde.

La *tuberculose* pulmonaire est autant une contre-indication aux bains de mer que les tuberculoses locales sont une indication et que l'atmosphère marine elle-même est conseillée dans la tuberculose au début. La syphilis n'a rien à gagner à la mer.

La bronchite *chronique*, excepté celle qui vient chez les scrofuleux, l'*asthme*, l'*emphysème pulmonaire*, n'ont rien à faire non plus aux bains de mer.

Enfin, les jeunes filles souffrant de dysménorrhée, de douleurs ovariennes ne doivent pas être envoyées aux bains de mer qui provoqueraient chez elles des poussées congestives et des douleurs nouvelles.

Mais à quel moment faut-il adresser à la mer les enfants? Faut-il suivre les anciens errements et attendre que les lésions soient très avancées ou au contraire vaut-il mieux prendre les devants, prévenir les manifestations qui doivent arriver fatalement à leur heure si on ne fait rien pour les empêcher? C'est cette dernière opinion qui tend à prévaloir.

« Jusqu'ici, dit M. Ch. Leroux[1], nous avons surtout traité les manifestations graves de la scrofulo-tuberculose et du rachitisme; c'est l'inverse qu'il faudrait faire, tout en réservant un certain nombre de lits pour ces malheureux enfants profondément épuisés par la maladie. Mieux vaudrait prévenir les manifestations de la scrofulo-tuberculose que les soigner, alors qu'elles ne peuvent que difficilement guérir. On pourrait alors, en un temps beaucoup moins long, obtenir des guérisons efficaces, et rendre robustes et vigoureuses plusieurs générations. C'est toute cette pléiade d'enfants anémiques lymphatiques, scrofuleux bénins, rachitiques légers,

[1] Ch. Leroux. *L'assistance maritime des enfants et les hôpitaux marins*, p. 26.

qui tous peuvent radicalement guérir qu'il faut soustraire aux infirmités et à la tuberculose de l'avenir. »

Avec le secrétaire de l'œuvre nationale des hôpitaux marins, je pense qu'il faut continuer à envoyer au bord de la mer les enfants atteints des manifestations graves de la scrofulo-tuberculose. Dans les cas où il y aura des accidents inflammatoires aigus on attendra qu'ils soient passés. Si ces accidents se prolongent, s'il se produit des complications graves : paralysies dans le mal de Pott, albuminurie, tuberculose pulmoraire, etc., ce seront bien entendu des contre-indications.

Il suffit de voir les statistiques de Berck avec ses chiffres d'une précision irréfutable pour conclure que si un an et demi de séjour ou plus est nécessaire pour guérir une coxo-tuberculose ou un mal de Pott, toutefois le succès qu'on obtient vaut la peine qu'on prend pour l'atteindre.

Ainsi avant tout est indiqué le traitement marin pour les candidats à la tuberculose, qu'ils soient lymphatiques, scrofuleux, anémiques, rachitiques au début, et pour ceux qui présentent des accidents de tuberculose chirurgicale.

Les enfants lymphatiques atteints de manifestations légères du côté des yeux, des oreilles, du naso-pharynx (blépharites, conjonctivites chroniques, otorrhée, hypertrophie des amygdales, tumeurs adénoïdes), ainsi que ceux qui ont des dermatoses chroniques non démangeantes, bénéficieront également du traitement marin à la condition de ne point être sujets à des poussées aiguës.

D'autre part les dermatoses démangeantes, l'eczéma

aigu suintant, l'impétigo à l'état aigu, les affections oculaires graves, les otites aiguës douloureuses sont autant de conditions contre-indiquant la mer.

La tuberculose chronique généralisée à forme apyrétique des jeunes enfants comporte le séjour des stations maritimes, dès que possible. Enfin pour la bronchite chronique quand elle atteint des sujets scrofuleux, elle peut bénéficier du traitement marin. Les asthmatiques et les emphysémateux n'ont rien à gagner aux bains de mer.

Après le lymphatisme, la scrofulo-tuberculose, le rachitisme, les enfants qui bénéficieront le plus de la thalassothérapie seront les anémiques, ceux qui souffrent d'affections gastro-intestinales chroniques, de dyspepsie atonique, de paralysie infantile (au moment opportun), de paralysies consécutives aux maladies infectieuses, etc.

Choix d'une station. — Les caractères différentiels des diverses régions maritimes et des diverses stations indiquent suffisamment qu'il y a lieu de choisir entre elles, suivant les cas. Le problème qui se pose est celui-ci : étant donné un enfant dont l'état de santé réclame les bains de mer, à quelle station va-t-on l'envoyer, quand on a le choix?

Je dis *quand on a le choix*, car nos petits hospitalisés de Paris n'ont qu'une seule station sur la zone maritime nord, à Berck, mais ils s'en accommodent fort bien, à la condition, ainsi que le dit Rochard, que leur poitrine soit solide.

Il faut tenir compte de la situation géographique, de laquelle dépendent les conditions climatiques. Jetez les yeux sur une carte, vous verrez que la première division côtière de la France, qui s'étend de Dunkerque à l'embouchure de la Loire, est irrégulièrement découpée, offrant des plages plus abritées les unes que les autres. Son exposition générale au nord-ouest, avec une température moyenne de 17°,6, pendant la saison des bains de mer, ses vents dominants venant du large et non du continent en font un climat vif, tonique, franchement marin.

C'est là la région que l'on préférera pour un sujet lymphatique, mou, inerte qui a besoin d'un coup de fouet et qui est en état de le supporter.

On choisira une des stations situées entre Dunkerque et Dinard. Mais tandis que les stations qui sont situées sur la partie de la côte qui limite le département de la Seine-Inférieure n'ont que du galet, on trouve du sable depuis Dunkerque jusqu'à l'embouchure de la Somme. On choisira donc pour des enfants parmi les suivantes : Dunkerque, Gravelines, Calais, Boulogne, Wimille, Vimereux, Berck, Ambleteuse. On laissera Saint-Valery, le Tréport, Dieppe, Fécamp, Etretat, à cause de leur plage de galets, aux sujets qui iront à la mer pour le bain, plutôt que pour le séjour des plages.

S'agit-il d'un enfant nerveux, toujours prêt à s'agiter ou trop peu résistant pour le soumettre à cet effet excitant des stations précédentes, on l'enverra plus loin, vers les plages moins excitantes de la Normandie ou de la Bretagne, au-dessous de l'embouchure de la Seine. On pourra ainsi conseiller celles de ces plages qui sont sablonneuses : Cabourg, Villers, Lion, Langrune, Luc, etc., seront préférées à Trouville, Deauville, etc., qui, sont des plages mixtes, sables et galets, et qui sont des endroits mondains, moins favorables aux enfants.

Les stations que l'on trouve sur la côte de Normandie et de Bretagne sont déjà moins excitantes et pourront être choisies pour des enfants un peu nerveux.

De la Loire à la frontière d'Espagne, la côte a une direction rectiligne, elle est exposée à l'ouest, le vent dominant est le même, le sud-ouest, venant du large, passant sur le Gulf-Stream, ce qui le rend plus humide et plus chaud. La température moyenne est, en été, de 20°,6. On n'aura plus cet air vif, excitant de la première zone. C'est là qu'on enverra les enfants pour lesquels on craint justement cette influence excitante qui est si utile pour d'autres et pour lesquels on veut le bénéfice d'une saison plus longue. Toutes les plages de cette zone sont sablonneuses, on n'a que l'embarras du choix parmi celles que j'ai nommées.

Enfin, la troisième division de nos côtes, qui va de l'ouest à l'est, des frontières d'Espagne à l'Italie, est plate à l'ouest où les fleuves y forment des étangs considérables, tandis qu'à l'est elle offre des découpures considérables. La température y est en été de 22°,6, mais le mistral est un inconvénient non seulement par les brusques changements de température qu'il y produit, mais surtout parce que, venant du continent, il repousse la brise marine.

Choix d'une plage. — Conditions générales que doit remplir une plage pour qu'elle convienne aux enfants. — Une plage véritablement *médicale* conviendra pour des enfants si, en dehors des conditions climatiques, elle est constituée par du sable, sans accidents de terrains, étendue en tous sens et en pente douce vers la mer, autant que possible dans une localité saine et ensoleillée, offrant toutefois des abris contre la chaleur et contre le vent.

Sans repousser, de parti pris, une station mondaine en vogue, je préfère, toutes choses égales d'ailleurs, une station moins à la mode où les enfants seront plus à leur aise et jouiront d'une plus grande liberté pour vivre au dehors, sur la plage : c'est là ce que j'appelle une plage *médicale*, par opposition à une plage mondaine.

Pour les enfants, comme van Merris, Cazin, je repousse systématiquement les plages de galets qui rendent la marche ou même la station debout difficiles.

Je n'aime pas mieux les plages mixtes où le sable se mêle aux galets et je ne conseille que les plages sablonneuses.

Les plages à galets ou les plages mixtes, en effet, rendent la marche et même la simple station debout difficiles, souvent il s'ensuit des chutes, ce qui, hors de l'eau, a déjà des inconvénients pour des enfants porteurs d'affections osseuses ou articulaires, pour les rachitiques, ceux qui sont atteints du mal de Pott, etc., et dans la mer ces chutes peuvent exposer à se noyer des enfants pour lesquels on se relâche d'une étroite surveillance.

Le séjour sur ces plages n'a aucun intérêt pour l'enfant qui n'y trouve aucun attrait au jeu ou à la promenade. Dès lors, l'enfant perd le bénéfice sinon du bain, du moins de son séjour au bord de la mer, dans l'atmosphère marine, qui est pour lui la partie la plus utile du traitement.

Sur ces plages, dit le Dr Aubert (de Lyon), en parlant des plages de sable, la mer monte plus lentement et l'eau est plus chaude, l'appui plus doux, donc sécurité et agrément du bain. Encore est-ce là le moindre avantage. Un enfant se baigne quelques minutes, mais il jouera des heures entières, et pour le jeu la plage de sable est incomparable. La marée est indispensable pour la constitution d'une vraie et bonne plage de sable; sans doute, au bord de la Méditerranée, il ne manque pas de stations où l'on peut se baigner sur un sable doux et uni, s'étendant fort loin en pente douce; mais, sortez de l'eau et à part une zone étroite que vous disputez à la vague, vous trouverez immédiatement un sable sec. Or, le sable sec diffère autant du sable mouillé que l'eau à l'état liquide de la glace. Le premier est mouvant, la marche y est pénible, le pied y enfonce, le vent le soulève en poussière; le second est compact, doux et ferme à la fois, et fournit au pied un appui stable.

Sur la Manche et sur l'Océan, là où il y a de bonnes plages de sable, la mer, en se retirant, laisse un vaste espace moelleux et uni, légèrement ondulé, et qui, entre deux marées, n'a pas le temps de sécher.

Quel bonheur plus vif pour les enfants que de gâcher la terre et l'eau, de faire des pâtés, des creux, des montagnes! Le sable humide se prête admirablement à toutes ces combinaisons... Aussi quels travaux formidables s'exécutent à la marée basse; des légions d'enfants, souvent pieds-nus, creusent des tranchées, élèvent des remparts, entassent des montagnes, se posent fièrement sur les édifices fragiles que la vague montante va niveler et détruire[1].

Il est impossible de mieux exprimer les avantages que présentent les plages sablonneuses sur les plages de galets, quant à ce qui est au moins de la cure marine chez les enfants.

Je désire aussi une localité saine, c'est-à-dire où à côté de l'air pur du large on n'aura pas des miasmes comme c'est souvent le cas pour certaines stations qui sont placées à l'embouchure des fleuves ou des rivières.

C'est pour prolonger le séjour au bord immédiat de la mer, dans une zone ne dépassant pas 500 mètres (puisque passé cette distance, l'air marin a perdu sa puissance) que je veux une plage étendue permettant de longues promenades, l'organisation de jeux en commun où l'attrait dissipe la monotonie.

Si une telle plage offre une pente douce vers la mer, sans rochers, ni bancs, les enfants ne courront aucun danger et le traitement sera singulièrement simplifié.

C'est pour cela aussi que je repousse le voisinage des ports, à cause des émanations de toutes sortes qui s'y produisent, de la population plus dense, des inconvénients de la ville enfin que l'on retrouve ainsi au bord de la mer.

Je veux une plage ensoleillée et non couverte de brouillard, offrant une exposition convenable au vent, mais aussi des abris appropriés, des arbres, de la verdure dans son voisinage, etc.

[1] *Lyon médical*, t. XXVI, p. 200.

Ces desiderata ne sont pas irréalisables, et, au risque d'envoyer l'enfant un peu plus loin, je tâcherai qu'il ne manque pas sa saison, parce que les conditions favorables à sa cure n'auront pas été prévues dans ma prescription de telle ou telle station.

CHAPITRE II

PRINCIPALES STATIONS DE BAINS DE MER

Nous avons dans notre pays des plages sans rivales où suivant la division côtière, on trouve des bains à lame forte, faible ou nulle, une température fraîche, tiède ou chaude, un air vif, excitant, ou simplement tonique et même sédatif. Nous avons même sur le littoral méditerranéen des stations où les enfants peuvent, à la condition de choisir le jour et le moment propices, être baignés en hiver.

Je sais bien que Ostende et Blankenbergue sont des bains de mer à la mode; j'ai des clients qui vont à Margate, j'en connais qui conduisent leurs enfants à Savone..... ce qui n'empêche que nous ayons, je le répète, sur nos côtes les plages les plus convenables pour tous les besoins des enfants.

Côte septentrionale.

Dunkerque. — La plage de *Malo-les-Bains* à Dunkerque est une des plus belles de la région du nord de la France. Faite de sable comme celles de Belgique et comme celles de Boulogne et de Berck, elle convient parfaitement aux enfants lymphatiques, mous, qui ont besoin d'une stimulation énergique.

Gravelines (Pas-de-Calais), possède une plage : *Petit-Fort-Philippe*, qui est tout à fait tranquille, parfaitement convenable pour des enfants.

Calais est aussi une plage de sable et entre cette station et Boulogne, on trouve *Wissant*, *Audreselles*, *Ambleteuse*, *Wimille-Wimereux*, qui sont peu connues, peu fréquentées, mais tout à fait appropriées aux besoins d'enfants que l'on veut faire vivre au dehors en liberté sans être astreint à observer l'étiquette.

Il faut savoir que ces dernières plages présentent des bancs qui donnent lieu à des courants dangereux, non pas précisément pour les petits enfants qu'on ne quitte pas, mais pour les baigneurs imprudents qui s'aventurent à quelque distance du rivage de façon à perdre pied, alors qu'ils ne sont pas encore bons nageurs.

Boulogne (Pas-de-Calais) est située à l'embouchure de la Liane et divisée en *ville haute* et *ville basse*.

La ville haute offre, dans la partie ancienne, étagée sur la colline, un abri plus sûr, pour les sujets débiles, que la ville basse où l'air est plus vif et où l'atmosphère marine se fait davantage sentir. Le climat est assez variable, il faut s'attendre à y trouver souvent de la pluie ou de la brume. S'il s'agit de la plage, elle est très étendue, en pente douce et couverte de sable fin.

Boulogne est une station tonique par excellence qui convient aux enfants anémiques, lymphatiques, atteints de scrofulo-tuberculose sans rien au poumon, en un mot. à ceux qui, ayant besoin d'un coup de fouet, sont capables de le supporter. Du reste, de même qu'il y a un refuge pour les faibles dans la ville haute, il y a, pour eux aussi, une installation parfaite de bains de mer chauds et de douches, soit qu'on veuille les préparer ainsi aux bains à la lame, soit qu'on se contente de cela pour eux.

Le Touquet (Pas-de-Calais) est une jolie plage de sable fin sans galets, située aux pieds des phares de la Canche. Protégée par deux forêts de pins. Cette plage, aussi jolie qu'elle est peu connue, est tout à fait à recommander aux familles qui ont le désir de conduire leurs enfants à la mer pour leur santé et non pour le monde.

Berck (Pas-de-Calais). — Berck, dit Bergeron [1], est situé sur la Manche par 0°,40' de longitude ouest et 50°,20' de latitude nord. Cette plage est circonscrite à l'est par une zone de dunes dont la largeur varie de 100 à 400 mètres ; de la cime de ces dunes, on embrasse d'un coup d'œil une longue étendue de sable qui, mesurant de l'embouchure de l'Authie au sud, à celle de la Canche au nord, une ligne droite de 21 kilomètres, peut, par les plus fortes marées, avoir de 1,400 à 1,600 mètres de large et présente en tout temps une surface unie sans galets ni rochers. En arrière des dunes et avant d'arriver au village qui donne son nom à la plage, on rencontre de fertiles prairies dues à des relais de mer. L'orientation de la plage est plein ouest, de sorte que l'horizon n'est borné qu'au nord par les falaises du Boulonnais, et au sud par celles du Tréport

[1] Rapport sur les résultats obtenus dans le traitement des enfants scrofuleux à l'hôpital de Berck-sur-Mer.

et de Dieppe. Les marins du pays affirment qu'elle est à la fois préservée des vents froids du nord et de l'est et ne se ressent jamais des tempêtes qui soufflent du sud-ouest; on comprend cependant qu'à cette latitude, la température du rivage ne soit jamais extrêmement élevée, mais ce qui est constant et digne de remarque, c'est que par les plus grands froids, elle ne s'abaisse jamais au-dessous de 0° et reste la plupart des hivers entre + 4° et — 4°. Cette circonstance explique comment nos enfants peuvent, pendant la plus grande partie de l'hiver, continuer à vivre en plein air, sur la plage et je n'ai pas besoin de faire ressortir l'importance de ce fait pour ceux des scrofuleux dont la maladie exige un traitement prolongé.

M. Bergeron fait ensuite ressortir les avantages, pour cette plage, de ne pas présenter de cours d'eau arrivant de l'intérieur de terres et pouvant apporter, à marée basse, un tribut infect et malsain de vase et d'immondices. Il montre qu'il n'y a pas de marais salants, que les sables sont fixes, ou du moins ne sont pas mouvants, et que chaque jour, la mer, en se retirant, laisse derrière elle de petits bassins formés par les accidents de terrain et dans lesquels les enfants trouvent des bains à eau calme, dont la température s'élève parfois à 25°.

C'est au centre de cette magnifique plage que s'élève, adossé aux dunes, l'hôpital de Berck.

Comme à Boulogne, à Berck la lame est forte, l'air vif; c'est en somme une excellente station tonique et parfaitement appropriée aux sujets atteints de lymphatisme ou de scrofulo-tuberculose, mous, torpides avec un poumon sans tare et en puissance de leurs moyens de résistance.

Dans le département de la Seine-Inférieure on trouve plusieurs stations de bains de mer.

Berneval, à 10 kilomètres de Dieppe, offre une plage en demi-cercle couverte de sable fin et solide qui se montre seulement à marée basse. Cette station est préférable à la petite plage du Tréport, qui est couverte de galets, *Varengeville*, *Dieppe* et *Pourville Saint-Valery*, *Veulettes*, les *Petites-Dalles*, *Fécamp*, *Etretat*, sont dans les mêmes conditions de climat, l'air y est vif et tonique partout, la lame forte, mais le sable est remplacé par des galets. C'est là un gros inconvénient, non pas peut-être tant pour les adultes qui vont se baigner, chaussent de gracieuses sandales et n'ont pas le même intérêt à passer leur temps sur la plage, mais pour des enfants auxquels nous prescrirons le *séjour* des côtes. L'enfant qui n'aura pas de sable pour jouer, qui ne pourra pas courir nu-pieds sur la plage, ne trouvera point d'attrait au bord de la mer et son traitement lui paraîtra une ennuyeuse corvée alors qu'il peut être un véritable plaisir.

La petite plage du *Havre* ne sert qu'aux habitants de ce port de mer.

Dans le Calvados, à *Villerville*, *Trouville*, *Deauville*, on trouve déjà du sable fin qui se mélange aux galets.

Trouville a un climat un peu plus doux que les stations précédentes, de sorte que le séjour y est tonique, mais moins excitant. La lame y est également forte.

Cette station, qui est une des plus recherchées, a cependant un inconvénient dont il faut dire un mot. De temps en temps on y observe des cas de fièvre intermittente. Les cas que j'ai eu l'occasion de constater, dont un avec M. J. Simon, nous ont paru dépendre du mélange des eaux de mer avec les eaux de la Touques, à l'embouchure de laquelle est située la ville.

Deauville, situé tout à côté, n'a pas, au même degré, cet inconvénient.

Villers est une plage charmante, mais qui n'offre pas une parfaite sécurité pour les enfants, en raison des bancs de sable qui se déplacent et des courants dont il faut se défier pour les nageurs imprudents.

Cabourg, situé à l'embouchure de la Dives, est au centre d'une vaste plaine de sable.

Houlgate, dépendance du village de Beuzeval, est également une jolie plage sablonneuse, très fréquentée.

Le Home, à 4 kilomètres de Cabourg, offre une jolie plage de sable fin.

Lion-sur-Mer, *Luc-sur-Mer*, *Langrune*, *Saint-Aubin* et *Courseulles* sont de jolies petites plages sablonneuses, tranquilles, peu accidentées et dès lors fort recommandables.

Elles offrent peu d'ombrages, mais elles sont aussi moins envahies que les stations à la mode, aussi conviennent-elles aux enfants pour lesquels on cherche une vie tranquille et exempte des obligations mondaines.

J'en dirai autant d'*Arromanches*.

Avec *Granville*, nous quittons le Calvados et nous sommes dans le département de la Manche, sur une petite presqu'île à l'entrée nord de la baie du mont Saint-Michel. La plage est sablonneuse, mais assez limitée et en outre c'est un port de mer, circonstance fâcheuse pour un séjour d'enfants.

Saint-Pair, situé en face de Granville, du côté de la Bretagne, à 2 kilomètres seulement, en est, on peut dire, une annexe et offre une plage de sable plus étendue, parfaitement tranquille, avec des conditions de vie à bon marché.

Paramé (Ille-et-Vilaine) a une jolie plage de sable fin et si dur que, à marée basse, on peut s'y promener à cheval ou en voiture. Il y a là aussi de nombreuses excursions et on y vit tranquille.

Saint-Malo (Ille-et-Vilaine) situé à l'embouchure de la Rance offre une fort belle plage très étendue, très pittoresque, recouverte cependant de galets en certains points.

Le climat est plus doux que sur la côte normande souvent pluvieux.

Dinard, qu'on a surnommé le « Trouville breton », est situé en face et à 2 kilomètres de Saint-Malo, de l'autre côté de la Rance que l'on traverse sur de petits bateaux. En dehors de deux magnifiques plages, Dinard offre de nombreux buts d'excursions dans la campagne avoisinante qui y est fort jolie; néanmoins, pour les enfants, je n'aime pas ces stations mondaines où ils sont peu à leur place. En outre, je dois signaler le voisinage de la Rance qui offre l'inconvénient déjà indiqué de favoriser la malaria par le mélange des eaux salées et des eaux douces.

Saint-Enogat. — J'en dirai autant de Saint-Enogat, petite plage qui est pour ainsi dire le faubourg de Dinard dont elle est distante de 1,500 mètres environ. C'est une véritable plage d'enfants, faite de sable fin et offrant des promenades agréables dans la campagne.

Aussi y voit-on beaucoup d'enfants qui viennent s'y réfugier après avoir tâté de Dinard où ils étaient peu à l'aise, comme d'ailleurs dans toutes les stations à la mode. Plus loin encore, toujours sur la même côte, nous trouvons encore une plage parfaite qui n'a qu'un inconvénient : c'est qu'il faille une heure de plus pour y arriver.

Saint-Lunaire. — Saint-Lunaire est une de ces stations où tout semble être préparé pour les enfants. Située dans le fond d'une petite baie, la plage y est large, couverte d'un sable fin, en pente à peine sensible, si bien qu'à marée basse, lorsque la mer a abandonné la place aux enfants ils sont tout à fait à leur affaire.

Saint-Briac (Ille-et-Vilaine), situé à 3 kilomètres de Saint-Lunaire, est aussi une station encore assez peu courue pour que les enfants n'y soient pas gênés par la foule.

Morgat (Finistère) possède une des plus jolies plages de la Bretagne. Elle est encadrée par de hautes falaises et ainsi elle est sûre et bien abritée.

Le Pouldu (Finistère), *Larmor* et *Port-Louis* (Morbihan), sont également de charmantes petites stations ayant de jolies plages de sable fin et offrant des conditions exceptionnelles de vie simple et à bon marché.

Port-Ravalo (Morbihan) possède aussi une jolie plage de sable fin.

Le Croisic (Loire-Inférieure) a une plage de sable

fin peu inclinée, une lame moins forte que dans les stations normandes ou bretonnes et un établissement d'hydrothérapie marine au grand complet avec piscine qui est vidée à marée basse et qui se remplit à marée haute grâce à une écluse permettant à l'eau de mer d'arriver.

Le Pouliguen (Loire-Inférieure), doit sa prospérité à sa plage, à son parc ombragé qui attirent les familles en quête d'une station paisible.

La Baule. — Entre le Pouliguen et Pornichet, se trouve une petite et riante station balnéaire avec des dunes couvertes de pins et une plage de sable fin que des rochers protègent de chaque côté : c'est la Baule. Cette station charmante paraît offrir tous les avantages réunis. La vaste plage de sable où les enfants passent toute leur journée à construire ces édifices et ces travaux d'art qui les intéressent tant, et les bois de sapins qui couvrent une superficie de plusieurs centaines d'hectares, font de cette station un endroit incomparable pour les jeunes sujets qui ont besoin d'être acclimatés avant de pouvoir supporter sans préjudice le traitement marin absolu. Je connais des enfants qui auraient pu craindre de se trouver d'emblée sur une plage exposée toute la journée à l'air marin, et qui ont pu, en habitant une villa, située dans les sapins, à quelques centaines de mètres de la plage, s'aguerrir suffisamment pour arriver sans accidents nerveux ou pyrétiques, à passer toute leur journée au bord de la mer.

Pornichet. — Pornichet, est situé de l'autre côté de la Baule, à l'autre extrémité de ces bois et a aussi une excellente plage de sable fin résistant au pied, ce qui convient pour les enfants.

La Baule et *Pornichet* sont sans contredit les deux meilleures plages du littoral au point de vue des besoins des enfants.

De l'autre côté de la Loire, on trouve encore quelques stations, moins bonnes peut-être à cause du voisinage de Saint-Nazaire, du port, de l'embouchure du fleuve. De plus, les marais salants qui s'y trouvent peuvent avoir des inconvénients.

Les Sables-d'Olonne. — Passons Pornic qui, malgré ses cinq plages ou plutôt les cinq criques qui lui servent de plage, n'offre pas les qualités d'une plage d'enfants, et arrivons aux Sables-d'Olonne.

Aux Sables-d'Olonne (Vendée), malgré le port, on trouve, grâce à l'immense étendue de la plage de sable, d'autant plus d'espace pour les enfants que, malgré l'invitation des habitants, les étrangers ne viennent pas beaucoup.

« Cette plage, dit Rotureau, la plus vaste et la plus belle de France, et probablement d'Europe, la vie à bon marché dans cette partie de la Vendée, ont depuis longtemps attiré les baigneurs des contrées voisines et fait des Sables une des stations marines les plus renommées, si elle n'est la plus suivie. La déclivité insensible de la plage est un grand avantage pour les enfants et pour ceux qui ne savent pas nager. Les accidents, en effet, sont impossibles pour ainsi dire, et la surveillance d'autant plus facile que la plage est plus largement découverte. »

Chatelaillon. — Toute nouvelle encore, la station de

Chatelaillon, dans la Charente-Inférieure, est en plein développement. Les enfants y trouveront une jolie plage et des sapins. Mais on y construit déjà un casino, on va y attirer la foule de gens qui s'amusent, ce sera assez pour faire fuir nos petits malades.

Royan. — Située aussi dans la Charente-Inférieure, la station de Royan est sur la rive nord de l'embouchure de la Gironde. Il y existe cinq plages de sable fin que chauffe un ardent soleil : la *Couche de Foncillon*, la *Grande-Couche*, la *Petite-Couche*, la *Couche-du-Pigeonnier* et celle de *Pontaillac*, la plus belle.

La plage de Royan proprement dite ne convient qu'aux enfants auxquels on veut donner un bain de mer mitigé. On sait, en effet, que l'Océan forme à l'embouchure de la Gironde une vaste baie où les eaux de la mer et celles du fleuve se mélangent.

La température est chaude à Royan, mais les chaleurs ne sont jamais insupportables grâce à l'agitation de l'air qui est entretenue et par le voisinage de la mer et par la proximité du fleuve.

A côté de Royan, station mondaine, il existe de charmantes plages où on peut s'installer modestement et très tranquillement.

Arcachon, dont j'ai parlé comme station d'hiver (voyez ch. II, p. 38) est aussi une station *d'été* de bains de mer, par sa ville, par son bassin qu'entoure une plage plate uniformément inclinée en pente douce faite d'un sable fin et moelleux sans vagues et dont l'eau sans cesse renouvelée a une température de 20°,7. « A Arcachon, disent les auteurs du *Dictionnaire des Eaux minérales*, la mer tiède et à peine agitée constitue un bain médicamenteux qu'il est presque toujours possible de prolonger, et qui n'entraine pas de mouvements violents de l'organisme dont la solution exige une réaction violente. En outre, la situation du rivage à l'abri d'élévations couronnées de plantations résineuses, assure à l'atmosphère une tranquillité et une égalité inconnues dans la plupart des autres stations, outre les qualités spéciales qu'y peuvent ajouter les émanations balsamiques dont elle est imprégnée. »

On peut se baigner à Arcachon du commencement de juin jusqu'au milieu de l'automne. Le bain de mer y est doux, la mer ayant perdu sa force n'y produit aucune vague.

Ces bains de mer spéciaux sont indiqués pour les enfants délicats, pour ceux qui sont débilités, aux convalescents devenus excitables par une maladie aiguë et à tous ceux à qui leur état contre-indique le bain de mer ou le séjour sur les plages plus toniques de l'Océan et surtout de la Manche.

Saint-Jean-de-Luz. — Saint-Jean-de-Luz offre une plage de sable fin et la possibilité d'une vie tranquille plus aisée qu'à Biarritz qui est une plage mondaine.

Biarritz, dans le golfe de Gascogne, qui est une station climatothérapique est aussi une station de bains de mer qui offre une belle plage couverte de sable fin ou plutôt trois plages et trois établissements de bains de mer froids parfaitement aménagés avec la faculté précieuse de pouvoir continuer jusqu'au milieu de l'automne une cure maritime dans des conditions exceptionnelles. Un mot sur ces trois plages. La première la plus au nord, se nomme la *côte des Fous*. Les vagues très fortes qui viennent déferler sur son rivage plat que couvre un sable fin rappellent les bains ou la mer des plages de la Normandie ou de la Bretagne : c'est la plage des enfants forts et résistants qui pourront également se baigner à la *côte des Basques* où la lame est violente et à percussion forte où le sable est très fin. Entre ces deux plages se trouve la *côte du Port-Vieux* qui est une anse abritée dont le fond est en pente douce et la lame à peine sensible rappelant plutôt la Méditerranée que l'Océan.

C'est là la plage des enfants débiles et des sujets pusillanimes qui n'y courront aucun danger et qui y seront à l'abri du vent. Le seul inconvénient réside dans le mélange au sable de quelques galets.

Outre ce luxe de plages, Biarritz a deux établissements d'hydrothérapie chaude et enfin depuis un an les eaux chlorurées sodiques de Salies qu'on y a conduites à grands frais et dont l'installation ne laisse rien à désirer.

J'ai dit que le climat de Biarritz était modérément humide et tempéré toute l'année. Les vents de la mer qui rafraîchissent l'atmosphère sont surtout agréables en été et ils ont une influence favorable sur cette station qui semble avoir choisi sa situation sur le versant de la colline pour en avoir tout le bénéfice.

Côte méridionale.

Sur le littoral méditerranéen nous trouvons des stations climatothérapiques d'hiver dont il a été question, mais indépendamment de ces stations où l'on se baigne pendant la plus grande partie de l'année, il en est qui sont remarquables par leur plage très étendue et le sable moelleux qui les recouvre. La température moyenne de l'été est à peu près la même pour l'atmosphère et pour l'eau, du moins là ou elle séjourne sur le sable que le soleil a chauffé. Ce bain tiède de 25° dans un air chaud et surtout sous les rayons du soleil est bien différent, on le comprend, de celui que l'on prend à Berck ou à Trouville. C'est le bain des petits enfants débiles qui ne pourraient supporter le froid ni la lame.

Cette (Hérault) est la station la plus occidentale de la côte, sa plage est une des plus étendues et des plus unies de toutes celles de la Méditerranée. Elle est située à l'extrémité orientale de la jetée de Frontignan. Recouverte d'un sable fin et doux sans aucuns galets, elle a une pente si faible qu'on peut s'avancer de 100 à 150 mètres dans la mer sans perdre pied, circonstance tout à fait avantageuse s'il s'agit d'enfants dont la surveillance est ainsi rendue facile. On n'y sent jamais la vague excepté à midi quand le vent souffle avec violence.

Quant à la température elle est, je l'ai dit, de 22° environ pendant la saison d'été alors que l'atmosphère est à 25°. On s'y baigne de préférence le matin ou le soir et bien des enfants sont baignés deux fois par jour.

On trouve à Cette des bains et des douches d'eau de mer chauffée et des bains de sable.

Palavas. — Cette station créée pour les besoins surtout de Montpellier où un petit chemin de fer conduit en un quart d'heure, est une ressource précieuse pour les petits malades de la contrée. Il y a d'ailleurs une belle plage de sable fin dans ce climat chaud du midi que rafraichit la brise de mer. C'est encore une station de sujets faibles incapables d'affronter les vagues de l'Océan.

Marseille n'a que des établissements de bains de mer permettant le bain simplement mais aucune plage convenable pour des enfants.

Cannes offre une des plus belles plages qui soient au monde. Son sable est d'une finesse sans pareille et l'inclinaison insensible de la côte rappelle celle de Cette où on ne trouve pas comme à Cannes un air embaumé par les émanations des sapins qui sont l'ornement de la falaise. Comme dans toutes les stations de la Méditerranée on peut se baigner à toute heure n'ayant pas à attendre la marée, et on peut se baigner dès le mois de mars et jusqu'au mois de novembre. Mon ami Roustan a baigné des enfants en hiver en plein soleil.

En dehors des bains de mer qui sont tièdes comme le climat, au moins dans l'été, l'agrément que présente la plage permet aux enfants de vivre toute la journée sur le sable et d'y jouer convenablement abrités du vent durant la saison froide, du soleil en été, ce qui est inappréciable quand on sait ce que vaut pour eux, s'il est bien indiqué, un séjour prolongé dans une station maritime. On enverra là les sujets lymphatiques ou scrofuleux, anémiques, dyspeptiques, les petits tuberculeux apyrétiques et tous les enfants qui ne pourraient supporter un climat plus vif.

Nice, qui est une belle station d'hiver, est une détestable station de bains de mer. Il n'y a en fait de plage sablonneuse qu'un petit espace, la *plage du Lazaret*, qui est toujours envahie par les enfants du peuple auxquels on l'abandonne. La *plage du quai du Midi*, et surtout la *plage de la Promenade des Anglais*, ne convient nullement pour les enfants, étant garnies de galets roulants que seuls les adultes affrontent grâce à leurs spadrilles. Ce n'est pas là qu'il faut envoyer nos petits malades qui ont besoin de séjourner sur une plage où ils puissent jouer et où leurs parents ne soient pas obligés de les tenir par la main.

HOSPICES ET SANATORIA MARITIMES

Choisir au bord de la mer des stations appropriées à la cure des maladies des enfants susceptibles d'être guéris par la thalassothérapie et y établir des sanatoria pour les déshérités de la fortune, telle a été, depuis quelques années, la préoccupation générale des médecins, des hygiénistes et des philanthropes.

C'est surtout depuis qu'on a vu les heureux résultats obtenus en Angleterre, à Margate, qui le premier en date de tous les établissements de ce genre a été fondé il y a juste cent ans ; à Voltri, Sestri-Levante, Nervi, Venise, Rimini, etc., en Italie ; à Berck-sur-Mer, en France; que ces établissements se sont multipliés. Aujourd'hui il en existe plusieurs, bien que leur nombre soit encore insuffisant en raison des besoins, et ils permettent d'arracher à la mort ou à des infirmités incurables des milliers d'enfants qui jadis encombraient les hospices où ils s'étiolaient sans espoir. Mais qu'est-ce que 2,000 lits environ dont on dispose entre tous les sanatoria de nos côtes, quand on songe surtout que la plupart doivent être occupés par les mêmes malades pendant dix-huit mois ou deux ans? Aussi importe-t-il d'encourager et d'aider l'*œuvre des hôpitaux marins* qui a pour objet d'assurer ou de seconder la création ou le fonctionnement sur les côtes de France d'établissements destinés au traitement des enfants lymphatiques et scrofulo-tuberculeux des deux sexes.

Je dirai quelques mots sur les plus importants de ces établissements.

I. — Sanatoria français

Berck-sur-Mer.

La plage de Berck, dont j'ai déjà parlé, est une des plus belles de nos côtes et, s'il est vrai que le hasard ait eu une part dans le choix qu'on en a fait pour y élever non pas un sanatorium, mais trois, réunissant à eux tous près de onze cents enfants, il faut dire aussi que les résultats qui y ont été obtenus ont été fort encourageants.

Hôpital maritime. — Au centre à peu près de la magnifique plage unie, sans galets, ni rochers, de 21 kilomètres de long et qui par les fortes marées a de 1,400 à 1,600 mètres de large s'élève, adossé aux dunes, le bel hôpital maritime de l'assistance publique.

Tel qu'il est, ce bâtiment, qui est un vrai monument vaste et grandiose couvre une étendue de plus de six hectares et reçoit plus de six cents enfants. En outre, il y a place pour le personnel de toute sorte que comporte l'installation d'une véritable colonie sur une plage éloignée de toute ressource.

L'hôpital de Berck est, on peut le dire, un établissement modèle où on a tout prévu pour un séjour prolongé d'enfants qui pourront, dès lors, y être instruits ou formés à des travaux appropriés à leurs aptitudes[1].

Indépendamment des bains de mer, il existe à l'établissement une piscine immense de 116 mètres carrés, dans un local chaud et lumineux, susceptible de reproduire, par l'élévation de la température de son atmosphère et de son eau, les conditions habituelles des bains de mer. Malheureusement, cette piscine ne fonctionne pas, de sorte qu'il n'est plus possible de donner les bains de mer chauds en commun pendant la mauvaise saison et qu'on est réduit à employer les bains de baignoire dont on ne dispose que d'un nombre dérisoire pour une population aussi considérable.

L'hôpital reçoit les petits malades qui lui sont envoyés par les hôpitaux Trousseau et des Enfants-Malades. Il existe, en outre, des places payantes réservées pour la

[1] En réalité il y a 880 lits en tout. Voici quelle en est la répartition :

14 dortoirs de 36 lits	504
5 salles d'infirmerie de 16 lits.	80
150 lits dans le petit hôpital dont les services généraux sont ceux du nouvel établissement	150
Total des lits de malades.	734
Lits du personnel de toute sorte.	146
Lits pour la population totale . . .	880

Le petit hôpital avait coûté 100,000 francs; les frais d'établissement du grand hôpital ont coûté 3,200,000 francs.

plus grande part aux enfants de Paris, du département de la Seine et du département de Seine-et-Oise.

Il faut que les candidats soient présentés à la consultation de l'un des médecins de ces deux hôpitaux de Paris, qui les examine et leur délivre un certificat d'après lequel le directeur de l'assistance publique les admet.

Pour les enfants habitant en dehors de ces deux départements, il faut adresser à la direction générale, à Paris ou au directeur de l'hôpital de Berck une demande accompagnée d'un certificat médical suivant un modèle déterminé.

Le prix de la journée par malade est de 2 fr. 10.

Les petits malades payants sont reçus dans le petit hôpital.

La saison des bains commence, suivant la température, du 15 mai au 15 juin et finit entre le 15 septembre et le 1er octobre, de sorte que chaque enfant en prend une centaine.

Quant à la durée du séjour, c'est le médecin de Berck qui en décide suivant les résultats obtenus et les besoins de l'enfant.

En principe, on y reçoit les sujets atteints de scrofulo-tuberculose, et on peut voir à Berck, autant qu'on en veut, des adénites, des abcès froids, des lupus, des tuberculoses osseuses, articulaires, des enfants atteints du mal de Pott, de coxo-tuberculose, etc. Toutefois on comprend qu'il soit difficile d'immobiliser une trop grande partie du personnel auprès des enfants qui par leur état comportent des soins constants comme c'est le cas pour ceux qui ont le mal de Pott ou une coxo-tuberculose nécessitant le séjour au lit et l'extension ou la promenade à la plage sur la petite voiture.

Les règlements ne permettent pas de recevoir les enfants atteints de teigne, de syphilis, d'affections oculaire, d'otorrhée, d'eczéma impétigineux aigu ou chronique, d'impétigo, d'idiotie et d'épilepsie. D'après le règlement, on n'y devrait point envoyer les enfants arrivés à la période cachectique de leur état de maladie, ce qui n'empêche que Cazin se plaignit de voir arriver tous les ans les cas les plus incurables, les cas désespérés et désespérants.

Il importerait, au contraire, d'envoyer à Berck les cas où le lymphatisme est évident mais où il n'y a pas encore de gros ravages accomplis dans l'organisme. Ce serait le moyen le plus certain de les prévenir. Malheureusement il n'y a pas de place pour tous et il semble logique et juste de recevoir d'abord ceux qui sont les plus malades.

En vérité, on devrait surtout envoyer ceux qui sont le plus en état d'en bénéficier.

Pendant les premiers quinze jours ou même le premier mois de leur séjour à Berck, les enfants ne sont soumis à aucun autre traitement que l'air de la mer. Eh bien! sous cette influence seule, on voit presque toujours leur état général s'améliorer. C'est alors que l'on commence les bains de mer froids ou chauds, suivant la saison.

Avant l'âge de quatre ans, on ne donne pas le bain de mer froid. Quand il n'y avait que les cent petits enfants que le petit hôpital pouvait nourrir, chacun était baigné deux fois par jour. Aujourd'hui ceci ne serait plus possible, le nombre des malades ayant quintuplé; mais, ainsi que le dit Cazin, si le bain double peut présenter quelques avantages lorsqu'il faut compter avec le temps, il n'en est plus ainsi quand la durée du séjour n'est plus limitée.

Actuellement, on ne prend donc qu'un bain, soit à 9 heures trois quarts du matin, soit à 2 heures et demie, pour profiter des marées et afin d'éviter aux enfants une longue course sur le sable pour atteindre la mer, course qui aurait des inconvénients pour plusieurs.

Le bain à la lame dure de deux à cinq minutes, suivant les cas, suivant les âges, suivant les susceptibilités individuelles : de deux à trois minutes pour les enfants au-dessous de dix ans, de trois à cinq pour les enfants dépassant cet âge.

Les résultats obtenus en bloc, par un séjour moyen qui a été de quatre cent vingt-trois jours, ont donné 70,1 p. 100 de guérisons dans les diverses manifestations de la scrofule. Mais il faut voir dans le terme *scrofule*, dans la bouche de Cazin il y a dix ans, les affections aujourd'hui justement attribuées à la tuberculose chirurgicale.

Pour 4,692 enfants qui remplissent la statistique de ce médecin distingué, dans une période de treize années consécutives, on trouve, en effet, des engorgements ganglionnaires, des ostéites, des tumeurs blanches, des affections de Pott, avec ou sans abcès, des gommes tuberculeuses, lupus, etc., et un grand nombre de cas de manifestations multiples sur le même sujet.

Maison Cornu. — C'est un véritable petit hôpital où l'administration des enfants assistés de la Seine envoie ses malades ainsi que les enfants moralement abandonnés et les pupilles de la Ville de Paris. Ces derniers sont, on le sait, des enfants d'ouvriers que le Conseil municipal envoie à la mer en été pendant un ou deux mois. En été, on y reçoit aussi quelques enfants trouvés d'Arras et de Versailles. Il y a en tout 300 lits.

Il y a également des enfants pour lesquels on paie et qui peuvent être soignés dans des chambres à part.

Hôpital Nathaniel de Rothschild.

Cet établissement créé et entretenu par la famille de Rothschild, est situé sur la plage de Berck à un kilomètre de l'hôpital maritime.

Il a été inauguré au lendemain de nos désastres, le 24 mai 1872. Il a été disposé de façon que les enfants y reçoivent directement l'air marin. Il y a là une cinquantaine de lits.

Cet asile est réservé aux israélites, toutefois on y reçoit exceptionnellement des enfants d'autres religions. L'admission se fait de deux façons :

1° En se faisant inscrire à l'hôpital Picpus à Paris, où le médecin et le directeur jugent de l'opportunité de l'envoi à la mer;

2° Par une lettre émanant directement de Mme de Rothschild.

Le temps de séjour n'y est pas précisément limité mais en principe il ne dépasse pas trois mois, et pendant l'hiver on ne conserve que quelques enfants.

Les enfants y sont instruits, occupés, mais surtout ils

y vivent tous en plein air, en liberté, jouant sur le sable autant que le permet la température.

Les bains y sont donnés une fois par jour pendant la saison.

Saint-Pol-sur-Mer (Nord).

Dû à l'initiative privée, le petit établissement de Saint-Pol-sur-Mer, qui compte 79 lits, est situé à 2 kilomètres de Dunkerque et reçoit exclusivement des enfants du département du Nord, qui paie pour chacun d'eux 1 fr. 50 par jour.

Sanatorium de Ver-sur-Mer (Calvados).

Près de Courseuilles, à 200 mètres de la mer, abrité des vents froids par une colline dominée par un phare, s'élève le sanatorium de Ver-sur-Mer.

Fondé par les Drs Testelin et Biron, cet établissement est destiné aux enfants débiles et lymphatiques, menacés de tuberculose, des deux sexes, de six à douze ans, et exceptionnellement de douze à quinze. Il reçoit vingt enfants.

Le prix de la pension est de 100 à 125 francs par mois. On y reçoit aussi des enfants qui paient la moitié du prix ou même qui ont la gratuité entière.

SANATORIA DE L'OCÉAN

Arcachon (Gironde).

J'ai parlé d'Arcachon et de son climat, de sa plage uniformément inclinée en pente douce, des eaux tranquilles de son bassin sans vagues. Son sanatorium encore inachevé contiendra 236 lits. Situé à 3 kilomètres de la forêt, à 300 mètres de la plage, il permet aux pupilles de l'assistance publique d'y passer la plus grande partie du temps dehors. Ils y sont protégés pendant le mauvais temps, par un bâtiment en bois édifié entre deux dunes.

Cap-Breton (Landes).

L'asile départemental de Sainte-Eugénie, s'élève sur la plage magnifique du Cap-Breton, entre l'Océan et les dunes qui le protègent et l'abritent. Il y a 47 lits.

Les enfants y paient 1 fr. 25 par jour sauf ceux du département des Landes qui seuls y sont reçus gratuitement.

Pen-Bron (Loire-Inférieure).

Pen-Bron occupe à l'extrémité de la pointe de ce nom, en face le port du Croisic, une situation particulièrement favorable. C'est une *trouvaille* se sont écriés les premiers visiteurs de cet hôpital maritime.

Pen-Bron est en effet un ancien établissement industriel qui a été très heureusement adapté à sa nouvelle appropriation.

La langue de terre de 2 kilomètres de longueur sur une largeur variant de 100 à 200 mètres sur laquelle se trouve l'établissement, est formée par une dune assez unie reposant sur des rochers avec deux petites plages de sable fin exposées l'une au nord-ouest, l'autre au sud-ouest. C'est grâce à leur orientation différente que ces deux petites plages sont alternativement utilisées suivant la direction des vents dominants.

Il y a des marais salants en pleine activité où aucune eau douce ne vient se mêler et les eaux mères sont utilisées.

Le climat est doux en hiver comme dans toute cette région de l'océan et en été, grâce à la brise de mer, la chaleur est très supportable.

En hiver les enfants ont des bains de mer chauds et on y utilise les eaux mêmes des salines.

Le prix de la journée est de 1 fr. 80 et on y compte 212 lits, en attendant que ce nombre soit porté à 340.

On reçoit à Pen-Bron des enfants atteints de lymphatisme et de scrofulo-tuberculose. On y reçoit aussi exceptionnellement, c'est-à-dire quand on a de la place de reste, des enfants affectés de phtisie pulmonaire apyrétique, sur un certificat motivé d'un médecin [1].

Un article du règlement d'admission s'oppose à l'acceptation des teigneux, de la syphilis à sa période contagieuse, d'idiotie, d'épilepsie, d'hystérie et des tics, enfin de mal de Bright.

SANATORIA DE LA CÔTE MÉDITERRANÉENNE

Banyuls-sur-Mer (Pyrénées-Orientales).

Le sanatorium de Banyuls-sur-Mer est situé sur la

[1] Je crois que cette exception devrait devenir la règle dans la tuberculose apyrétique chronique des petits lymphatiques. C'est au bord de la mer qu'ils sont, en effet, dans les meilleures conditions pour se guérir.

plage des Grandes-Elmes, abrité au nord, à l'ouest et au sud, derrière les rochers escarpés de la côte et des coteaux de la vallée, recevant les vapeurs salines de la Méditerranée. La plage est malheureusement partie sable, partie galets.

Il existe une partie exclusivement sablonneuse où les enfants se réfugient, se baignent et vivent au dehors la plus grande partie de la journée.

Le climat exceptionnel de Banyuls, doux plutôt que sec, en fait une station favorable à un traitement de toute l'année.

Le sanatorium de Banyuls appartient à l'*œuvre des hôpitaux marins*, qui perçoit 1 fr. 60 par jour et par tête et complète la différence avec les ressources dont elle dispose. Il peut recevoir 198 enfants à la fois.

Cette (Pyrénées-Orientales).

Il existe à Cette une plage superbe de sable fin, moelleux, en pente excessivement douce, qui permet aux enfants de se baigner sans danger. Il y a à Cette trois établissements d'ailleurs assez médiocres recevant des enfants pour la saison des bains de mer.

Lazaret. — Le Lazaret est le plus important de tous. On y reçoit dans des baraques en planches en trois séries de six semaines chacune, 400 à 500 enfants au prix de 80 centimes par jour et par enfant. Il n'y a pas encore de tentative faite pour un traitement prolongé pendant toute l'année. C'est pourtant là que l'expérience aurait pu être faite dans d'excellentes conditions. Le climat est doux et la situation favorable.

Etablissement Hinsch-Krüger. — Réservé aux protestants hinschistes, cet établissement n'est pas exclusivement destiné aux enfants. Il ne permet d'ailleurs qu'un traitement de courte durée.

Hôpital de la ville. — Plusieurs salles de cet hôpital-hospice parfaitement installé, très sain, sont mis à la disposition des baigneurs dont les enfants sont l'exception.

Ces baigneurs viennent des départements limitrophes, soit à leurs frais, soit aux frais des communes.

Les enfants et les infirmes sont conduits à la grève dont l'hôpital est à 800 mètres, sur un chariot assez pittoresque.

Malheureusement le séjour de trois semaines qu'y font les malades nécessitant le traitement marin est tout à fait insuffisant.

Hyères (Var).

Sanatorium Renée Sabran. — Le sanatorium Renée Sabran se trouve dans la presqu'île de Giens qui occupe la partie la plus méridionale de la Méditerranée et là il occupe le milieu du versant sud de la presqu'île, se trouvant ainsi protégé contre les vents du nord et de l'est. Il est au contraire exposé aux chaudes brises marines en toute saison et pendant la saison chaude, les brises solaires du sud-ouest qui sont des espèces de vents alizés entretiennent une fraicheur relative sur la côte.

Le soleil du midi l'inonde de toutes parts. Entouré d'un terrain de 30 hectares, l'établissement pourra être agrandi de manière à être porté à 300 lits pour atteindre ainsi son complet développement. Il peut dès maintenant recevoir 100 enfants, soit 50 filles et 50 garçons dans deux pavillons distincts.

Tous les pavillons existants et ceux à venir seront près de la côte et s'étaleront à l'est et à l'ouest, jouissant tous des mêmes avantages dus à la même orientation.

Des marais salants transformés en salines parfaitement aménagées permettent d'utiliser les eaux mères. Du côté de l'ouest, près de la côte se trouve la piscine divisée en trois compartiments, de tailles différentes, les installations d'eau douce, d'eau salée, d'eaux mères. Tout ce qui concerne la mise en œuvre du traitement marin est prévu.

Le Dr Vidal, médecin du sanatorium gardait d'abord les petits malades pendant longtemps de sorte que huit mois et demi représentaient la durée moyenne du séjour ; puis il ne les a plus gardés que pendant une moyenne de six mois et demi. Considérant comme favorable le commencement du séjour il pense qu'il est préférable de ne plus conserver les enfants qui cessent de s'améliorer, de les rendre à leur milieu originaire pour les reprendre au besoin.

C'est là un moyen qui s'il est véritablement préférable aux anciens errements permettrait de faire profiter du séjour à Giens à un plus grand nombre d'enfants. Reste à savoir si les déplacements augmentés et répétés n'auront pas, outre le surcroît de dépense, l'inconvénient de fatiguer des enfants venant de Lyon dans des conditions excellentes sans doute, mais encore trop éprouvantes pour certains malades.

M. Sabran qui a été préoccupé justement du transport des enfants de Lyon à Giens a conçu et exécuté le projet d'avoir un matériel spécial pour les voyages et il a eu la collaboration de la Société de secours aux blessés avec l'agrément de la compagnie.

Le wagon créé pour le service spécial est, non pas luxueux mais assez confortable pour qu'un petit malade y soit installé sur une couchette et transporté sans fatigue ni secousse.

Ces quelques renseignements forcément incomplets sur ce nouvel hôpital marin qui ne date que de deux ans suffisent pour montrer que l'exemple donné ailleurs a porté ses fruits. Les nouveaux prochains sanatoria seront encore si possible, plus parfaits au point de vue de l'hygiène, parce qu'on s'inspirera encore plus de l'objet qu'ils ont en vue et qu'on sera encouragé par les résultats obtenus ailleurs.

Cannes (Alpes-Maritimes).

Hôpital Jean Dollfus. — Cet établissement a été installé dans l'ancienne villa Brongham et après avoir été aménagé pour 15 lits il en compte 45 aujourd'hui.

Fondé par J. Dollfus il est destiné aux lymphatiques et scrofulo-tuberculeux, mais on évite d'y admettre des phtisiques.

Le prix de la pension y est de 2 fr. 50 par jour et la famille du fondateur a le droit d'en envoyer un certain nombre à 1 fr. 50. Le Dr de Valcourt y a inauguré le traitement maritime pendant l'hiver que le Dr Roustan met en pratique dans sa clientèle ainsi que j'en ai parl à propos de la station de Cannes. Les enfants prennent environ 20 bains par mois pendant tout l'hiver, soit environ 150 pendant tout l'hiver. Le Dr de Valcourt pense que les bains de mer courts en hiver sont, pour les enfants et les adultes, supérieurs aux bains de mer chauds[1].

Nice (Alpes-Maritimes).

Asile Frœland. — Inauguré en février 1880, le petit hôpital-asile Frœland a été institué pour les enfants lymphatiques, rachitiques ou aveugles.

Situé sur l'emplacement de l'ancien fort Thaon dans une situation salubre, dominant la mer, au milieu de citronniers et d'orangers, il rend surtout des services pour le département.

II. — Sanatoria étrangers

Angleterre.

Margate. — Le sanatorium de Margate qui est le premier en date de ce genre d'établissements remonte à une centaine d'années. Après plusieurs agrandissements qui l'ont complètement transformé, il est aujourd'hui un hôpital fort pratique parfaitement aménagé sinon un monument comme Berck.

La phtisie n'y est pas admise, telle est la mention

[1] De Valcourt. *Traitement du rachitisme et de la scrofule par l'hydrothérapie marine en hiver*, in *Archives d'Hydrologie*, 1893.

que porte le règlement, mais on reçoit toutes les manifestations du lymphatisme ou de la scrofulo-tuberculose.

Les enfants adolescents sont reçus de six à seize ans. Le temps du séjour est de huit semaines pour les malades ordinaires. Quant aux affections telles que mal de Pott, arthrite, coxo-tuberculose, on les garde bien plus longtemps, mais le maximum de séjour n'a jamais dépassé huit mois, ce qui est souvent insuffisant et explique les succès relatifs au lieu de guérisons définitives.

Bournemouth. — Il y a à Bournemouth dans une situation parfaite, sur une plage de sable fin abritée par un bois de pins, une succursale de l'Alexandra hospital, de Londres, qui est consacré au traitement des coxalgiques.

Il y a en outre deux petits établissements pour les tuberculeux curables.

Seaford (Sussex). — L'établissement de Seaford reçoit seulement les enfants au-dessus de dix ans et les adultes. Il y a bien d'autres petits refuges sur les côtes d'Angleterre, à *Brighton*, à *Hastings*, le *Convalescent home* de St-Leonard on-Sea, etc.

Italie.

Sur la Méditerranée. — La première station hospitalière maritime italienne remonte à 1841, et a été fondée à Viareggio où il y a aujourd'hui deux établissements. Il convient de citer Livourne, Voltri, Sertri-Levante, Porto d'Anzio, Loano, Vervi, Celle, Bocca d'Arno (Pise), Porto san Stefano, Cecina san Cesaria, Naples, Palerme en Sicile, Cagliari en Sardaigne.

Sur l'Adriatique. — Lido (Venise), Rimini, Riccione, Fano, Barletta.

Le séjour des enfants dans ces sanatoria est trop court pour obtenir des résultats aussi satisfaisants que ceux qui sont obtenus à Berck, de l'avis des médecins italiens eux-mêmes.

Autriche.

Grado. — Le petit sanatorium de Grado se trouve dans la petite île de Grado qui est située au fond de l'Adriatique.

Allemagne.

Kolberg, *Gross-Muritz* et *Zoppot* sont situés dans la Baltique; *Norderney*, *Wyck* sur la mer du Nord. Ces établissements, qui sont encore dans la période de formation ne peuvent recevoir que peu d'enfants, mais une société s'est formée pour la création, au bord de la mer, d'hospices d'enfants malades qui pourvoit à tout au moyen de souscriptions et de dons volontaires.

Belgique.

Wenduque. — A trois kilomètres de la belle station maritime de Blankengergue s'élève le sanatorium de Wenduque, édifié sur le modèle de Berck.

Middelkerque. — L'hôpital maritime Roger de Grimberque de Middelkerque reçoit les orphelins scrofuleux et rachitiques.

Danemark.

Refnaes. — Refnaes situé sur l'île de Seeland à 70 kilomètres de Copenhague reçoit des enfants de quatre à quinze ans qui y séjournent toute l'année. Ils y sont plus nombreux en été.

Hollande.

La Hollande possède deux établissements marins pour le traitement des enfants scrofuleux ou débiles.

Zandvoort. — Zandvoort est le premier en date, il remonte à 1808. Jusqu'alors c'est chez les gens du pays que les petits pauvres étaient placés.

Scheveningen. — C'est en 1876 qu'a été construit dans un faubourg de la Haye le petit hôpital qui en 1880 a été transformé en un superbe hôpital, capable de recevoir cent enfants. Les bains de mer sont donnés dans l'établissement même. Chaque jour, au moment de la marée, la mer laisse de l'eau dans un bassin spécial où elle est prise par des pompes puissantes, chauffée, et employée seule, soit additionnée d'eaux mères de Kreuznach ou de sel.

Vykaan-Zee. — Vykaan-Zee est un nouvel établissement destiné à recevoir les enfants de l'hôpital des enfants d'Amsterdam.

Il y a pour l'hiver des bains chauds et une installation hydrothérapique complète.

Russie.

Oranienbaum. — Situé sur le golfe de Finlande, en face de la rade de Cronstadt, le seul hôpital maritime russe qui ne remonte qu'en 1870, ne reçoit les enfants que pendant la saison d'été.

Amérique du Nord.

Je citerai à *Alantic, city, Children's sea shore house; Winthrop*, près Boston; *Sea shore home for sick children*, à Barth; *Summer home for children*, près New-York; *Rockaway*, près New-York.

Hôpital flottant. — Le plus intéressant de tous les sanatoria est sans contredit l'hôpital flottant que la Stuart-John Society a fait installer dans un vieux bateau à vapeur où 1,000 à 1,500 malades peuvent vivre à l'aise.

Amérique du Sud.

Los Pontos. — L'hôpital marin de *Los Pontos* dans l'Uruguay à 8 kilomètres de Montevideo est destiné aux enfants scrofuleux.

SECTION III

STATIONS THERMALES

CHAPITRE PREMIER

CONSIDÉRATIONS GÉNÉRALES SUR L'EMPLOI DES EAUX MINÉRALES CHEZ LES ENFANTS

Les stations d'eaux minérales ont acquis depuis quelques années une vogue qui n'a d'égale que celle des bains de mer. C'est pourquoi il importe d'en bien délimiter l'emploi chez les enfants, qui y sont souvent entraînés par les familles sans un besoin réel et d'en établir avec précision les indications et les contre-indications.

Les eaux minérales sont des eaux naturelles employées en thérapeutique en raison de propriétés médicinales aujourd'hui bien connues. Loin de constituer une médication innocente elles sont pour la plupart, sous leur apparente bénignité, des médicaments d'une grande énergie dont on aurait tort chez l'enfant plus encore que chez l'adulte de conseiller l'emploi sans une indication précise.

Mais voici une autre erreur qu'il convient de dissiper. On est souvent porté à choisir une eau pour la quantité des principes minéralisateurs qu'elle contient; mais l'expérience enseigne que telle eau qui, à l'analyse, n'accuse que très peu de chose et souvent ne diffère pas d'une bonne eau potable, a une action qu'aucune autre beaucoup plus riche ne saurait revendiquer. On comprend dès lors combien on se tromperait si on croyait obtenir le même effet avec une eau artificielle contenant exactement les éléments que l'analyse décèle dans une eau minérale naturelle.

Il y a donc une inconnue dans toute eau minérale, et c'est à elle qu'il faut peut-être attribuer les effets que les substances dont la présence est démontrée par l'analyse ne donnent pas ordinairement.

Que contiennent les eaux de Plombières, de Louèche dont nous voyons les étonnants effets, comparativement à des eaux plus chargées de principes analogues? C'est ce qui faisait dire à Chaptal : « Les chimistes n'analysent que le cadavre des eaux minérales. »

FACTEURS DES EAUX MINÉRALES

Plusieurs facteurs doivent être mis en cause dans une cure thermale.

En dehors de la minéralisation de l'eau, de sa thermalité, de ses modes d'administration, il faut tenir grand compte du climat proprement dit, comme dans la thalassothérapie.

Climat. — Quelque indiquées que soient les eaux minérales d'une station hydrominérale, si les conditions de climat ne conviennent pas pour l'enfant que l'on veut y envoyer il vaut mieux l'adresser à une station mieux appropriée à ce point de vue. Le climat et les conditions hygiéniques nouvelles dans lesquelles se trouvera l'enfant sont autant d'éléments dont il faut tenir compte. Envoyer un enfant aux eaux c'est le soumettre à un groupe d'influences parmi lesquelles les eaux elles-mêmes ne sont qu'un élément qui sera le plus important si l'on veut, dans le cas où ces eaux sont véritablement très actives, mais qui pourra n'être que tout à fait secondaire. Sortir un petit convalescent de la ville pour lui faire respirer l'air de la campagne ou des montagnes c'est déjà souvent assez pour lui rendre l'appétit, l'entrain, la gaieté et les forces perdues, régler son sommeil et le transformer rapidement au point de le rendre méconnaissable.

Température. — La température propre des eaux minérales varie à l'infini. Jusqu'à 20° les eaux sont considérées comme froides, elles sont tièdes jusqu'à 30°, au-dessus elles sont chaudes jusqu'à 35° et de 36° à 45° et au-dessus elles sont très chaudes. Mais il faut bien remarquer que chaque source a une remarquable constance de température.

Minéralisation, caractères physiques et chimiques. — La minéralisation des eaux est généralement en rapport avec la nature des terrains qu'elles traversent. Certaines eaux tiennent en suspension des éléments qui se précipitent au contact de l'air, des bulles de gaz qui s'échappent, des algues, des infusoires (conferves). La plupart conservent leur homogénéité, d'autres présentent le phénomène du blanchiment. Elles sont ordinairement sans odeur, excepté les sulfureuses, qui rappellent les œufs couvés. Ce sont aussi celles qui ont la saveur la plus caractéristique.

Certaines eaux sont salées, amères, rappellent plus ou moins la lessive ; les eaux chargées de gaz qui ont une saveur acidulée plus ou moins piquante sont les plus agréables. Enfin, beaucoup sont insipides, ce qui a une certaine importance quand il s'agit de les administrer aux enfants.

Il est des sources dont les eaux recouvrent d'un dépôt calcaire tous les objets qu'on y plonge. Telles sont, parmi les sources qui nous intéressent en thérapeutique infantile, les eaux incrustantes ou pétrifiantes de Saint-Nectaire.

Il en est qui, en traversant un terrain bourbeux ou limoneux le minéralisent, ce qui constitue les *boues* D'autres fois, elles déposent leurs conferves ou leurs produits de décomposition imprégnés d'eau minérale formant ainsi une sorte de limon végétal comme à Néris, Bourbonne, Luchon, etc.

Mode d'administration des eaux. — Ce facteur joue un rôle d'une importance comparable au dosage des médicaments, aussi vais-je l'étudier en exposant les effets physiologiques des eaux minérales.

EFFETS PHYSIOLOGIQUES DES EAUX MINÉRALES

La pratique des eaux minérales fondée sur l'empirisme qui a fait employer des stations que le succès avait consacrées et en quelque sorte spécialisées pour certaines maladies tend de plus en plus à entrer dans une voie plus scientifique depuis que l'on a analysé les eaux et expliqué les résultats cliniques par l'étude des effets physiologiques.

Généralement les enfants envoyés aux eaux y suivent un traitement complexe, toutefois on peut au point de vue de l'action des eaux considérer comme pour tout médicament, leur emploi à l'usage externe et à l'usage interne.

Bains. — Les *Bains* constituent le plus typique des moyens externes. Les différences dans les effets obtenus aux diverses stations prouvent surabondamment l'action propre de chacune d'elles. S'il est admis après des observations nombreuses et concluantes que les principes minéralisateurs des eaux n'entrent point par la peau dans l'économie ainsi qu'on l'a cru longtemps, il n'est pas moins vrai que les bains salés par exemple, qui sont les plus employés chez les enfants, déterminent une excitation cutanée et modifient les mutations nutritives. De même les bains d'eaux carbo-gazeuses augmentent la sensibilité tactile de la peau plus que ne le feraient des bains d'eau simple. C'est ce qui ressort des travaux de Benecke Rohrig, Zuntz, Keller, Gauly, etc.

Mais si les principes dissous dans l'eau ne pénètrent pas dans l'économie, ils imbibent avec l'eau les couches épidermiques, d'autant plus que l'eau est plus chaude. Dans nombre de stations, la balnéation seule suffit à produire un léger état pathologique qui a été appelé la *fièvre thermale*. C'est une excitation spéciale avec malaise, accélération du pouls, quelquefois une élévation modérée de la température ou même une poussée éruptive qui n'est chez certains enfants qu'une manifestation cutanée ancienne réveillée. Cette poussée qui se produit après les premiers bains, loin d'être une contre-indication au traitement est d'un pronostic favorable au résultat définitif des eaux.

Bains de boues. — Les *bains de boues* et les applications générales ou partielles de ces limons minéraux ou végétaux paraissent agir par la pression qu'elles exercent sur le corps et par le refoulement du sang de la périphérie au centre. A Dax où les boues sont employées sur une grande échelle chez les lymphatiques, elles produisent une excitation cutanée considérable et des effets résolutifs. Il faut reconnaître que les effets physiologiques déterminés par les applications de boues, qui sont indéniables, sont en somme insuffisamment déterminés.

Douches. — Il est difficile d'attribuer aux douches minérales une action différente de celle des douches simples, mais on verra de quelle importance elles sont pour amener la résolution des engorgements glandulaires des enfants lymphatiques, des organes hypertrophiés comme le foie ou la rate, etc.

Inhalation. — L'inhalation est un perfectionnement moderne non que les malades ne fissent jadis de l'inhalation sans le savoir, comme c'est le cas aux stations où il y a des émanations constantes d'hydrogène sulfuré, mais on en a fait un procédé particulier qui est longtemps demeuré la spécialité du Mont-Dore. On fait arriver de la vapeur forcée obtenue avec l'eau de la station, dans des pièces où les malades séjournent plus ou moins longtemps. Dans l'atmosphère de ces salles, qui sont à une température variant de 28 à 32°, on retrouve des particules minérales donnant la preuve que le médicament peut pénétrer ainsi dans l'organisme.

Humage. — Dérivé de l'inhalation, le *humage* consiste à respirer un mélange gazeux analogue à celui dans lequel est plongé tout le corps pendant la pratique des inhalations. Les gaz ou vapeurs qui se dégagent des sources sont à cet effet conduits mélangés avec de l'air atmosphérique dans des appareils en grès, munis d'un embout que l'enfant prend entre ses lèvres.

Pulvérisations. — Par la *pulvérisation* on fait passer l'eau minérale dans les voies respiratoires sous la forme d'une poussière fine. C'est un traitement topique local qui rend des services dans les affections de la gorge et du larynx.

Irrigations. — Je signale un procédé qui rend de grands services dans les maladies des fosses nasales chez les enfants : c'est l'irrigation qui se fait au moyen du siphon de Weber.

Eaux en boissons. — La cure interne se fait exclusivement par l'eau en boisson.

Les eaux prises à l'intérieur produisent des effets variables suivant leur nature, la quantité et la température de l'eau absorbée.

Toutes les eaux ont un effet commun qui est d'activer le renouvellement de la matière intra-organique. Dans tous les cas il importe que le médecin des eaux dirige le malade dont le traitement lui est confié et ne le laissse pas boire à tort et à travers des quantités qui au lieu de lui faire du bien pourraient aller à l'encontre de ce que l'on veut obtenir. C'est surtout indispensable quand il s'agit d'eaux extrêmement énergiques comme les eaux sulfureuses (eaux Bonnes) ou arsenicales (La Bourboule).

INDICATIONS ET CONTRE-INDICATIONS GÉNÉRALES

C'est seulement au cours des affections chroniques, dans des conditions bien déterminées, que les enfants en état de voyager sont envoyés à des stations thermales et il appartient au médecin d'appliquer à chaque cas la source qui lui convient.

Leur mode d'action souvent inexplicable varie suivant les maladies et aussi, du moins pour les enfants qui sont des êtres inachevés et en pleine période d'évolution, suivant le tempérament. Tantôt, en effet, elles s'adressent à la maladie elle-même comme c'est le cas pour certaines affections de la peau ou des muqueuses tantôt elles n'ont pas de prise directe sur elle, mais leur action favorable se produit sur la constitution du sujet, comme c'est le cas pour la tuberculose par exemple.

Aucune eau n'a, en effet, la prétention d'atteindre le bacille de Koch, mais nous verrons que certaines d'entre elles peuvent en relevant la constitution, en fortifiant la santé générale, l'armer pour résister à l'invasion bacillaire, se défendre longtemps et quelquefois en triompher. Toutes choses égales, chez les jeunes sujets vigoureux, à nutrition active, la résistance de l'organisme est proportionnelle à l'activité de la vie cellulaire et tous les moyens qui rendront cette vie élementaire plus intense seront les véritables agents prophylactiques et thérapeutiques.

Tantôt elles contribuent à modifier le tempérament tout entier, et à faire disparaître des dispositions soit lymphatiques, soit arthritiques et à s'opposer ainsi à une maladie qui trouve tout au moins sa cause prédisposante dans la constitution du sujet.

A part le rachitisme qui, étant une maladie du premier âge, nécessite une action précoce, ce n'est pas avant la seconde enfance, c'est-à-dire même vers la troisième ou la quatrième année de la vie, que l'on songera à déplacer les enfants pour les soumettre à un traitement hydrominéral qu'ils ne supporteraient peut-être pas très bien. Il faut donc mettre le jeune âge en tête des contre-indications générales à l'envoi aux eaux.

On n'enverra pas aux eaux minérales un enfant atteint de maladie aiguë ou de poussée aiguë d'une affection chronique, ni un enfant chez qui on reconnaît une tendance à la congestion ou aux hémorragies, ni un enfant atteint d'une affection organique manifeste du cœur, du péricarde ou des vaisseaux du poumon (tuberculose avancée) chaque fois que la fièvre prime la lésion (J. Simon), quand l'état général de consomption, ne permet pas de compter sur une action favorable; du rein (néphrite aiguë ou chronique) du cerveau (méningo-encéphalites chroniques, sclérose, etc. ; aucune eau au monde n'a d'action sur le cancer, dans aucun âge, ni dans l'hérédo-syphilis, bien que certaines stations soient indiquées pour relever la constitution des petits syphilitiques et favorable traitement scientifique.

S'il s'agit de choisir une station thermale entre plusieurs de la même espèce remplissant à peu près les mêmes conditions il y a diverses circonstances dont on devra tenir compte bien qu'elles soient en dehors de la valeur des eaux elles-mêmes.

Je ne parle pas de l'agrément ou des distrations qui n'entrent pas en ligne de compte s'il s'agit d'un enfant auquel il faut simplement un peu de place pour jouer en liberté quand le temps le permet, mais il est d'autres conditions importantes à examiner. Ce sont par exemple la proximité de la station, la facilité d'y accéder, l'installation et les ressources qu'on y trouve pour un enfant qui a besoin de petits soins auxquels il est accoutumé et, par-dessus tout, le climat que j'ai signalé comme un facteur de la cure thermale.

Il importe qu'un enfant qui va aux eaux ne trouve pas dans la localité où on l'envoie des conditions climatiques contraires à ses besoins. C'est souvent là la cause de l'insuccès de la médication thermale. Aussi dans l'examen rapide que je ferai des stations d'eaux minérales donnerai-je toujours une indication sur le climat.

CLASSIFICATION

Ce sont les éléments entrant dans leur composition qui ont fait diviser les eaux minérales en plusieurs classes suivant la prédominance de tel ou tel d'entre eux ou comme pour les indéterminées, d'après leur disette même des principes minéralisateurs, ce qui ne veut pas dire leur manque d'action.

Le tableau ci-après permet d'enbrasser d'un coup d'œil les eaux minérales les plus employées, d'après la classification donnée par Durand-Fardel, qui est elle-même dans ses grandes lignes, celle de l'*Annuaire des Eaux de France*. Je l'ai un peu modifiée en l'appliquant aux besoins de la médecine infantile.

TABLEAU GÉNÉRAL

DES PRINCIPALES EAUX MINÉRALES EMPLOYÉES CHEZ LES ENFANTS

Familles.	Classes.		Stations types.
Eaux chlorurées.	*Sodiques pures.* . .		Briscous. Salies. Salins.
	Bicarbonatées. . . .		La Bourboule. Saint-Nectaire.
	Sulfatées		Brides.
	Sulfurées.		Uriage.
Eaux sulfurées.	*Sodiques*		Barèges. Cauterets. Eaux-Bonnes.
	Calciques.		Aix. Allevard. Saint-Honoré.
Eaux bicarbonatées.	*Simples.*	Sodiques.	Vals.
		Calciques	Alet.
		Mixtes. .	Pougues.
	Chlorurées		Royat.
	Sulfatées		Contrexeville.
	Chlorurées sulfatées.		Carlsbad.
Eaux sulfatées.	*Sodiques*		Miers.
	Calciques.		Bigorre. Louèche.
	Magnésiennes		Montmirail.
Eaux ferrugineuses.	*Carbonatées.*		La Bauche. Renlaigne Spa.
	Crénatées.		Bussang. Forges.
	Sulfatées		Auteuil.
Eaux indéterminées.	*Eaux faiblement minéralisées.*		Luxeuil. Mont-Dore. Néris.
	Eaux de table. . . .		Evian.

CHAPITRE II

EAUX CHLORURÉES SODIQUES

Les chlorurées sodiques sont sans contredit les eaux les plus employées chez les enfants. Il suffira, pour admettre cette assertion, de considérer que dans cette classe entrent l'eau de mer et les sources thermales dont la composition s'en rapproche, toutes eaux appropriées aux petits lymphatiques et scrofuleux, qui sont légion. Ce sont des eaux d'une minéralisation aussi riche que variée, qui comportent dès lors des subdivisions que j'ai indiquées au tableau général des eaux minérales employées chez les enfants.

I. — Eaux chlorurées sodiques simples

La première classe, qui embrasse les eaux chlorurées pures, comprend des eaux froides ou chaudes, d'un goût salé, donnant quelquefois au palais une sensation de chaleur. Il en est qui sont chargées d'acide carbonique et qui sont plus facilement acceptées en boisson des enfants, et dès lors aussi plus indiquées pour une cure interne.

Le tableau d'ensemble que j'ai dressé des eaux chlorurées sodiques simples les plus employées m'évitera de donner, à propos de chaque station, une analyse détaillée dont il suffit de connaître une pour se rendre compte des autres. Ce qui importe, c'est, avant tout,

RICHESSE COMPARATIVE DES PRINCIPALES EAUX CHLORURÉES SODIQUES

STATIONS ET SOURCES	CHLORURES	CHLORURE de SODIUM	BROMURES	IODURES
Briscous-Biarritz . .	298,26	295,65	0,167	traces.
La Mouillère (Miserey.	290,30	283	0,10	»
Salies. Bayaa. . . .	247,31	245	0,16	»
Ischl.	236,90	236	0,06	»
Bex	159,61	156	traces.	traces.
Nauheim (Friedreich-Wilhelm).	34,1	29,2	»	»
Hamman-Melouane .	26,73	26,02	»	»
Salins	22,7	22,7	0,03	traces.
Monte-Catini	19,2	18,5	traces.	traces.
Soden	14,85	14,2	»	»
Salins-Moutiers. . .	11,00	10,7	»	»
Wildegg	11,85	10	0,01	0,02
Honbourg	11,22	9,8	»	»
Kreuznach (Elisenquelle)	11,30	9,4	0,04	traces.
Balaruc.	7,88	7	»	»
Wiesbaden	7,6	6,8	»	»
Kissingen.	6,32	5,8	»	»
Bourbonne	7,01	5,2	0,06	»
La Motte-les-Bains .	4,00	3,8	0,02	»
Bourbon-Larchambault.	2,2	2,2	»	»
Bourbon-Lancy . .	1,30	1,30	»	»

la richesse en chlorure de sodium. Plusieurs sources, qui contiennent plus ou moins d'iodures ou de bromures, sont indiquées à part en raison du rôle important que peuvent prendre ces substances dans une cure thermale.

Effets physiologiques. Boisson. — L'effet physiologique des eaux salines prises à l'intérieur, s'il s'agit des eaux faiblement chargées de sel (Salins-les-Moutiers, Nauheim), est d'abord d'exciter la sécrétion de la salive et du suc gastrique; elles augmentent l'acidité de l'estomac et favorisent la formation des peptones. Ceci ressort naturellement de ce que nous savons sur le rôle du sel pour produire l'acide chlorhydrique.

La dose est-elle un peu élevée, il se produit un effet purgatif soit par augmentation du péristaltisme, soit sans doute aussi grâce aux modifications que la solution salée imprime aux conditions de l'osmose intestinale (Hayem)[1].

Il est très probable que les effets produits ne sont pas les mêmes lorsque la forte dose de sel est représentée par une grande quantité de solution salée faible, que lorsqu'elle résulte de l'emploi d'une quantité relativement modérée d'une solution forte. Cette dernière exerce une action plus intense sur les phénomènes d'osmose. L'effet purgatif produit par l'usage des eaux minérales est parfois facilité par la présence, à côté du chlorure de sodium, d'une certaine proportion de sulfate de soude ou de sulfate de magnésie.

Le chlorure de sodium passe pour exciter, non seu-

[1] Hayem. *Leçons de thérapeutique*, 1894.

lement les sécrétions du tube digestif, mais aussi du foie et du pancréas.

Les recherches de Barral, Kaupp, Voit, Fedor, ont établi que le sel marin s'élimine principalement par l'urine, et que l'élimination complète par cette voie demande plusieurs jours. Elle s'accompagne d'une alcalinisation de l'urine (Salkouski). On admet que le sel facilite la diffusibilité des humeurs, ce qui permettrait à une partie de ce qu'on a appelé l'albumine circulante de se soustraire à l'action des éléments anatomiques. De là résulterait une augmentation dans la désassimilation des albuminoïdes, quand l'organisme est traversé par un excès de sel.

Voit, Kaupp, Bischoff, etc., attribuent au sel la propriété d'augmenter les excrétions azotées. Pour d'autres, l'iodure de potassium agirait de même, mais la faible proportion d'iodures ou de bromures contenue dans les eaux chlorurées ne paraît pas devoir exercer une action physiologique appréciable.

Action des bains et indications. — La balnéation joue le rôle important dans la cure chlorurée sodique. L'eau des bains contient de 1 à 10 p. 100 de chlorure de sodium, qui détermine des effets divers sur la peau. Celle-ci pâlit, puis rougit, et ne reprend sa couleur normale qu'au bout d'un temps variable d'une à plusieurs heures.

La peau peut être considérée comme une vaste surface nerveuse, sur laquelle les solutions salines viennent stimuler, d'une manière variable, les extrémités des nerfs périphériques, et par voie centripète les centres nerveux, régulateurs de la répartition du sang et de la nutrition élémentaire.

Nous savons, depuis Rohrig et Zuntz, que les excitations cutanées accroissent en même temps la consommation d'oxygène et l'élimination des divers produits des oxydations élémentaires.

Ces phénomènes ne se produisent pas dans un bain d'eau de Seine, quoi qu'on en ait dit. Beneke avait observé l'augmentation de l'excrétion de l'urée. Il y a donc exagération des combustions intra-organiques en général.

Les expériences de Keller ont bien montré les résultats constamment opposés qu'il a obtenus en expérimentant les bains salés comparativement aux bains d'eau douce.

Urines.	Bains simples.	Bains salés.
Quantité	Diminuée	Augmentée.
Chlorures.	Diminués	Augmentés.
Phosphates.	Diminués	Augmentés.
Azote.	Augmenté	Diminué.
Acide sulfurique . .	Augmenté	Diminué.
Poids corporel . . .	Augmenté	Diminué.

On voit que les bains salés diminuent l'excrétion azotée et le poids du corps, tandis qu'ils augmentent les éléments non azotés éliminés.

Voici maintenant les résultats obtenus par Gauly, qui a fait sur lui-même, à Salins, les expériences que lui a suggérées A. Robin et les conclusions que tire ce dernier de ces expériences fort intéressantes.

1. Bain au quart (6 p. 100 de sel) :

1° Il augmente légèrement (3 p. 100) les échanges

A. Robin. *Archives générales d'hydrologie*, 1892.

azotés de l'organisme, et active l'oxydation des déchets azotés de la désassimilation ;

2° Il diminue l'échange des matériaux organiques non azotés;

3° Il diminue l'acide urique (1,6 p. 100) et les matières extractives azotées (0,8 p. 100);

4° Il accroît légèrement la désassimilation des organes riches en phosphore (centres nerveux, système osseux);

5° Il diminue la quantité d'urine, par diminution légère de la tension artérielle;

6° Il augmente l'élimination des matières inorganiques, particulièrement celle des chlorures.

Indications thérapeutiques. — Le bain au quart sera réservé aux malades chez lesquels il n'y a lieu d'augmenter ni les échanges azotés, ni les oxydations; à ceux qui ont une tendance à maigrir; à ceux qui fabriquent de l'acide urique en excès.

2. Bain demi-sel :

Son action est plus profonde que celle du bain au quart; mais tout ne se borne pas à une simple exagération des effets produits par le bain au quart.

En effet :

1° Le bain demi-sel augmente de 12,2 p. 100 les échanges azotés et active de 0,9 p. 100 l'oxydation des déchets azotés de la désassimilation. Mais la désassimilation azotée totale croît plus que l'oxygène absorbé puisque malgré l'augmentation du coefficient d'oxydation, les matières extractives azotées augmentent de 1,6 p. 100;

2° Il augmente la formation et l'élimination de l'acide

urique, d'où son action probable sur les échanges des tissus collagènes, conjonctifs et fibreux;

3° Il diminue la désassimilation des organes riches en phosphore ou riches à la fois en azote et en phosphore;

4° Il augmente de 25,4 p. 100 la quantité des urines;

5° Il agit sur les matières inorganiques de la même manière que le bain au quart.

Indications. — Il est contre-indiqué chez les uricémiques, mais devra être employé quand il s'agira d'activer les échanges des tissus collogènes, conjonctifs et fibreux, c'est-à-dire dans toutes les affections ganglionnaires torpides, les manifestations scrofuleuses, les périostites, les hyperplasies conjonctives et les arthrites chroniques.

3. Bain pur sel :

Ce bain a une action mixte qui procède, en les accentuant, des effets des bains au quart et à moitié.

Ce fait est particulièrement curieux, puisqu'il démontre que chacun de ces bains possède une sorte de spécificité d'action qui est étroitement liée à sa concentration.

1° Le bain pur sel active les échanges généraux de l'organisme et spécialement ceux des matières albuminoïdes, dont il accélère aussi l'oxydation, d'où une diminution dans la formation de l'acide urique et des matières extractives azotées;

2° Il diminue la désassimilation des organes riches en phosphore ou riches à la fois en azote et en phosphore.

3° Il fait peu varier la quantité d'urine, ce qui correspond à une action minime sur la tension sanguine.

4° Il agit sur l'élimination des chlorures comme le bain au quart et demi-sel.

Indications. — Le bain pur sel, avec son action dominante sur les oxydations organiques, conviendra aux malades à nutrition languissante, à oxydations retardées, aux affections osseuses, aux déchéances nerveuses, aux rachitiques, aux névrosés, à certains anémiques, aux arthritiques uricémiques, aux malades intoxiqués par des produits d'oxydation imparfaite, à tous les individus dont il importe de reconstituer le système nerveux par voie d'épargne, tout en accélérant le courant d'assimilation, tout en restreignant les actes désassimilatoires.

La cure chlorurée sodique étant excitante et reconstituante des tissus azotés est indiquée, avant tout, dans le lymphatisme et la scrofulo-tuberculose. Ses effets sont surtout remarquables chez les jeunes sujets qui ne peuvent bénéficier de la thalassothérapie, en raison des contre-indications qu'ils présentent au séjour des plages. Les manifestations superficielles donnent des résultats plus rapidement appréciables que les états profonds de la tuberculose chirurgicale, mais dans tous les cas on obtient des succès qui placent au premier rang la balnéation chlorurée sodique dans la thérapeutique applicable à ces cas. Elles conviennent également dans le rachitisme, sous réserve des contre-indications générales des eaux minérales.

La balnéation chlorurée sodique, dit A. Robin, produit des effets vraiment merveilleux que tout médecin a certainement eu l'occasion de constater. Elle s'adresse avec le même succès aux anémies, à la chlorose, au lymphatisme et à la scrofule, au rachitisme, aux rhumatismes chroniques, aux affections chroniques des os et des articulations, etc. Cette médication joue donc, en hydrologie, un rôle de premier ordre, et l'on peut dire, sans craindre d'être taxé d'exagération, que lorsqu'elle n'est pas décisive, elle a, tout au moins, le rare mérite de préparer ou d'achever des guérisons qui n'auraient point été obtenues sans elle.

S'il s'agit des indications au traitement interne proprement dit, par les aux chlorurées appropriées, on doit citer les dyspepsies hypochlorhydriques, la constipation habituelle et l'obésité des lymphatiques.

Subdivision des eaux chlorurées sodiques simples. — Il est indispensable, d'après les effets différents de ces eaux, d'après leur richesse en principes minéralisateurs, de les diviser en fortes et faibles, les premières contenant plus de 10 p. 1,000 de chlorures, les secondes moins de 10 p. 1,000. Cette division est arbitraire, mais fort utile dans la pratique en ce qu'elle permet de se reconnaître au milieu du grand nombre des stations de cette classe d'eaux minérales. Dans certaines stations, en Allemagne notamment, on renforce l'action des bains par l'addition d'eaux mères qui sont les résidus d'évaporation des salines, où l'on prépare le chlorure de sodium industriellement. Ces eaux mères contiennent les principes solubles, desquels le chlorure de sodium s'est séparé en se cristallisant.

D'une manière générale, les chlorurées sodiques fortes sont surtout employées pour l'usage externe, les faibles pour le traitement interne.

Parmi les eaux chlorurées sodiques fortes, les plus employées en France sont Salies-de-Béarn, Salins, Salins-les-Moutiers, et les nouvelles stations de Briscons-Biarritz et de La Mouillère-Besançon.

En Suisse, il faut citer Bex et Rheinfelden.

En Allemagne, Nauheim, Soden.

En Autriche, Ischl.

En Italie, Monte Catini.

Briscous-Biarritz.

Les eaux du puits du Centre de Briscons sont amenées par une canalisation à Biarritz, où on a fait un établissement modèle. J'ai parlé du climat de cette station, je n'y reviens pas. Je fais seulement remarquer que le voisinage de la mer, dans bon nombre de cas, sera une raison pour que les enfants nerveux irritables soient envoyés de préférence à d'autres eaux similaires, dont le climat sera mieux approprié à leur susceptibilité.

Sources et modes d'emploi. — Voici l'analyse de l'eau du puits du Centre la plus riche de notre pays.

Chlorure de sodium.	295,659
— de potassium.	2,608
— de lithium.	traces
Bromure de sodium.	0,167
Iodure de sodium	traces
Sulfate de chaux	3,375
— de magnésie.	4,707
— de soude.	0,990
Silice et alumine	0,090
Matières organiques et non dosées. .	0,194
Total.	307,790

Les eaux mères sont surtout chargées de chlorure de magnésium. Elles contiennent, en effet, 25 centigrammes pour 10 grammes de bromures divers, par litre.

La cure est la même qu'à Salies ou autres stations, dont les effets nous sont mieux connus.

La Mouillère-Besançon.

Située dans le faubourg de La Mouillère de Besançon, cette station est aussi de fondation récente.

Sources et modes d'emploi. — Les eaux de la source de Mizerez ont de 11 à 12°, et sont amenées à l'établissement à l'aide d'une canalisation de 6 kilomètres. Là, elles sont chauffées au degré voulu.

Voici la composition des eaux de cette source encore peu connue d'ailleurs, pour une minéralisation totale de 298 :

Chlorure de sodium.	283
— de magnésium, potassium, calcium.	7,3
Sulfate de soude.	6,7
Bromure de potassium.	0,1

Et des eaux mères qui ont une minéralisation totale de 322 :

Chlorure de sodium.	235
— de potassium, magnésium. . .	71
Sulfate de soude.	12
Bromure de potassium.	2,2

Il existe aussi des sels d'eaux mères qui servent à l'exportation et contiennent par kilogramme près de

902 grammes de chlorures, dont 857 de chlorure sodique.

Les eaux sont employées en bains, compresses d'eaux mères, boues, inhalations et pulvérisations, douches générales et locales.

En outre, il existe à l'établissement une hydrothérapie à l'eau ordinaire.

Les *bains* se donnent comme à Salies. Leur température est de 32 à 38° quand on veut une action résolutive; elle est abaissée de 26 à 20° quand on veut un effet tonique. Leur durée est au début de cinq à dix minutes pour les enfants délicats ou nerveux, le double pour les autres. Les bains froids seront plus courts.

Les *compresses* d'eaux mères ou de boues recueillies au fond des réservoirs d'eaux mères s'appliquent sur les engorgements ganglionnaires.

Pour les *inhalations* et *pulvérisations*, on emploie l'eau salée ou l'eau mère étendue d'eau ordinaire et on les fait durer suivant les cas de cinq minutes à un quart d'heure.

Les *douches* nasales de même sont employées avec de l'eau plus ou moins étendue d'eau douce et leur durée dépend de la tolérance des enfants.

Les *douches générales* sont données à l'eau de la source convenablement chaude ou à l'eau douce.

Indications. — Quant aux indications, elles sont les mêmes que pour Salies ou les eaux analogues (voyez *Salies*).

Salies-de-Béarn.

La station de Salies est située dans un climat doux

qui permet le séjour des malades et la cure toute l'année.

Sources. — Je n'insiste pas sur les sources qui sont très riches (voyez le tableau comparatif, page 178) comme principes minéralisateurs et qui, comme quantité, peuvent fournir par jour 400,000 litres d'eau.

La température de l'eau est de 15°.

Les eaux mères de Salies ont la composition suivante :

	Par litre.
Chlorure de magnésium.	231,814
— de sodium.	44,172
— de potassium.	35,827
— de lithium.	1,05[illegible]
— de rubidium.	traces
Bromure de magnésium.	10,313
Iodure de magnésium	0,010
Sulfate de potasse.	21,830
— de soude	17,815
— de magnésie	15,055
	377,887

Les eaux mères s'expédient au loin et s'emploient à domicile.

Mode d'emploi. — Les *bains* sont donnés dans des baignoires en bois peu élégantes, mais au moins capables de résister à l'action de l'eau salée qui attaque les autres substances.

La température du bain pour un enfant est de 33 à 35° et dure une demi-heure au maximum. La moitié de ce temps est assez pour un petit lymphatique, tant soit peu nerveux.

Le bain est donné *pur sel*, c'est-à-dire avec la quantité nécessaire d'eau pure de Bayàa ou aux *trois quarts;* trois quarts de la quantité des sels indiqués pour un bain entier, l'autre quart étant de l'eau douce, ou de l'eau alcalinisée avec du bicarbonate de soude ou de l'eau d'amidon. Les bains *à moitié* et *au quart* ne renferment que la moitié ou le quart de la quantité de sels indiquée pour le bain entier.

En ajoutant aux bains des eaux mères, on en augmente l'action.

Effets physiologiques et indications. — Les enfants éprouvent dans le bain de Salies une sensation de cuisson, de picotements, la peau rougit et devient le siège d'éruptions diverses qui forcent parfois à suspendre la cure.

Ils supportent fort bien la cure, mieux même que les adultes qui offrent plus souvent la fièvre thermale. Sous l'influence du traitement, ils deviennent plus vifs, les joues se colorent, toutes les fonctions éprouvent une stimulation remarquable.

Salies-du-Salat.

Moins connue, la station des Salies-du-Salat (Haute-Garonne) dont les eaux contiennent 35 grammes de chlorure de sodium par litre répond aux mêmes indications. On ajoute en effet aux bains une quantité d'eaux mères variant de 1 à 50 litres.

Salins.

Salins, dans le Jura, jouit d'un climat tempéré tonique et fortifiant, l'air est souvent agité par les vents, les nuits sont fraîches en raison du voisinage des montagnes.

Sources. — Le *puits à Muire* donne une eau analogue aux précédentes, mais bien moins riche en sel; aussi y ajoute-t-on des eaux mères. L'eau en effet ne contient que 22 grammes de chlorure de sodium, mais l'eau mère a la composition suivante :

Chlorure de sodium	168	grammes.
— de magnésium	60	—
Bromure de potassium.	2	—
Sulfates de potasse, soude . . .	87	—

Dans un bain d'enfant de 100 litres d'eau de la source on a :

Bromure de potassium.	3 gr. 065
Chlorure de sodium.	2,274 gr. 515

Il y a aussi des sels d'eaux mères qui sont emportés et employés à domicile. Pour les enfants on en mettra dans un bain de 100 litres de 1 à 4 kilogrammes suivant les indications.

Emploi. — Les eaux s'emploient sous toutes les formes, mais le traitement est surtout externe et il consiste en bains de baignoire et de piscine. Celle-ci, une des plus vastes qui existent, contient 86,000 litres d'eau maintenue à 30°.

Le bain est de 36 à 38°.

Action physiologique et indications. — L'effet est celui qui a été indiqué plus haut pour les eaux chlorurées sodiques en général.

Les indications sont celles des eaux chlorurées de concentration moyenne.

Salins-les-Moutiers.

Salins-les-Moutiers (Savoie) offre un climat analogue à celui de Salins, chaud en été dans la journée du moins, frais le soir et le matin en raison des montagnes. L'établissement est à 492 mètres d'altitude.

Source. — La source a un débit de près de 6,000 mètres cubes par jour, d'une eau à 35°,5 claire, incolore et traversée de bulles de gaz que caractérise son goût salé et piquant.

Moins riches que les eaux précédentes puisqu'elles ne contiennent que 11 grammes de chlorure, les eaux de Salins-les-Moutiers ont l'avantage d'être un peu gazeuses et partant d'une digestion plus facile ce qui permet de les employer à l'usage interne.

Emploi. — On la donne en boisson aux enfants par fractions de verre pure ou additionnée d'un sirop quelconque.

Les *bains* durent une demi-heure et plus, et sont donnés à la température de la source ou plus chauds suivant l'indication.

On voit dans l'eau le corps se couvrir de petites bulles de gaz carbonique, la peau rougit, la circulation s'accélère et l'organisme entier et stimulé.

Les *douches* sont données dans le bain, et dépendent comme température et comme durée, du médecin.

On fait des *lotions* avec de l'eau de source sur les parties engorgées.

Les *boues* sont employées sous forme de cataplasmes

sur les engorgements ganglionnaires et sur les articulations malades.

Indications spéciales. — Outre les indications générales des eaux chlorurées, les eaux de Salins-les-Moutiers sont, grâce à leur acide carbonique, appropriées à un traitement interne. La faible proportion de carbonate de fer (0,013) et d'arsenic de ces eaux peut être prise en considération pour des enfants lymphatiques qui sont également chloro-anémiques, ce qui est commun.

Quant aux contre-indications spéciales, outre la tuberculose pulmonaire, il convient de citer l'éréthisme cardio-vasculaire.

II. — Eaux chlorurées sodiques faibles

Parmi les eaux chlorurées sodiques faibles, il convient de citer entre autres *Balaruc*, *Bourbon-Lancy*, *Bourbon-l'Archambault*, *Bourbonne*, *Lamotte-les-Bains* pour ne parler toujours que des stations françaises et des plus connues d'entre elles.

Balaruc.

Climat. — La station de Balaruc est située dans l'Hérault, au bord de l'étang de Thau près de Cette, qui est alimenté par la Méditerranée, dans un climat marin, chaud en été, tempéré il est vrai par les brises régulières de mer pendant le jour, de terre, la nuit. Les mois de juillet et août sont les plus chauds, mais les mois de mai, juin, septembre et octobre sont favorables à la cure thermale.

Sources. — L'eau provient de trois sources dont la principale, celle des Romains a une température de 48° et renferme seulement 7,045 de chlorure sodique.

Emploi. — Pour réveiller les fonctions digestives languissantes des enfants lymphatiques sans vouloir obtenir un effet purgatif, on donne l'eau à l'intérieur de une à plusieurs cuillerées à café par jour jusqu'à concurrence d'un demi-verre.

Les *bains* sont donnés avec l'eau pure ou additionnée des eaux mères provenant des salines de Villeroy.

Les *douches* générales sur la peau, les douches locales sur les engorgements glandulaires ou autres, les *lotions* tièdes sur les paupières, les *injections* ou *irrigations* dans les trajets fistuleux, les narines, etc., sont de pratique courante à Balaruc.

Les *boues* sont beaucoup employées soit telles que, soit additionnées d'eau des salines.

Indications. — Outre les indications générales communes à toutes les eaux chlorurées sodiques, Balaruc a une vieille réputation dans le traitement des paralysies. Il est indiqué de les employer dans ces affections quand elles ne présentent aucun symptôme d'éréthisme ou de congestion et qu'elles reconnaissent pour cause une maladie infectieuse, une intoxication, de même dans l'atrophie musculaire progressive, le rhumatisme chronique ou lymphatique.

Ces eaux essentiellement toniques et excitantes sont contre-indiquées chez les enfants nerveux et excitables, d'autant plus que la station est dans l'atmosphère marine.

Bourbon-Lancy.

Les eaux de Bourbon-Lancy (Saône-et-Loire) sont parmi les plus faibles des eaux chlorurées sodiques.

Climat. — Le climat de cette station est doux et tempéré.

Sources. — Il y a cinq sources qui ont une composition à peu près semblable (voyez le tableau) et qui se donnent en boisson, bains de baignoire et de piscine à eau courante, douches, inhalation.

Action.— L'action des eaux de Bourbon-Lancy est analogue à celle de toutes les chlorurées sodiques. A l'intérieur elles excitent l'appétit, stimulent les sécrétions et la digestion et les systèmes circulatoire et nerveux.

Les bains sont excitants ou sédatifs suivant la température.

Quant aux indications et contre-indications, elles sont celles de toutes les eaux chlorurées.

Bourbon-l'Archambault.

Située dans l'Allier, cette station de date récente, est dans un climat tempéré et sain.

L'eau est à 52° au Griffon, sa minéralisation est faible puisqu'elle correspond à 2 gr. 240 de chlorure et à 25 milligrammes de bromure.

L'eau est administrée en boisson, bains, douches, etc.

Bourbonne-les-Bains.

La station est dans un climat tempéré mais sujet à

de l'humidité et à des variations brusques grâce au voisinage des montagnes.

L'eau est très chaude (61°5). Une partie de cette eau trop chaude est mise dans de grands bassins de refroidissement, qui la ramènent au-dessous de 30°.

La saison est de juin à fin septembre.

Modes d'emploi. — Les eaux s'emploient en bains, douches, boissons, fomentations, injections, gargarismes et pulvérisations. On emploie aussi quelquefois des boues.

Le système nerveux est excité d'où il résulte de l'insomnie, des nuits agitées de cauchemars. Il y a de la céphalalgie, le cœur et la respiration sont excités ainsi que la digestion.

C'est pour cela que le *bain* ne doit pas dépasser une demi-heure, ni sa température 35 ou 37°.

Le traitement d'ailleurs est progressif et après les premiers bains seulement on ajoute la *douche* qui est de 2° plus élevée que celle du bain. Le petit malade la reçoit couché sur un châssis de toile tendu en forme de lit de façon à être dans le relâchement.

En *boisson*, l'eau passe d'autant mieux qu'elle est plus chaude; très chaude elle constipe, alors que tiède ou froide elle purge. C'est à la température de 30 à 50° qu'elle convient le mieux.

Après les premiers jours il se produit un peu de *fièvre thermale* et si le traitement a été très énergique une *poussée* à la peau et même alors quelquefois une véritable *ivresse* thermale.

Indications. — Grâce à leur thermalité et aussi à la façon dont elles sont administrées plus encore que par leur minéralisation, les eaux de Bourbonne sont excitantes et reconstituantes. Elles sont indiquées pour les sujets lymphatiques atones sans réaction franche, et dans le rhumatisme chronique, chez ces sujets. L'association des diathèses scrofuleuse et arthritique qui n'est point rare chez les jeunes sujets trouve dans ces eaux le traitement des manifestations articulaires chroniques auxquelles donne lieu cette association.

La Motte

Située dans l'Isère à 630 mètres d'altitude dans une vallée étroite et entourée de hautes montagnes cette station jouit d'un air pur et tonique sans humidité.

L'eau est chaude à la source (57 à 60° suivant la source) mais se refroidit dans son trajet pour arriver à l'établissement où elle est employée à 37°.

L'établissement est complet : bains, douches, inhalations, excellente hydrothérapie.

Les indications sont les mêmes que Bourbonne.

STATIONS ÉTRANGÈRES

Il existe à l'étranger un grand nombre de stations chlorurées sodiques. Je dirai un mot seulement de celles qui sont le plus à notre portée.

Bex.

Situé en Suisse dans la plaine du Rhône, jouissant d'un climat doux et sédatif plutôt qu'excitant mais tonique cependant, avec une température élevée en été, fort agréable en automne, Bex est une station chlorurée sodique chaude.

Les eaux sont fortement chlorurées (voir le tableau), et les eaux mères, riches surtout en chlorure de magnésium sont ajoutées aux bains quand on veut en augmenter l'effet.

Chlorure de magnésium	112,80
— de calcium.	10,39
— de potassium.	38,62
— de sodium	33,92
Bromure de magnésium.	0,65
Iodure de magnésium	0,08

Il existe une source *chlorurée sodique sulfurée* froide utilisée à titre d'adjuvant.

Modes d'emploi. — On administre l'eau en bains par addition à un bain d'eau douce ordinaire d'une proportion déterminée de 1,5 à 2,5 p. 100 de l'eau salée.

Après deux ou trois jours, on ajoute une petite proportion d'eau mère.

La température des bains est de 32 à 35°. Chez les lymphatiques mous, l'enfant ayant les pieds dans l'eau chaude du bain, reçoit une affusion fraîche ou froide de 10 à 20° et on lui fait ensuite une friction générale. On favorise ainsi singulièrement la réaction chez les plus inertes.

Les *compresses* imbibées d'eau mère soit pure, soit coupée d'eau douce sont appliquées sur les engorgements ganglionnaires ou autres, les *douches nasales*, d'eau additionnée d'eau mère ; les inhalations d'eau mère pulvérisée pure ou coupée sont mises en pratique à cette station où on boit peu d'eau salée; mais en revanche l'on boit l'eau de la source sulfureuse.

L'eau mère est donnée aux enfants à la dose croissante de une à plusieurs cuillerées à café. A dose faible elle constipe, tandis qu'à dose élevée elle est laxative. On la charge d'acide carbonique artificiellement pour l'administrer.

Creuznach ou Kreuznach.

L'établissement thermal n'est qu'un accessoire d'une vaste exploitation industrielle de chlorure de sodium.

Située dans la Prusse (province Rhénane, près de Mayence) dans un climat doux, sec, très chaud en été, la station de Creuznach n'a rien qui la fasse préférer à nos stations françaises.

La teneur en chlorure des sources varie de 1 à 17 grammes, ce qui est peu par rapport à nos stations de Salies, La Mouillère, Salins, etc., mais on élève le titre des bains en les additionnant d'eau salée concentrée des salines de Münster.

Modes d'emploi. — Indépendamment des divers modes d'emploi de l'eau, il faut noter comme spécial à Creuznach l'inhalation de l'air chargé de sel dans des bâtiments de graduation.

Hambourg.

La station chlorurée sodique de Hambourg (Prusse, province de Hesse-Nassau), au nord de Francfort, est située dans un climat doux et sec, fortifiant.

Caractères spéciaux des eaux. — Les eaux sont froides, mais elles ont comme caractère spécial d'être très chargées d'acide carbonique, ce qui les fait surtout employer en boisson. Leur minéralisation de 13,9 pour la source Elisabeth, avec 9,8 de chlorure de sodium, les classes parmi les eaux de concentration moyenne.

Modes d'emploi. — On les emploie en boisson, en bains chauffés par la vapeur, dans une baignoire à double fonds et on élève le titre de l'eau salée par de l'eau mère de Kreuznach ou de Nauheim.

Indications et contre-indications. — Les indications et contre-indications sont celles des eaux analogues. mais l'acide carbonique donne à ces eaux des qualités qui les font rechercher pour une cure interne dans le traitement des dyspepsies avec hypochlorhydrie, la constipation habituelle, l'obésité, outre leur emploi dans le lymphatisme, la scrofule, etc. De plus, comme elles sont ferrugineuses elles s'adressent à l'anémie, surtout à l'anémie des lymphatiques et des dyspeptiques.

Kissingen.

La station bien connue de Kissingen (Bavière) est analogue à la précédente par ses eaux et par son climat.

Les eaux sont aussi des chlorurées sodiques carbogazeuses froides, très excitantes en raison et du chlorure de sodium et de l'acide carbonique. Elles ont chez les enfants les mêmes indications que les précédentes et les suivantes : Nauheim et Soden, desquelles je n'ai rien de spécial à dire.

Wiesbaden.

La célèbre station de Wiesbaden (Prusse) a encore 23 sources d'eaux chlorurées sodiques chaudes légèrement gazeuses à minéralisation faible, reçoit diverses catégories de malades et s'applique plus au traitement interne.

Niederbronn.

Parmi les autres eaux chlorurées sodiques étrangères je citerai encore Niederbronn, dans la Basse-Alsace, qui est située sur les pointes orientales des Vosges et n'offre qu'une installation primitive. Ce sont des chlorurées sodiques non gazeuses.

Monte-Catini.

En Italie, la station chlorurée sodique chaude de Monte-Catini offre dans un climat chaud en été des eaux fortement chlorurées et d'autres moins riches qui ont les mêmes indications que les chlorurées sodiques et sont administrées de même.

III. — Stations chlorurées bicarbonatées

Contenant du chlorure de sodium et du bicarbonate de soude en des proportions sensiblement égales, ces eaux sont aussi bien à leur place dans les bicarbonatées chlorurées que dans les chlorurées bicarbonatées. Mais diverses qualités spéciales les rapprochent des eaux où prédomine le chlorure de sodium.

La Bourboule et Saint-Nectaire sont les deux stations importantes de cette classe qui ont leur emploi dans la thérapeutique infantile.

La Bourboule.

La station chlorurée bicarbonatée et arsenicale de La Bourboule qui est située à une altitude de 850 mètres dans la vallée de la Dordogne (Puy-de-Dôme), protégée au nord et à l'ouest, ouverte à l'est et au midi, jouit d'un climat doux et tempéré avec un air tonique, vif, qui en fait déjà une station hygiénique comparable à celles que l'on va trouver dans les montagnes de la Suisse.

COMPARAISON DES EAUX CHLORURÉES BICARBONATÉES

PRINCIPES MINÉRALISATEURS	LA BOURBOULE	SAINT-NECTAIRE
Chlorure de sodium. . . .	2,84	2
Bicarbonate de soude . . .	2,89	2
— de chaux, magnésie, potasse	»	1,1
Sulfate de soude	0,20	»
Arséniate de soude . . .	0,028	traces.
Acide carbonique libre. . .	0,0518	»

Les eaux sont représentées par les deux sources *Choussy* et *Perrière* résultant de forages artésiens qui ont absorbé toutes les anciennes sources et qui en réalité n'en font qu'une, car c'est la même eau. A la sortie du Griffon, l'eau a une température de 60° et pour une minéralisation totale de 6,4 elle offre la composition suivante que je mets en regard de celle de Saint-Nectaire.

Ce qui frappe dans la composition de cette eau remarquable entre toutes les chlorurées, c'est la présence de l'arsenic en des proportions telles qu'on ne les retrouve dans aucune autre. Elle contient, en effet, 28 milligrammes par litre d'arséniate de soude, c'était assez pour la mettre à part, en tête d'une famille d'eaux arsenicales ; on l'a fait, mais la spécialisation même des eaux de la Bourboule dans les mêmes cas où les chlorurées sont indiquées, doit lui faire conserver sa place à côté de celles-ci.

La température des diverses sources varie entre 10 et 56°. A la buvette elle est de 45°.

La saison de La Bourboule dure du 15 juin au 15 septembre et la cure est de vingt à trente jours.

L'eau s'administre en boissons, bains, douches, pulvérisations, inhalations.

En *boisson*, il faut tenir grand compte, pour les enfants, de la proportion considérable d'arsenic que contient l'eau de La Bourboule, aussi commence-t-on toujours par de petites doses que l'on augmente progressivement suivant la tolérance des voies digestives. C'est pourquoi il est de toute importance que ce soit le médecin qui dirige le traitement et qui règle la progression des doses d'eau à boire le matin, à midi et le soir, les fractionne et les multiplie encore si besoin est.

Administrée à dose modérée, l'eau excite l'appétit. Les troubles digestifs qu'on observe quelquefois à la station paraissent tenir bien moins à l'eau elle-même qu'au changement de régime. Toutefois, quand l'eau est prise sans règle ni mesure, elle donne lieu à de l'inappétence et à de l'embarras d'estomac. Les médecins suspendent l'eau en boisson pendant deux ou trois jours et tout rentre dans l'ordre.

Un des premiers effets consiste dans une atonie générale du système nerveux avec envies de dormir après les repas, fatigue musculaire, la constipation est un des phénomènes les plus constants. S'il y a de la diarrhée, elle est due aux refroidissements auxquels exposent les stations d'altitude.

Au bout de quatre ou cinq jours il se fait une poussée congestive du côté des capillaires et on voit alors s'exagérer toutes les manifestations morbides qui s'amendent rapidement ensuite.

Cette poussée congestive se fait aussi du côté du foie par suite de la prédilection de l'arsenic à se localiser sur cet organe, aussi ne doit-on pas envoyer à La Bourboule les jeunes sujets qui ont eu des accidents du côté de cet organe.

La respiration est facilitée et par l'arsenic et par l'altitude même. Il se produit quelquefois du coryza de la toux un degré plus ou moins prononcé de bronchite chez les sujets qui y sont prédisposés, ce qui résulte de la poussée congestive qui se fait de ce côté.

Du côté de la peau il se produit aussi des phénomènes (urticaires, papules, vésicules, furoncles, coloration brune à la base des ongles), comme conséquence de la poussée.

Le Dr Heulz a montré que l'eau de La Bourboule

diminuait les oxydations[1]. L'urée, les phosphates et les chlorures diminuent dans les urines, la désassimilation se ralentit, et il se produit une épargne sur les tissus riches en azote et en phosphore.

A la fin du traitement vers le vingtième jour, on voit apparaître des phénomènes de saturation analogue à ceux qui se sont montrés au début : inappétence, prostration auxquels s'ajoute de la diarrhée.

Les *bains* produisent une excitation particulière au mouvement qui s'atténue peu à peu en même temps qu'un bien-être général qui se traduit chez l'enfant par une plus grande aptitude au jeu.

La peau est assouplie par l'eau qui est onctueuse, mais vers le quatrième ou cinquième jour, la poussée se fait puis tout s'apaise de nouveau, la peau blanchit et s'assouplit.

Les bains, contrairement à l'eau en boisson, excitent la nutrition ; ils augmentent l'urée et les chlorures et font diminuer les phosphates. Ils activent les oxydations. C'est ainsi que le traitement a tout à la fois une action sédative et reconstituante.

On voit donc que suivant que la nutrition sera ralentie ou exagérée on pourra insister davantage sur la balnéation ou sur l'emploi de l'eau en boisson.

Pour expliquer cette différence d'action de la même eau employée de deux façons différentes, il faut admettre qu'à l'intérieur c'est l'action de l'arsenic qui est en première ligne, tandis qu'en bains, douches, piscine, etc., c'est le chlorure de sodium.

[1] Heulz. *Archives générales d'hydrologie*, 1894.

L'arsenic, en effet, comme on le sait depuis longtemps a la propriété de restreindre les échanges nutritifs et de produire l'engraissement.

Les *douches* de toute nature, générales ou locales (nasales, pharyngiennes, oculaires, auriculaires) sont administrées suivant le besoin ainsi que les pulvérisations et inhalations.

Les *inhalations* se font dans des salles où l'eau, à sa température naturelle, est poudroyée avec ou sans adjonction de jet de vapeur.

Indications. — Grâce à divers facteurs : le chlorure de sodium, l'arsenic, le bicarbonate de soude et un climat d'altitude, la Bourboule a des indications nombreuses et variées.

Avant tout les lymphatiques. Ceux qui ont la nutrition ralentie prendront surtout les bains; ceux qui ont des phénomènes de dénutrition seront soumis à l'usage interne des eaux. Il en sera de même des arthritiques.

On enverra à la Bourboule les enfants présentant des dermatoses ressortissant à l'une de ces deux diathèses qu'il s'agisse d'acné, eczéma chronique, lichen, psoriasis; les diabétiques maigres comme c'est le cas général chez les enfants, les affections des voies respiratoires telles que : coryza, angines granuleuses, catarrhe du naso-pharynx, asthme, bronchite chronique, tuberculose sans éréthisme ou hémoptysie, la cachexie paludéenne, l'anémie, la chorée.

Les contre-indications sont la disposition aux congestions, aux hémoptysies, les affections cardiaques.

Saint-Nectaire.

Située dans le Puy-de-Dôme à 784 mètres d'altitude au pied du mont Cornadore, dans une position saine et agréable où on jouit d'un climat tempéré, chaud au fort de la saison qui dure du 1er juin au 1er octobre, la station chlorurée bicarbonatée chaude de Saint-Nectaire convient parfaitement aux enfants.

La constitution de Saint-Nectaire est intéressante en ce sens qu'elle présente le chlorure de sodium et le bicarbonate de soude en des proportions égales, c'est au moins ce qui ressort de l'analyse de la source du mont Cornadore qui pour une minéralisation totale de 5,5 présente 2 grammes de chacune de ces substances. Elle partage donc les propriétés des bicarbonates faibles et des eaux faiblement chlorurées : elle agit ainsi à la fois comme reconstituante de la santé et comme excitatrice de la fonction gastrique. Elle est diurétique et rend l'urine alcaline.

De là ressortent les indications de cette eau tout à fait sans danger à administrer aux enfants, dans l'anémie, chez les lymphatiques, la dyspepsie avec hypopepsie, la constipation, les engorgements du foie, de la rate et des ganglions mésentériques.

IV. — Stations chlorurées sulfatées

Dans les eaux chlorurées sulfatées, divers chlorures s'associent à des sulfates. Tandis que l'action du chlorure s'atténue mais persiste les eaux prennent des qualités purgatives bien caractérisées comme dans les eaux de Brides chez nous, de Cheltenham en Angleterre.

Brides.

La station de Brides (Savoie) se trouve à une altitude de 570 mètres au bord du torrent du Doron dans un pays de montagnes où on jouit d'un climat doux, chaud pendant le milieu de la saison qui va du 15 mai au 15 octobre. Mais le torrent crée un courant d'air qui tempère la chaleur.

Les sources qui jaillissent près du torrent donnent 300 mètres cubes par jour d'une eau limpide, gazeuse, d'un goût fade, salin qui est à une température de 35° et offre la minéralisation suivante :

Chlorures de sodium, potassium, magnésium	1,72
Sulfates de soude, chaux, magnésie	3,60
Bicarbonate de chaux	0,43
— de fer	0,01

Elles s'emploient en boisson, bains de baignoire et de piscine sur la source même, et il y a une hydrothérapie complète. L'eau est transportée.

Action et indications. — Ces eaux à faible dose sont stimulantes de la digestion et diurétiques; à doses appropriées elles sont laxatives ou purgatives. De là leur indication dans la dyspepsie avec constipation, l'engorgement du foie et l'obésité des lymphatiques et des arthritiques.

Cheltenham.

Située dans le Gloucestershire en Angleterre, l'eau de Cheltenham remplit les mêmes indications à peu de chose près que les eaux de Brides.

V. — Stations chlorurées sodiques sulfurées

Les eaux de cette classe fort intéressantes en thérapeutique infantile contiennent du chlorure de sodium en des proportions variables et de l'hydrogène sulfuré libre. Elles sont chaudes pour la plupart. Il en est qui sont difficiles à séparer de cette classe comme le *torrent* de Saint-Gervais tandis que d'autres sources de la même station qui ne contiennent pas l'élément sulfuré sont mieux à leur place avec les chlorurées sulfatées.

Celles qui nous rendent le plus de services dans la pratique infantile sont *Saint-Gervais* et *Uriage* en France, *Lavey* en Suisse, *Aix-la-Chapelle* en Prusse, *Acqui* en Italie.

Saint-Gervais.

Située à 630 mètres d'altitude dans la Haute-Savoie, la station de Saint-Gervais détruite en 1892 a été rétablie dans une position plus favorable à l'abri de l'inondation.

La source du Torrent répond le mieux aux caractères d'eaux chlorurées hydrosulfurées. En effet, pour 1,77 de chlorure de sodium 2,87 de sulfates de soude, de chaux, de potasse et de lithine, 0,22 de bicarbonate de chaux et de magnésie, on trouve 3 centimètres cubes d'hydrogène sulfuré libre, aussi l'eau répand-elle une forte odeur d'hydrogène sulfuré. Une autre source analogue comme composition, la *Ferrugineuse*, contient 6 milligrammes d'oxyde de fer.

Les eaux s'emploient en boisson, bains, douches, inhalation, pulvérisation. Leur température varie de 39° à 42°. La saison est de vingt-cinq à trente jours, du 1er juin au 1er octobre.

On donne aux enfants un à deux verres de la source du Torrent avant les repas. Les bains ne dépassent pas dix à quinze minutes. C'est à la condition de n'être pas trop prolongés que les bains sont sédatifs.

On n'a point à craindre à Saint-Gervais, dit M. J. Simon, un éréthisme que développent si aisément les eaux fortement chlorurées ou fortement sulfureuses, excitation artificielle recherchée pour les sujets atones, affaiblis, lymphatiques qui, d'ailleurs, se trouveraient mal de leur séjour à Saint-Gervais.

Quoique réelle, effective, l'action des eaux de cette station est calmante. Elles éteignent l'ardeur si désagréable de l'eczéma, l'excitation du prurigo et des autres dermatoses; elles modifient même la peau qui, avant comme après les poussées inflammatoires, sans être positivement dans un état morbide, présente une sécheresse anormale, indice de son mauvais fonctionnement. Les jeunes filles atteintes d'acné, de nervosisme et en même temps de constipation opiniâtre, devront se rendre à cette station, si toutefois leur état de faiblesse, de chlorose et d'anémie ne constitue pas l'indication primordiale et ne réclame point, avant tout, une action tonique et reconstituante.

Uriage.

La station hydrosulfurée chlorurée d'Uriage (Isère) est située à l'altitude de 414 mètres dans une vallée agréablement aménagée, dont le climat est sain, la température chaude en été au milieu du jour, mais fraîche le matin et le soir.

L'eau marque 27° à l'émergence et doit être chauffée artificiellement. Elle contient 6 grammes de chlorure de sodium et 7^{cmc},3 de gaz hydrogène sulfuré. Il y a en outre quelques centigrammes de potassium, du sulfate de chaux, de magnésie et de soude, en tout 3,30; 0,55 de bicarbonate de soude et 2 milligrammes d'arséniate de soude.

Il y a aussi à Uriage une source ferrugineuse.

La durée du traitement doit être un peu plus prolongée que dans d'autres stations, ou mieux les enfants qui en réclament l'emploi feront deux petites saisons coupées par un intervalle de deux ou trois semaines que l'on pourra agréablement dépenser dans le voisinage.

Les eaux s'emploient en boisson, bains, douches, pulvérisations, lotions, fomentations.

Donnée à l'intérieur, l'eau, à faible dose, augmente l'appétit, stimule les fonctions digestives, augmente la diurèse et agit favorablement sur la nutrition. Elle constipe à dose faible, à dose élevée elle purge. Si les enfants ont l'estomac irritable, on leur donne l'eau coupée de lait ou de sirop.

Les bains sont toniques et fortifiants. Frais, ils calment le système nerveux. Chauds, à 35°, ils augmentent les forces et l'activité musculaire.

Il se produit, vers le dixième ou le douzième jour, une poussée qui se manifeste par des plaques érythémateuses, papuleuses, vésiculeuses, des furoncles, etc.

Les douches sont administrées aux petits malades couchés sur un plan incliné. Comme à Aix, le doucheur masse en même temps qu'il administre la douche. Pour cela il tient son tuyau sous l'aisselle et en dirige le jet sur les parties où ses mains pratiquent les massages.

Après la douche qui dure plus ou moins longtemps (huit à quinze minutes), le petit malade est séché et essuyé, puis il est conduit à la promenade ou bien il est enveloppé et transporté dans son lit où il transpire.

Les enfants qui s'enrhument aisément sont soumis à la douche écossaise qui les aguérit pour l'avenir aux changements de température.

Il y a des douches locales de toutes les formes adaptées à toutes les localisations morbides, nasales, cervicales, etc.

Salles de pulvérisation disposées pour le traitement des affections des yeux, des paupières, de la face, du conduit auditif, du pharynx.

Les lotions et fomentations sont pratiquées sur les points de la peau qui sont le siège de démangeaisons.

Indications. — Grâce à l'heureuse combinaison du soufre et de l'arsenic au chlorure de sodium les eaux d'Uriage sont indiquées dans le lymphatisme qui s'associe à l'arthritisme. Les manifestations cutanées telles que eczéma, ictère, psoriasis, acné, urticaire, furoncles, scrofulides, lupus, herpès, les manifestations du côté des muqueuses du nez, de la gorge, du conduit auditif, ce sont alors autant d'indications. Toutes les dermatoses avec manifestations du côté des organes des sens chez les lymphatiques ou arthritiques se trouvent bien d'Uriage.

Les enfants à constitution éréthique, ceux chez qui on redoute des poussées congestives et qui auront une affection cardiaque ne devront pas y être envoyés.

Lavey (Suisse).

Les eaux de Lavey, en Suisse, sont analogues aux précédentes, bien que d'une minéralisation bien moins riche. Si on trouve la même proportion d'hydrogène sulfuré, 3^{cme},5 il n'y a que 0,36 de chlorure sodique et on n'y rencontre pas d'arsenic, ni de bicarbonate de soude. En y ajoutant des eaux mères de Bex, qui est tout près, on compense le manque de chlorure.

L'eau est employée sous toutes les formes, et on trouve à Lavey une installation hydrothérapique complète des bains à l'eau du Rhône, la station étant située sur la rive droite du fleuve, et des bains de sable chauffé.

Indications. — La combinaison du soufre de Lavey et de l'eau mère de Bex est efficace dans les manifestations du lymphatisme et de la scrofule, les dermatoses et le rhumatisme chez les sujets lymphatiques.

CHAPITRE III

STATIONS D'EAU SULFUREUSES OU SULFURÉES

Les eaux sulfureuses, sans être aussi employées chez les enfants que les eaux chlorurées dont il vient d'être question, ont des indications bien précises qui justifient les détails dans lesquels je vais entrer sur les plus importantes d'entre elles.

Caractères généraux. — D'une façon générale, elles sont caractérisées par leur odeur si particulière due au dégagement de gaz hydrogène sulfuré, par la complexité de leur constitution et leur peu de principes minéralisateurs qui se comptent par milligrammes mais qui en revanche sont fort actifs. Le soufre est l'élément chimique qui les distingue. Il s'y trouve soit à l'état d'hydrogène sulfuré, soit à l'état de sulfure alcalin (de sodium, de calcium, de magnésium, de potassium). La *barégine*, qui est une substance organique due à un schizomycète, la *beggiatoa nivea* est un caractère de ces eaux aussi remarquable qu'il leur est spécial.

Elles comprennent deux variétés : les sulfurées *sodiques* et les sulfurées *calciques*.

I. — Eaux sulfurées sodiques

Les sulfurées sodiques dont le sulfure de sodium est le principe minéralisateur sont les plus importantes, celles qui embrassent à peu près le groupe entier des Pyrénées. Elles comprennent aussi un groupe qui émerge dans les Alpes du Dauphiné et de la Savoie.

Pour la plupart elles sont chaudes, de réaction alcaline et d'autant plus riches en principe sulfuré que la température est plus élevée. Elles sont très facilement altérables, aussi importe-t-il d'aller les prendre à la source même.

A. — Richesse comparative des principales eaux sulfurées sodiques

STATIONS	SOURCES	SULFURE DE SODIUM	CHLORURE DE SODIUM	TEMPÉRATURE
Sources chaudes :				
Bagn. de Luchon.	*Bayen. . . .*	0,077	0,082	71°,5
Barèges	*Tambour . .*	0,040	0,072	44°,1
Cauterets	*César. . . .*	0,023	0,071	48°,2
—	*La Raillière.*	0,017	0,059	58°,7
Eaux-Bonnes. . .	*Source vieille*	0,021	0,261	32°,7
Saint-Sauveur . .	*Des Dames .*	0,021	0,069	35°
Eaux-Chaudes . .	*Le Clôt. . .*	0,008	0,089	36°,2
Ax	*Vigurie. . .*	0,020	0,035	73°,5
Le Vernet. . . .	*Ursule . . .*	0,012	»	42°
Amélie	*Amélie . . .*	0,025	»	47°
Moligt.	—	0,014	0,016	37°
Source froide :				
Bagn. de Bigorre.	*La Bassine .*	0,032	0,205	12°,5

Le tableau ci-contre qui présente par ordre de richesse en sulfure de sodium les principales eaux de cette espèce.

Les eaux sulfurées calciques sont minéralisées par le sulfure de calcium ou par de l'hydrogène sulfuré libre, tandis que dans les eaux précédentes il ne se dégage qu'au contact de l'air.

Elles sont froides en général; au lieu d'être des eaux naturellement sulfurées comme les premières, elles le deviennent par suite des décompositions qu'elles éprouvent dans leur trajet au travers des terrains chargés de matières organiques, d'où aussi leur qualificatif d'eaux sulfurées accidentelles (Enghien, Pierrefonds, Schinznach, etc.).

Action physiologique des eaux sulfureuses. — Les eaux sulfureuses, en général, ont comme caractère commun d'être excitantes. La fièvre thermale n'est, nulle part, aussi marquée qu'aux stations sulfureuses. De là leur indication chez les sujets lymphatiques mous, atones, qu'il faut stimuler, et leur contre-indication chez les nerveux. Excitant, irritant même les voies digestives, elles produisent souvent de la diarrhée, surtout chez les sujets à entrailles délicates.

La couleur noire que prennent les selles serait due, d'après Stiff de Weilbach, à l'augmentation de la sécrétion biliaire. Ce même auteur pense que l'hydrogène sulfuré en agissant sur les filets sensitifs du nerf vague a ainsi, par voie réflexe, une influence sur les centres nerveux de la circulation et de la respiration.

Les sulfures alcalins ont des propriétés toniques sur les muqueuses et les plaies ulcéreuses. Ils sont éliminés en nature ou après s'être transformés en sulfates alcalins qui se retrouvent dans les urines.

Les bains sulfureux agissent comme excitants sur les nerfs cutanés. En outre, pendant le bain, il se produit une petite absorption d'hydrogène sulfuré par les voies respiratoires. C'est là quelque chose de spécial à ces bains.

L'élimination du soufre par les voies respiratoires et par la peau rend compte de quelques applications des eaux sulfureuses.

On verra que les eaux calciques moins alcalines, plus riches en principes minéralisateurs, représentent cependant une médication atténuée capable de remplacer les sources sulfurées sodiques dans les formes éréthiques des maladies qui réclament l'action des eaux sulfureuses.

A certaines stations, la température des eaux joue un rôle capital, dans d'autres c'est le mode d'administration de l'eau (inhalations spéciales par exemple); enfin pour d'autres il faut faire une large part au climat et aux conditions de séjour.

Amélie-les-Bains.

Située à la faible altitude de 276 mètres, dans une vallée fermée par de hautes montagnes, parmi lesquelles se trouve le Canigou au nord-ouest, Amélie-les-Bains, grâce à un climat doux qui en fait une station hivernale, avec une moyenne de 7 à 8° dans la mauvaise saison, est véritablement une station privilégiée. Aussi la saison dure-t-elle toute l'année, mais c'est l'automne qui est le moment le plus favorable pour la cure thermale. Il n'y a pas moins de dix-neuf sources de 31° à 65° donnant 4,000 mètres cubes d'eau par jour. L'eau subit le phénomène du blanchiement, elle est très altérable.

Comme les eaux similaires, les eaux d'Amélie sont administrées sous toutes les formes possibles, mais les inhalations qui se font dans de vastes pièces où on respire à une température de 18° à 24° le gaz sulfureux à l'état, on peut dire naissant, puisqu'il arrive directement des sources, sont particulièrement à recommander.

Après les *inhalations* qui au début produisent un peu d'anxiété, les sécrétions brônchiques deviennent abondantes et faciles.

En boisson, l'eau détermine parfois des nausées, de l'inappétence, de la diarrhée, puis la tolérance étant établie, il y a un retour de l'appétit et les fonctions digestives prennent une activité nouvelle.

Les bains, par leur action excitante, provoquent de la transpiration et de la diurèse, ainsi que de l'agitation et de l'insomnie, mais après une semaine environ, ils sont bien supportés.

Les douches, plus que les bains, provoquent une poussée à la peau, ou, en tout cas, des démangeaisons.

L'action excitante de ces eaux en contre-indique l'emploi chez les enfants excitables, sujets à de l'éréthisme cardio-vasculaire, mais grâce à leur faible proportion de sulfure, grâce à la douceur du climat qui permet d'y envoyer des enfants malades en toute saison, elles rendent les plus grands services quand elles sont bien indiquées. On les emploie le plus fréquemment dans les affections chroniques des voies respiratoires : pharyngites, laryngites, bronchites, la tuberculose pulmonaire, dans des conditions déterminées et en outre dans les dermatoses, le rhumatisme et particulièrement chez les sujets lymphatiques.

Argelès-Cazost.

Climat. — La station d'Argelès-Cazost, située à la faible altitude de 466 mètres, abritée par les montagnes voisines, jouit d'un climat doux, toni-sédatif.

Sources. — Les eaux sulfureuses sodiques froides (14°-16°) jaillissent à Cazost et sont amenées à Argelès par une conduite de 17 kilomètres. Il y a deux sources dont voici l'analyse sommaire :

	Grande Source.	Source Noire.
Sulfure de sodium	0,01	0,023
Sulfure de calcium. . . .	0,02	0,011
Chlorure de sodium. . . .	0,10	0,38

Outre ces éléments, on trouve environ 1 centigramme de bromures et iodures alcalins.

Mode d'emploi. — Ces eaux s'emploient en boissons, bains, douches, pulvérisations, etc. Elles sont transportées.

Indications. — Ces eaux froides, légèrement bromurées, moins excitantes que les sources chaudes des Pyrénées, sont indiquées chez les lymphatiques nerveux. Les chlorures et iodures les spécialisent encore pour le lymphatisme et les affections des voies respiratoires chez ces mêmes sujets.

Ax.

Climat. — Située à 720 mètres d'altitude, la station d'Ax est déjà parfaitement convenable pour une cure d'air, son climat est tonique et fortifiant et convient aux enfants capables de supporter l'air vif des montagnes.

Sources. — Il y a une soixantaine de sources dont plusieurs coulent dans les rues. Leur température est de 17° à 18° et leur proportion en sulfure de 0°,20.

Indications. — Elles ont leur emploi chez les lymphatiques mous atteints de rhumatismes chroniques, d'eczéma invétéré à forme atonique.

Bagnères-de-Luchon.

Climat de Luchon. — Luchon est adossée à la montagne de Super-Bagnères, à une altitude de 628 mètres, dans un climat doux, de moyenne humidité, mais avec de subits changements de température, grâce à la région montagneuse que cette station occupe, aussi importe-t-il d'avertir les familles qu'elles devront prendre des précautions convenables pour prévenir chez les enfants les refroidissements.

La saison dure de vingt-cinq à trente jours entre juin et septembre.

Sources. — La station est une des plus fréquentées des Pyrénées. On n'y compte pas moins de 77 sources qu'on a groupées en dix-neuf importantes, variant de 17° à 68° et donnant par jour plus de 300 mètres cubes d'eau.

La proportion de sulfure varie suivant les sources, offrant ainsi une gamme d'activité très-étendue.

Elles sont très altérables, les sulfures se transformant en sulfites et hyposulfites dès la sortie du Griffon, donnent à l'eau l'aspect laiteux bien connu qui constitue le phénomène du blanchiment. Il faut savoir que c'est cette modification de l'eau qui lui donne ses qualités sédatives.

D'ailleurs il est des sources excitantes et des sources sédatives. Les excitantes sont représentées surtout par la *Reine*, la *Grotte*, *Richard;* les sédatives sont *Etigny*, *Ferras*, *Bosquet*, *Baden*, la *Blanche*.

Il y a une source sulfureuse saline dite *Froide*, qui est employée aux bains pour les mélanges. Il y a aussi des sources ferrugineuses à base de sulfates et de crénates. Je n'insiste pas.

Modes d'emploi. — On les emploie sous toutes les formes : boisson, bains, piscines à natation, douches, gargarismes, pulvérisations; inhalations du gaz recueilli sur les sources ; étuves placées au-dessus des sources et creusées dans la montagne même.

Action physiologique et indications. — A l'intérieur l'eau est excitante, l'action se portant surtout sur les muqueuses et la peau, mais le grand nombre et la grande variété des sources permettent de proportionner le médicament à l'effet que l'on veut obtenir et au tempérament, à l'âge du sujet.

L'action stimulante de Luchon s'adresse surtout aux enfants lymphatiques, présentant des manifestations de la scrofulo-tuberculose, du rhumatisme chronique, les affections non tuberculeuses des voies respiratoires (pharyngites, bronchites), des dermatoses pustuleuses ou suintantes, de l'hérédosyphilis.

Contre-indications. — On ne saurait faire appel à Luchon même dans ces affections si, au lieu d'enfants lymphatiques, on avait affaire à des sujets excitables, à constitution éréthique, ni lorsque les affections ne sont pas franchement chroniques ou qu'elles offrent une tendance à repasser à l'état aigu, ou à produire des poussées congestives.

Barèges.

Les eaux sulfureuses et faiblement chlorurées de Barèges sont parmi les plus puissantes des Pyrénées et leur altitude de 1,232 mètres est un facteur d'autant plus important de la cure, que ces eaux s'adressent surtout à nos petits lymphatiques torpides atteints de tuberculoses locales profondes des os ou des articulations et dont il faut exciter les fonctions de la nutrition. Le climat est tonique, excitant même ; qu'on n'oublie pas, en effet, que Barèges est entourée de hautes montagnes, dont quelques-unes sont couvertes de neiges éternelles.

Les sources, au nombre de dix, sont parmi les plus fortes et les plus excitantes des Pyrénées et d'autant plus qu'on s'adresse aux plus chaudes et aux plus riches en sulfure.

Modes d'emploi. — On les emploie sous toutes les formes. Les bains très chauds sont donnés plus courts que les bains de piscine où certains enfants sont laissés une heure (lymphatisme, scrofulo-tuberculose) à une température constante, pendant qu'ils boivent une quantité d'eau proportionnée. Les douches générales ont peu de chute et constituent une véritable étuve sulfureuse. Il y a aussi des douches locales, filiformes destinées à combattre les engorgements ganglionnaires.

Action physiologique et indications. — La caractéristique des eaux de Barèges, commune aux eaux des Pyrénées, est l'excitation amenant une stimulation générale de l'appétit, donnant lieu aussi à de l'embarras d'estomac et à de la constipation, de la céphalalgie, de l'insomnie, etc. Voilà pour l'usage interne. Les bains eux-mêmes donnent lieu à une stimulation analogue, allant jusqu'à produire un mouvement fébrile, une poussée à la peau sous forme d'élevures rouges démangeantes.

De là l'emploi de Barèges dans la scrofulo-tuberculose chirurgicale des os et des articulations, les dermatoses de même origine, le rhumatisme chronique.

Avant tout, la lésion justiciable de Barèges, dit le Dr Grimaud[1], est dans les meilleures conditions possibles, quand elle est à l'état torpide, c'est-à-dire dépourvue de symptômes aigus ou subaigus, exempte de sensibilité spontanée ou provoquée, et susceptible de recevoir sans une impression trop vive le coup de fouet thermal destiné à opérer dans son intimité une action perturbatrice.

Nous enverrons donc à Barèges avant tout, les sujets lymphatiques qui ont besoin d'une forte excitation, les

[1] *Des effets résolutifs de la médication de Barèges* in *Annales de la Société d'hydrologie médicale de Paris.* T. XXXVII, p. 841.

enfants atteints des manifestations profondes de la tuberculose chirurgicale que la mer ou les eaux chlorurées sodiques n'ont pas guéris et qui ont dépassé l'âge de six ou sept ans. Nous y enverrons, dans ces conditions, les fistules, caries, nécroses, ostéo-arthrites, tumeurs blanches, engorgements ganglionnaires invétérés, etc., que nous rencontrerons chez les jeunes sujets lymphatiques, mous, torpides, en puissance de tous leurs moyens de résistance, capables dès lors de supporter les eaux et le climat. On enverra donc à Barèges tous ces enfants, à la condition qu'ils ne présentent ni tuberculose pulmonaire ni d'affection cardiaque, ni de disposition à l'éréthisme cardio-vasculaire ou à de l'excitation nerveuse.

Cauterets.

Climat. — Située dans les Hautes-Pyrénées à une altitude de 932 mètres. Cette station jouit d'un climat doux, mais avec des variations rapides contre lesquelles les familles doivent être mises en garde. L'air y est assez humide et sédatif, les vents sont éloignés par les hautes montagnes mais il pleut souvent.

Sources. — Il n'y a pas moins de vingt-quatre sources donnant 1,500 mètres cubes d'eau par jour, et variant de température et de richesse en sulfure comme à Luchon, de sorte qu'on peut y trouver tous les degrés d'action et toutes les applications de la médication sulfureuse.

Les sources qui conviennent le mieux pour le traitement externe des enfants lymphatiques sont :

César, avec 48°, 2 de température et 23 milligrammes de sulfure de sodium;

Les Espagnols, 48°, 20 milligrammes de sulfure. Ce sont celles qui ont le plus de stabilité dans leur sulfuration.

En boisson, c'est la Raillière qui est la plus employée; elle contient 17 milligrammes de sulfure. César est également donnée en boisson. Tous les modes d'administration sont usités à Cauterets.

Action physiologique. — En boisson, les eaux stimulent les fonctions digestives et activent les mutations nutritives. L'élimination du soufre, par la peau et les muqueuses, explique la poussée et la diarrhée observées assez souvent. L'action névrosthénique générale aboutit à une stimulation des sujets lymphatiques torpides.

Ces eaux comportent les mêmes contre-indications que les autres eaux sulfureuses : jeunes sujets excitables ou disposés à de l'éréthisme cardio-vasculaire. Elles sont indiquées chez les enfants lymphatiques ou scrofuleux atteints d'affections chroniques des voies respiratoires. Un avantage qui fera surtout choisir Cauterets, pour les enfants, c'est la possibilité d'y trouver des sources telles que la Raillère et Mauhourat qui, prises à l'intérieur, s'appliquent à la fois aux affections de l'appareil respiratoire et aux dermatoses, souvent liées chez certains arthritiques.

Eaux-Bonnes.

Climat. — La station d'Eaux-Bonnes qui se trouve à l'extrémité du village de ce nom, dans une vallée enserrée de hautes montagnes, est disposée sur une sorte de plateau contre une paroi de rocher, à 748 mètres d'altitude. C'est-à-dire que la station est parfaitement convenable pour la catégorie de malades qui réclame ces eaux : pureté de l'air, abri des vents, mais on doit se défier de la fraîcheur du matin et du soir, ainsi que des abaissements subits de température qui suivent les orages.

Sources. — Il y a cinq sources : Vieille 33°, Nouvelle 31°, d'En-Bas 28°, d'Orteig 22°, Froide 12°.

Les eaux de la *source Vieille* qui est la plus importante de cette station, où il y a en somme peu d'eau, contiennent seulement 21 milligrammes de sulfure.

C'est la source *Vieille* qui est administrée en boisson, à la dose de quelques cuillerées seulement au début, le médecin de la station élevant la dose suivant qu'il le juge à propos.

Les procédés balnéaires sont restreints, à Eaux-Bonnes, par la pénurie même de l'eau. On y trouve cependant une installation complète d'hydrothérapie.

Modes d'action et contre-indications. — L'action physiologique des Eaux-Bonnes est essentiellement excitante, ce qui, je le dis tout de suite, en contre-indique l'emploi chez les jeunes sujets nerveux, disposés à l'éréthisme cardio-vasculaire ou à des congestions de l'arbre aérien, de même que ceux qui ont une disposition marquée à la diarrhée. J. Simon, en principe, n'envoie pas à Eaux-Bonnes les enfants au-dessous de dix ans. Il se contente, quand ces eaux sont indiquées, de conseiller leur emploi à domicile.

Sous l'influence même de faibles doses, on observe

de l'exacerbation des affections que l'on veut traiter : la toux et l'insomnie surtout reviennent chez les enfants ou les adolescents que l'on soumet au traitement, puis tout rentre dans l'ordre si la cure donne les résultats désirés.

Indications. — Leurs indications sont, avant tout, les inflammations chroniques de la muqueuse des voies respiratoires, particulièrement chez les sujets lymphatiques.

Labassère.

Parmi les nombreuses sources de Bagnères-de-Bigorre, il y a deux sources sulfurées sodiques froides : Pinac et Labassère. Celle-ci jaillit à 12 kilomètres de Bigorre où elle est transportée, chaque jour, dans des barils de 20 litres, bouchés à la source aussitôt remplis, avec un cône de caoutchouc que comprime une armature de fer. On la transvase à l'aide de siphons dans des récipients de porcelaine qui servent à alimenter la buvette et on la chauffe, à l'aide d'un appareil particulier sur lequel je n'ai pas à insister ici.

Action physiologique, — Analogue aux autres eaux des Pyrénées, la source de Labassère, qui est froide et se transporte partout, contient 0,046 de sulfure de sodium et 0,20 de chlorure. Elle s'adresse surtout aux affections des voies respiratoires.

Le Vernet.

Climat. — Située dans les Pyrénées-Orientales, à 30 mètres d'altitude, au pied du versant nord du Canigou, dans une vallée exposée au mistral, la station du Vernet jouit d'un climat doux, surtout en hiver, avec peu de pluie, des journées claires, des pluies rares.

Sources. — Les eaux contiennent, suivant les sources, une quantité de sulfure de sodium qui atteint 42 milligrammes pour la source du *Torrent*.

Emploi et indications. — Elles s'emploient sous toutes les formes et comme elles sont des sulfurées sulfitées, ou dégénérées, elles sont moins excitantes, d'où leur indication chez les sujets à constitution éréthique, dans les affections catarrhales chroniques des voies respiratoires, les rhumatismes, les dermatoses, l'hérédo-syphilis.

Malgré les qualités de ces eaux, parfaitement appropriées à la pratique infantile, le Dr Sabourin, qui exerce au Vernet, y voit peu de jeunes sujets.

Molitg.

La station de Molitg, située aussi dans les Pyrénées-Orientales, est analogue comme climat au Vernet. Les eaux sont moyennement sulfurées (0,014 de sulfure), onctueuses au toucher et ne se troublent pas à l'air.

Mode d'emploi. — Elles s'emploient en boisson, bains, douches et inhalations.

Action physiologique et indications. — Modérément excitante, cette eau remplit les indications des sulfurées sodiques analogues et convient aux sujets nerveux, excitables, atteints de dermatoses : eczéma, impétigo, psoriasis, ichtyose, lupus, et de rhumatismes chroniques, de bronchite chronique, etc.

Olette.

Climat. — Située aussi dans les Pyrénées-Orientales, la station d'Olette se rapproche du Vernet par ses qualités et son voisinage.

Elle est à 700 mètres d'altitude, son climat a les caractères des climats de montagne, avec une grande différence entre la température du jour et de la nuit.

Sources. — Les sources sont nombreuses, une cinquantaine, et varient de 27° à 78°, et de 1 à 30 milligrammes de sulfure. Les eaux blanchissent par précipitation du soufre. Elles s'emploient sous toutes les formes.

Action et indications. — Leurs effets varient suivant les sources; les sources les moins sulfurées, qui sont des dégénérées, sont sédatives.

Olette est indiquée dans les mêmes conditions que le Vernet.

Challes.

J'ai dit que, en dehors des eaux sulfureuses des Pyrénées, il y avait un autre groupe dans les Alpes du Dauphiné et de la Savoie. Dans ce groupe, il y a une eau extrêmement remarquable par sa composition complexe et les services qu'elle rend dans la médecine infantile, c'est Challes.

Caractères et composition. — L'eau sulfurée bicarbonatée, sodique, iodobromurée et faiblement chlorurée de Challes, qui se rapproche des eaux des Pyrénées, s'en distingue déjà parce qu'elle est froide (10°), mais elle diffère en réalité de toutes les autres eaux sulfureuses par son exceptionnelle minéralisation.

Voici sa composition, qui mérite d'être donnée à part :

Sulfhydrate de sodium.	0,359
Carbonates de chaux, magnésie . . .	0,11
Carbonate de soude.	0,59
Chlorure de sodium.	0,15
Iodure de sodium	0,012
Bromure de sodium	0,0037

Mode d'emploi. — A l'usage interne, l'eau de Challes s'administre à petites doses aux enfants qui la boivent à la température de la source. C'est le médecin de la station qui est le meilleur juge de la dose qui convient dans chaque cas.

Les *bains* sont donnés avec de l'eau ordinaire additionnée d'une quantité d'eau sulfureuse, variable suivant l'âge, de 5 à 15 litres. Il existe une station hydrothérapique complète. On fait des *inhalations* froides, dans une atmosphère modifiée par l'hydrogène sulfuré. Des *pulvérisateurs* à vapeur permettent de diriger le jet dans la gorge, les narines, etc.

On fait des *irrigations* à l'aide du siphon de Weber, des gargarisations avec l'eau tiédie au bain-marie.

L'eau de Challes se conserve et se transporte pour la cure à domicile.

Mode d'action. — En boisson, l'eau de Challes détermine des phénomènes d'excitation qui se manifestent quelquefois immédiatement après l'ingestion. C'est, d'après Royer, une ivresse passagère. Elle est facile à digérer, excite l'appétit et les forces, après quelques jours de son emploi.

L'hydrogène sulfuré s'élimine par la peau et surtout par les poumons, déterminant de l'hypersécrétion bronchique; par les reins, provoquant de la diurèse avec élimination d'acide urique, d'urates, et alcalinisant l'urine qui contient alors de l'iode et des bromures. L'iode est aussi éliminé par la salive où on le retrouve.

Indications et contre-indications. — « L'étonnante activité des eaux de Challes, dit J. Simon dépend autant de l'abondance que des caractères de ses principes minéralisateurs. C'est à cette composition riche et variée qu'elle doit ses propriétés, qui méritent d'être plus connues encore qu'elles ne le sont, et qui s'adressent à ces états anémiques, chloro-anémiques profonds, voisins de la cachexie, à ces manifestations à tendance ulcérative, portant sur tous les tissus, aussi bien la peau que les muqueuses. » Aussi, nombreuses sont les indications de ces eaux : lymphatisme et scrofule que la mer ou les eaux chlorurées n'ont pu guérir, inflammations chroniques du nez, de la gorge, des amygdales, adénophaties des bronches, chez les lymphatiques ; adénites scrofulo-tuberculeuses, dermatoses chroniques, qu'il s'agisse d'eczéma invétéré, d'acné, herpès, ichtyose, impétigo rebelle du nez, lichen, psoriasis, ulcérations relevant de la tuberculose ainsi que les manifestations articulaires ou osseuses tenant à la même cause. L'ozène, si difficilement curable, est, d'après J. Simon, toujours amélioré à Challes.

La médication de Challes activant les échanges nutritifs, ce qui l'approprie si bien aux besoins des sujets lymphatiques torpides qui ne sont pas capables d'achever leurs oxydations et d'éliminer leurs résidus, ne pourrait que nuire aux mêmes sujets lymphatiques vifs, à réaction facile dont les combustions organiques ne s'accomplissent que trop bien et qui sont amaigris.

Marlioz.

L'eau sulfurée sodique froide de Marlioz est surtout employée à Aix-les-Bains dont elle est distante de 2 kilomètres.

Chez les enfants elle est surtout indiquée dans le catarrhe chronique du nez, du pharynx, du larynx, des bronches.

II. — Eaux sulfurées calciques

Aix-les-Bains.

Aix-les-Bains est une station hydrosulfurée calcique chaude dont l'établissement est ouvert toute l'année, mais qui n'est en pleine activité que du mois de mai au mois d'octobre.

Climat. — Le climat est sédatif, doux en mai, juin, et septembre, un peu trop chaud en juillet et août.

Sources. — Les deux sources du *Soufre* et d'*Alun* ont une température respective de 46°,5 et de 45°. Elles débitent environ 4,000 mètres cubes par vingt-quatre heures. Leur composition est sensiblement la même. (Voyez le tableau B.)

Modes d'emploi. — L'eau s'administre en bains de baignoires, grandes et petites piscines, douches de toutes sortes avec massages, bouillons ou étuves de vapeur, étuves à air chaud, bains de vapeur généraux ou locaux, inhalations, humages bains de pieds à eau courante.

Pour la boisson on donne l'eau de Marlioz, mais l'emploi de ces divers procédés varie, suivant les cas, et c'est le médecin de la station qui indique et surveille le traitement pour les enfants.

D. — Richesse comparative des principales eaux sulfurées calciques

STATIONS	Sulfure de calcium.	Hydr. sulfuré libre.	Sulfate de chaux.	Chlorure de sodium.	Total.	Température.
Sources chaudes :						
Aix-les-Bains.	»	0,003	0,092	0,030	0,493	44°
Saint-Honoré	0,032	0,070	»	0,305	0,671	30°
Schinznach (Suisse). . .	»	135cc,9	0,15	»	»	36°
Sources froides :						
Enghien (du *Nord*). . .	0,118	»	0,275	0,048	0,90	12°
Pierrefonds	0,015	0,002	0,020	0,020	0,349	10°
Allevard.	»	24cc,75	0,298	0,503	2,235	16°,7
La Lenk (Suisse). . . .	»	44,5	1,65	»	»	8°
Gurnigel (Suisse). . . .	0,004	15,1	1,30	»	»	8°

Action physiologique. — La cure, en effet, est d'une grande activité moins peut-être par la valeur intrinsèque des eaux que par leur température et le perfectionnement de leur administration.

Ainsi que le dit Durand-Fardel, la station d'Aix

pourrait être considérée, jusqu'à un certain point, comme fournissant surtout une médication hydrothérapique thermale. Ce qui veut dire que les propriétés médicamenteuses inhérentes à la constitution propre de ces eaux n'y joueraient qu'un rôle secondaire.

Indications et contre-indications. — On y recourra pour les enfants atteints de rhumatismes de toutes sortes. L'urée et l'acide urique augmentent sensiblement sous l'influence du traitement, ce qui justifie le traitement d'Aix chez les arthritiques.

De même on y verra les dermatoses ressortissant à l'arthritisme, au lymphatisme ou à la syphilis héréditaire.

Comme contre-indications, il faut signaler la tendance à la congestion et les affections du cœur, quoique nos idées se soient modifiées à cet égard depuis quelques années. Il faut certainement surveiller cet organe chez les enfants qui vont à Aix où il y a beaucoup de petits rhumatisants, mais les médecins de la station n'hésitent plus à les recevoir et ils ont vu des lésions récentes s'améliorer, grâce à un traitement bien dirigé.

Allevard.

A Allevard nous trouvons des eaux hydrosulfurées calciques froides.

Climat. — La station est à 465 mètres d'altitude dans un pays sain, un peu chaud pendant la saison (1er juin au 1er octobre) avec une température variable en raison de la proximité des montagnes, avec une humidité moyenne.

Source. — La source donne par jour 373 mètres cubes d'eau peu minéralisée, mais très sulfureuse puisqu'elle contient par litre 24,7 centimètres cubes de gaz hydrogène sulfuré.

Elle est claire, alcaline, une forte odeur d'œufs pourris, et se trouble à l'air en blanchissant.

Emploi. — On l'emploie en boissons, bains, douches générales, douches pharyngiennes de 26 à 32°. L'hydrothérapie y est installée au grand complet. L'inhalation froide se fait dans de vastes salles pouvant contenir 45 à 50 malades. L'inhalation chaude à 28° se fait dans des salles où le gaz de l'eau est mélangé avec de la vapeur.

Action physiologique et indications. — Stimulante de la digestion, grâce à l'acide carbonique qu'elle contient, l'eau d'Allevard est bien supportée par les enfants à constitution éréthique. Les enfants soumis aux inhalations, à la température normale de l'air, respirent de l'acide sulfhydrique, du soufre sublimé, moins d'oxygène et plus d'azote que dans l'air extérieur. Ils se trouvent ainsi soumis à un mode d'introduction rapide du soufre naissant mais mitigé par l'air non décomposé et par la prédominance de l'azote, conditions favorables pour calmer l'irritabilité des voies respiratoires au lieu de les exciter. Aussi, dit J. Simon, les eaux d'Allevard jouissent-elles de propriétés tout à la fois modificatrices et hyposthénisantes de l'arbre aérien.

Elle convient, chez eux, dans les angines et pharyngites granuleuses, le catarrhe chronique des muqueuses du naso-pharynx (douches pharyngiennes) et des bronches. Les inhalations gazeuses froides sont bien indiquées dans les affections chroniques de la muqueuse des voies respiratoires avec sécrétion abondante, et les inhalations humides chaudes dans les cas où il y a toux sèche et pénible sans expectoration, ce qui est la règle chez les enfants dans l'asthme, dans la tuberculose.

Les bains sont donnés dans les dermatoses : eczéma, lichen, psoriasis et surtout chez les sujets lymphatiques nerveux. J. Simon conseille beaucoup Allevard dans les dermatoses chez les sujets nerveux présentant en même temps de la bronchite chronique, de l'emphysème, de l'asthme de la toux quinteuse, etc.

Enghien.

Situées près de Paris, dans le département de Seine-et-Oise, les eaux hydrosulfurées froides d'Enghien, grâce au voisinage de la forêt de Montmorency, sont dans des conditions qui recommandent leur emploi pour les enfants de la capitale.

Ce sont des eaux accidentelles froides (10 à 14°) qui contiennent 30 centimètres cubes d'hydrogène sulfuré libre pour la source Richard, 18 pour la source Colle; de l'acide carbonique, de l'azote; de là leur succès en inhalation.

Modes d'emploi. — L'installation très complète de l'établissement thermal permet de les administrer sous toutes les formes : boisson, inhalations, bains, douches, etc.

Action physiologique et indications. — Bien supportées par les enfants, les eaux d'Enghien ont une action d'abord passagèrement excitante, suivie d'une atténuation des symptômes de catarrhe s'il s'agit d'une affection de l'appareil respiratoire. Elles n'offrent aucun danger et ne provoquent pas d'hémoptysie chez les sujets que l'on n'oserait pas envoyer à des eaux plus excitantes, comme celles des Pyrénées.

On les emploie aussi chez les lymphatiques ou les arthritiques atteints de dermatoses (eczéma, lichen, acné), de rhumatismes.

Pierrefonds.

Situées dans l'Oise, également près de Paris, dans un site agréable quoique un peu humide, les eaux hydrosulfurées calciques froides de Pierrefonds sont analogues à celles d'Enghien.

Par leur action modérément excitante sur la muqueuse des voies respiratoires, elles conviennent, chez les enfants, dans les affections chroniques des voies respiratoires et généralement dans tous les cas où les eaux d'Enghien sont indiquées.

Saint-Honoré.

Climat. — Située dans la Nièvre, à 300 mètres seulement au-dessus du niveau de la mer, dans un climat doux, sans brusques variations, la station hydrosulfurée calcique tiède de Saint-Honoré est parfaitement appropriée au traitement des enfants.

Caractères et composition. — L'eau est claire, onctueuse au toucher, alcaline, d'une sâveur et d'une odeur rappelant bien les eaux sulfurées. Outre les principes indiqués au tableau, on y trouve beaucoup de glairine et dans certaines sources, de l'arsenic (1 ou 2 milligrammes pour la *Crevasse*, 0mgr,7 pour les *Romains*, 0mgr,8 pour la *Grotte*).

Modes d'emploi. — Les eaux s'administrent en boisson, bains, piscine à natation à eau courante à 27°; inhalations dans des salles spéciales, où l'acide sulfhydrique et les autres gaz se trouvent avantageusement mêlés à l'air extérieur; pulvérisations, douches.

Administrées à l'intérieur, qu'elles soient prises par les voies digestives ou les voies respiratoires, en boisson ou en inhalation, elles sont bien supportées par les enfants. Leur sulfuration faible, leur thermalité peu élevée permettent, dit J. Simon, d'en faire usage chez les enfants, même un peu tourmentés par un mouvement fébrile léger, avec perte d'appétit ou répugnance à prendre des aliments.

Comme toutes les eaux sulfureuses, elles déterminent une légère excitation, à laquelle s'ajoute un effet tonique et reconstituant. A l'irritation passagère de la muqueuse des voies respiratoires succède une sédation générale qui fait que ces eaux sont indiquées chez les enfants atteints d'affections chroniques des voies respiratoires : catarrhe chronique du nez, du naso-pharynx, des bronches; dans les dermatoses, le rhumatisme, le lymphatisme des sujets éréthiques que l'on ne pourrait envoyer aux Pyrénées.

Gurnigel.

Deux ou trois stations étrangères voisines méritent une mention ici en raison de leur notoriété ou de certains avantages spéciaux qui les font rechercher pour les enfants.

Climat. — Pour Gurnigel (Suisse, canton de Berne), c'est l'altitude de 1,155 mètres qui, donnant à la station le caractère de climat de montagne, d'humidité moyenne avec un air vif, tonique, peut faire choisir cette station dans des cas déterminés. Les eaux sont des hydrosulfurées sulfatées calciques, froides.

Elles sont employées en boisson, bains, douches, pulvérisations, et produisent des effets analogues aux sources françaises précédemment énumérées.

Elles sont indiquées dans les mêmes conditions, mais ne conviendraient pas aux rhumatisants, en raison surtout du climat qui, en revanche, est excellent pour les chloro-anémiques.

La Lenk.

Située non loin de la précédente et dans des conditions climatiques analogues, la station de La Lenk a aussi des eaux hydrosulfurées calciques froides, riches en hydrogène sulfuré.

On trouve à La Lenk des inhalations froides d'hydrogène sulfuré sec, outre l'administration de l'eau en boissons, bains, douches, pulvérisations.

Les indications sont les mêmes que pour Gurnigel.

Schinznach-Wildegg.

Les bains de Schinznach sont situés en Suisse à une altitude de 343 mètres sur la ligne de Bâle à Zurich. C'est une station hydrosulfurée calcique chaude.

L'établissement est d'un aspect grandiose et les installations balnéaires, surtout le pavillon de l'atmiatrie, placent Schinznach au premier rang des stations thermales les mieux dosées.

Voici les affections principales pour lesquelles Schinznach est indiqué : les dermatoses chroniques, les engorgements scrofuleux des glandes et les ulcérations du tissu osseux, les affections catarrhales des muqueuses nasale, pharyngienne et bronchique.

A côté des bains sulfureux se trouvent des bains d'eau salée, bains électriques, bains de vapeur et on fait largement usage de l'eau iodobromée de Wildegg, qui se trouve dans le voisinage.

CHAPITRE IV

EAUX BICARBONATÉES

Les eaux alcalines ou bicarbonatées qui jouent, il est vrai, un rôle moins important chez l'enfant que chez l'adulte, doivent d'autant mieux être parfaitement étudiées des médecins d'enfants, qu'ils seront souvent appelés à constater l'abus qu'on en fait dans les familles.

J'ai souvent observé en effet chez des nouveau-nés de la diarrhée qui n'était entretenue que par un usage longtemps continué d'eaux de Vals ou de Vichy que les parents n'avaient pas cru devoir cesser après en avoir tiré un bon profit.

J. Simon a remarqué que, dans ces cas, les selles, au lieu de se régulariser deviennent plus liquides et plus fréquentes. Ce résultat, dit-il, dépend souvent de la qualité de l'eau, plus ou moins fraîche, de son degré de conservation et de sa température. Ainsi l'eau de Vals, en vidange, s'altère au bout de deux jours, produit de la diarrhée et il est des enfants à la mamelle que l'eau froide dérange et que la même eau attiédie soulage. On verra plus loin les indications et les contre-indications de ces eaux.

Effets physiologiques. — D'une façon générale, le bicarbonate de soude détermine des effets marqués particuliers sur le tube digestif et sur la nutrition.

Hayem n'hésite pas à considérer le bicarbonate de soude comme un agent de la médication reconstituante qui produit des résultats heureux, sur la nutrition en général, par suite de ses effets sur le tube digestif et sur les glandes annexes; en outre, d'après quelques auteurs, il modifie les aptitudes nutritives des éléments cellulaires.

Il existe cependant une grande différence entre l'action du bicarbonate de soude et celle des eaux bicarbonatées fortes. Il faut, peut-être, tenir compte de la supériorité de l'eau naturellement bicarbonatée sur une solution artificielle de bicarbonate sodique, de la constitution même de l'eau, de sa thermalité, du mode d'administration, des changements de milieu, etc.

Etant plus ou moins gazeuses, les eaux bicarbonatées par leur saveur légèrement piquante ou salée sollicitent la production du suc gastrique et déjà aussi de la salive.

En outre, elles stimulent les mouvements de l'estomac et de l'intestin.

Sous l'influence de fortes doses de bicarbonate l'alcalinité du sang augmente, l'urine devient neutre ou alcaline et augmente de quantité. De cette alcalinisation du sang résulte une action très favorable sur les métamorphoses régressives des albuminoïdes, et la transformation plus rapide et plus complète de l'acide urique en urée.

Mais la désassimilation des matières albuminoïdes est

ralentie d'une façon générale et ce qui s'en va quand le poids du corps diminue, c'est la graisse. C'est la cachexie alcaline » de Trousseau qui ne se produit que lorsque les doses de sels sont exagérées, tandis que dans les conditions d'une cure menée doucement, l'effet obtenu est tout opposé : c'est une action reconstituante.

C'est l'opinion de Durand-Fardel que les eaux bicarbonatées sont reconstituantes grâce à leurs propriétés assimilatrices, surtout pour les sujets anémiques plutôt que pour les lymphatiques.

Les eaux alcalines modifient les sécrétions bronchiques qu'elles fluidifient. Elles dissolvent l'acide urique en excès.

Indications. — Améliorant l'assimilation, ces eaux sont indiquées dans les maladies par ralentissement de la nutrition, dans l'arthritisme et les affections qui en dépendent. La dyspepsie acide, la gastralgie avec hyperpepsie, les affections de l'intestin et des glandes annexes, les affections catarrhales des voies respiratoires, le diabète, etc., sont les principales indications des eaux alcalines.

Pour les jeunes enfants nous retirons un grand profit de l'emploi à domicile des eaux alcalines faibles dans la *dyspepsie des nouveau-nés*, dans la dyspepsie des enfants sevrés et encore trop jeunes pour être envoyés aux eaux; dans les *congestions hépatiques*, la polycholie, dans tous les cas de surmenage ou de malmenage des voies digestives ou d'atonie, de paresse intestinale ou de constipation.

Contre-indications. — On a exagéré le danger des

eaux alcalines qu'on a accusées d'être débilitantes, mais ce danger est réel quand il s'agit d'enfants affaiblis.

La vaste classe des eaux alcalines contient un grand nombre de sources, assez différentes dans leur composition aussi bien que dans la spécialisation de leur emploi, pour qu'on les subdivise en plusieurs groupes.

Premier groupe. — Eaux bicarbonatées simples.

Les bicarbonatées simples se subdivisent encore en *sodiques*, *calciques* et *mixtes*.

Nombreuses sont les stations bicarbonatées sodiques simples. On y trouve en effet en France : Andabre, Bilin, Cusset, Le Boulou, Montrond et surtout Vals et Vichy, et à l'étranger, Apollinaris : Neuenahr, Obersalzbrunn, Passugg, etc.

Je dirai seulement quelques mots de Vals et de Vichy.

Vals.

La station de Vals (Ardèche) est située dans une vallée charmante. Il y a une quantité innombrable de sources parmi lesquelles il devient de plus en plus difficile de se reconnaître. Elles sont toutes froides, de 13 à 16° et très gazeuses, variant en teneur de bicarbonate de soude, de quelques décigrammes à 9 grammes.

La *Saint-Jean*, la *Pauline*, qui sont parmi les faibles sont les meilleures pour les enfants. La *Dominique* contient par litre 3 milligrammes d'arséniate de fer. Outre leur usage en boisson, on les administre en bains, douches, et elles sont indiquées : les bicarbonatées faibles, dans les affections du tube digestif et de ses annexes ; les bicarbonatées moyennes et fortes dans les affections du foie, de l'appareil urinaire, contre le diabète, les ferrugineuses arséniales dans la fièvre intermittente, le paludisme, la chlorose, l'anémie, l'arthritisme, etc.

Il y a, à Vals, deux établissements complètement aménagés qui groupent et utilisent quelques-unes des nombreuses sources de cette station.

Les eaux de Vals, qui se transportent sur une vaste échelle, nous suffisent ainsi, souvent, dans la médecine infantile où nous les employons couramment. Dans bien des cas, il est préférable de faire suivre le traitement à la station.

Vichy.

Situé sur la rive droite de l'Allier et aménagé comme pas une autre station au monde, Vichy est un établissement modèle.

Le climat est chaud en été, c'est un petit inconvénient. Les eaux, qui se répartissent en dix sources, ont divers facteurs, dont les plus importants sont le bicarbonate, l'acide carbonique et la température. Elles agissent ainsi mieux que le ferait le sel alcalin donné en nature ou même que les eaux transportées.

Voici comment varient ces facteurs avec les principales sources de Vichy :

Sources.	Température.	Bicarbonate de soude.	Acide carbonique.
Grande-Grille. .	42°,50	4,8	460
Hôpital.	31°,70	5,0	520
Célestins	14°,50	5,1	520
Mesdames . .	17°,00	4	1000

La plupart de ces sources, et d'autres que je ne cite pas, contiennent de l'arséniate de soude (2 à 3 milligrammes, de la lithine (Célestins) du carbonate de fer (Mesdames, Lardy). Les eaux de Vichy s'emploient sous toutes les formes hydrothérapiques.

Les sujets qui relèvent de Vichy sont les arthritiques, surtout les dyspeptiques, les dilatés de l'estomac.

I. — Eaux bicarbonatées calciques

Dans les eaux bicarbonatées calciques le bicarbonate de soude ne domine plus, mais ceux de chaux et de magnésie. Ce sont des eaux peu minéralisées, contenant beaucoup d'acide carbonique et particulièrement employés comme eaux digestives.

Citons Alet, Bondonneau, Oriol, et en Suisse, Saxon.

Alet.

Alet (Aude), est une eau digestive peu minéralisée, non effervescente, ce qui la recommande dans la dyspepsie des enfants s'accompagnant de gastralgie que le gaz acide carbonique excite. Elle est surtout employée à domicile.

Son usage, dit Durand-Fardel, se combine avantageusement sur place avec des pratiques hydrothérapiques.

Bondonneau.

La station de Bondonneau (Drôme), dont les eaux sont en outre légèrement iodurées et bromurées, constitue une eau digestive d'un bon usage et d'une conservation facile.

Oriol.

Oriol, dans l'Isère, est à la fois une eau bicarbonatée calcique et une eau ferrugineuse utilement employée chez les jeunes gens dyspeptiques et chlorotiques.

Saxon.

Saxon (476 m. d'altitude) offre pour une minéralisation de 0,95, outre 0,32 de bicarbonate de chaux, 0,38 de sulfates de soude, de magnésie, 0,04 de bromures et 0,11 d'iodures. C'est surtout par son iodure que cette eau est remarquable.

On l'emploie en boisson, bains, piscines, et la poudre du rocher ioduré sert à faire des applications externes résolutives.

On comprend de quel intérêt est cette eau, dans le lymphatisme ou la scrofule, le rhumatisme chronique, etc., etc.

II. — Stations bicarbonatées mixtes

A cette catégorie appartiennent plusieurs stations dont je ne veux retenir que deux des plus importantes : La Malou et Pougues.

La Malou.

Le climat est celui des stations méridionales, tempéré par une brise de montagne et de beaux ombrages. Ce sont les plus importantes parmi les bicarbonatées mixtes, néanmoins elles sont peu usitées chez les enfants. La source ferrugineuse Capus de La Malou-le-Centre, qui contient 0,056 de carbonate ferreux et 0,001 d'arséniate de soude est fortifiante, stimule l'appétit et la digestion est indiquée dans l'anémie, la débilité, le lymphatisme, des jeunes sujets tandis que les sources chaudes de La Malou-le-Bas sont calmantes, sédatives, et employées comme telles dans le rhumatisme chronique sans poussées aiguës, la paralysie spinale infantile, etc. La Malou-le-Haut réclame le nervosisme, les névroses : chorée, hystérie, la chlorose et toutes les affections où on peut demander à ces eaux l'action révulsive générale de la douche froide.

On trouve à La Malou toutes les ressources d'une hydrothérapie complète.

Pougues.

Située dans la Nièvre, à la faible altitude de 200 mètres, dans une vallée agréable, cette station jouit d'un climat régulier, un peu chaud en été.

Il y a trois sources froides à 12°5 : Saint-Léger, Bert et Saint-Marcel, cette dernière est employée pour les bains, la première est la seule transportée ; outre 78 centigrammes de bicarbonate de soude, on trouve à l'analyse de la source Saint-Léger 2 grammes de bicarbonate de chaux ou de magnésie, 17 centigrammes de sulfate de soude et 21 de chlorure de sodium. Le gaz carbonique y entre pour 1,100 centimètres cubes, ce qui la rend un peu trop gazeuse pour les enfants.

Cette eau est digestive et sédative de l'estomac. Elle

excite l'appétit, et convient chez les petits dyspeptiques, apeptiques ou hypochlorhydriques, à dose modérée et donnée par intermittences. Je l'emploie surtout à domicile.

III. — Eaux bicarbonatées chlorurées sodiques

Les eaux de cette classe qui contiennent du bicarbonate de soude et de l'acide carbonique, ne diffèrent des bicarbonatées sodiques simples que par le chlorure de sodium dont elles contiennent une proportion plus ou moins considérable, d'où leur saveur à la fois alcaline et salée. Thermales ou athermales, quelquefois gazeuses, arsenicales (Royat), ces eaux réussissent dans les cas où les bicarbonatées simples n'ont rien donné. Chaudes, elles sont mieux tolérées par les enfants délicats dont les voies digestives sont à ménager, tandis que les froides plus gazeuses, sont plus toniques et doivent être préférées quand il faut stimuler des fonctions digestives paresseuses. Elles conviennent dans les affections catarrhales des muqueuses (voies respiratoires, voies digestives), les dermatoses avec dyspepsie, le lymphatisme, la scrofule, l'arthritisme.

Chatel-Guyon.

La station de Chatel-Guyon (Puy-de-Dôme, 380 m. d'altitude) jouit d'un climat tempéré. Ce sont des eaux non seulement chlorurées et sulfatées qui, à ce double titre, sont toniques et déplétives mais encore gazeuses et un peu ferrugineuses, ce qui les indique naturellement pour les jeunes sujets affaiblis et lymphatiques, surtout chez les dyspeptiques par anémie et dépression des forces.

On sait que ces eaux sont employées depuis quelques années pour les lavages de l'estomac dans les cas de dyspepsie et de dilatation, quand l'âge des enfants permet l'emploi de ce traitement. Voici quelle est leur composition :

Bicarbonate de chaux	2,17
— de soude	0,05
— de fer	0,06
— de potasse	0,25
— de lithine	0,010
Chlorure de magnésium	1,5
— de sodium	1,6
Sulfate de chaux	0,5
Acide carbonique libre	563 cmc.

Il y a vingt-six sources avec un débit de 680 litres à la minute.

L'eau s'emploie en boisson, en bains de baignoire à eau dormante ou à eau courante naturelle, à 32° dans un cas, à 35° dans l'autre ; ou à l'eau sans gaz et chauffée artificiellement. Il y a aussi des bains de piscine à eau courante et une hydrothérapie complète. Enfin, je l'ai dit, on y fait des lavages de l'estomac.

Ces eaux sont laxatives, elles excitent les sécrétions du tube digestif, de la bile, augmentent l'appétit et la nutrition. Elles sont toniques et reconstituantes grâce au fer et au chlorure de sodium qu'elles contiennent.

Leurs indications sont les dyspepsies avec dilatation de l'estomac pour les lavages ; la constipation habituelle, l'engorgement du foie, l'obésité, la gravelle, etc.

Royat.

Cette station, qui est dans le Puy-de-Dôme à la faible altitude de 250 mètres, jouit d'un climat doux exempt de brusques variations mais chaud au gros de l'été.

TABLEAU COMPARATIF DES EAUX D'EMS ET DE ROYAT

PRINCIPES MINÉRALISATEURS	EMS (Frésenius.)	ROYAT [1] (Lefort)
Bicarbonate de soude	1,990	1,349
— de potasse	»	0,435
— de chaux.	0,220	1, »
— de magnésie . . .	0,182	0,077
— de lithine.	0,0057	»
— de fer	0,003	0,040
— de manganèse . .	»	traces.
Sulfate de soude	0,015	0,185
— de potasse.	0,044	»
Phosphate de soude.	0,0005	0,018
Arséniate de soude	»	0,007
Chlorure de sodium.	1,031	1,728
Iodure et bromure de sodium. .	»	indices.
Silice	0,040	0,156
Alumine et matières organiques.	»	traces.
Chlorure de lithium.	0,035	0,027
Total des matières fixes. .	3,5402	5,023
Acide carbonique libre.	0,030 cm³.	0,377 cm³.
Température	40°,5	35°,5

[1] Source Eugénie.

Son eau s'emploie en boisson, bains, inhalations, pulvérisations, piscine à eau courante, douches, etc.

L'action des eaux de Royat s'explique par son acide carbonique qui la rend digestive, ses bicarbonates qui en font une eau légèrement alcaline, son chlorure de sodium qui lui donne un effet tonique et sert à la production de l'acide chlorhydrique qui manque dans les dyspepsies hypochlorhydriques, et enfin l'arséniate de soude, 4 milligr. 5, en fait une eau modificatrice suffisante pour les enfants qu'elle n'excite pas.

Les eaux d'Ems, moins gazeuses, plus chaudes, ont à peu près les mêmes indications. Le tableau comparatif ci-dessus montre les analogies et les différences de ces deux stations thermales qu'on ne cesse d'opposer l'une à l'autre.

IV. — Bicarbonatées sulfatées

Les eaux de ce groupe ont peu d'indications chez les enfants, néanmonins les gravelles, dont elles ont pour ainsi dire la spécialité, ne sont pas dans le jeune âge aussi rares qu'on l'a cru longtemps.

Contrexéville est situé à 350 mètres d'altitude dans les montagnes des Vosges, auxquelles cette station doit son climat vivifiant, mais aussi sa variabilité.

L'eau du *Pavillon*, la plus employée, contient 1 gr. de sulfate de chaux, 0,26 de sulfate de soude et de magnésie, des bicarbonates de chaux et de magnésie 0,44 de chaque, 7 milligrammes de fer qui la rendent un peu tonique, 4 de lithine qui en font une eau diurétique.

Grâce à 41 centimètres cubes de gaz carbonique, elle stimule l'estomac et son action s'exerce à la fois sur l'intestin pour exciter les selles et sur les reins pour déterminer une diurèse abondante et éliminer l'acide urique.

Vittel et *Martigny*, voisines et rivales, ont sensiblement les mêmes effets.

Ce sont les eaux de la gravelle, où l'on enverra pour faire la cure après des coliques hépatiques bien constatées et bien passées, les enfants dont l'estomac ne sera point dilaté, dont le cœur sera en bon état, et qui n'auront pas d'albumine.

M. J. Simon recommande ces eaux à domicile, momentanément, chez les enfants qui, à la suite d'une alimentation trop riche ou du repos forcé dans des appareils inamovibles ont des dépôts accidentels de sels urinaires déterminant de l'irritation de la vessie ou du canal.

V. — Eaux bicarbonatées, chlorurées, sulfatées

Ces eaux ne sont pas exactement représentées chez nous; Carlsbad, Franzesbad et Marienbad, en Bohême, sont les seules qui répondent à cette formule, mais, ainsi que le dit Durand-Fardel, il n'en faut pas déduire des spécialisations thérapeutiques dont nous nous trouvions dépourvus.

Carlsbad.

Je dois dire un mot de cette station qui est peu indiquée pour les enfants, mais que l'on oppose sans cesse à Vichy. En réalité, elle en diffère surtout par ses proportions moindres de bicarbonate de soude, elle n'a pas d'arséniate de soude, elle contient en revanche 2 gr. 4 de sulfate de soude. Si c'était là le seul avantage de ce *roi* des eaux minérales, ainsi qu'en Allemagne on nomme Carlsbad, on pourrait lui opposer Miers qui en contient sensiblement plus, et qui a d'ailleurs les mêmes principes minéralisateurs. Le tableau ci-dessous met en parallèle, la Grande Grille, la Sprudel et Miers. Les trois sont gazeuses, la Grande-Grille est à 42° et la Sprudel à 72°.

	(Grande-Grille) Vichy.	Carlsbad (Sprudel).	Miers.
Bicarbonate de soude. . .	4,8	1,3	0,07
Carbonates de chaux, potasse, magnésie, lithine.	0,4	1,08	0,32
Chlorure de sodium. . . .	1,0	0,50	0,77
Sulfate de soude.	0,20	2,4	2.6
Arséniate de soude. . . .	0,002		

L'action des eaux de Carlsbad est, dit Durand-Fardel, non pas identique, mais parallèle à celle de Vichy.

Carlsbad est non pas purgative, ce qu'on n'attend pas d'ailleurs de ses 2 gr. 4 de sulfate de soude, mais laxative, à dose suffisante, et en tout cas altérante et modificatrice. Elle donne lieu à des selles noirâtres caractéristiques, quelquefois à de la constipation. Elle augmente la sécrétion de la bile, des urines, mais l'urée diminue pendant la cure.

CHAPITRE V

EAUX SULFATÉES

Les eaux de la famille des sulfatées sont sodiques ou magnésiennes, constituant alors de véritables médicaments soit laxatifs, soit purgatifs, ou calciques, et alors elles possèdent des propriétés calmantes qui se rapprochent de celles des eaux indéterminées.

I. — Eaux sulfatées sodiques

Miers.

Encore peu connue, l'eau de Miers est une eau sulfatée sodique dont la composition rappelle un peu celle de Carlsbad, ainsi qu'il a été dit plus haut.

Sulfate de soude.	2,6
— de chaux	0,9
Bicarbonate de chaux, magnésie (et pour Carlsbad potasse, lithine)	0,32
Bicarbonate de soude	0,07
Chlorures de sodium, magnésium . . .	0,77
Acide carbonique libre.	»

Comme celle-ci, elle contient la même proportion de

sulfate de soude et sensiblement la même quantité de chlorure de sodium.

Elle est apéritive, laxative, diurétique et purgative si la dose est élevée.

Elle est indiquée chez les enfants obèses, les constipés, dans les engorgements du foie, etc.

II. — Eaux sulfatées calciques

Les sulfatées calciques ont des propriétés sédatives qui les distinguent des sulfatées sodiques et des sulfatées magnésiennes. Elles agissent souvent comme de simples eaux indéterminées, ce qui explique leurs nombreuses applications à la thérapeutique infantile.

Aulus.

Aulus. — Située à une altitude de 776 mètres dans les montagnes de l'Ariège, cette station jouit d'un climat de montagne, tonique et fortifiant.

C'est une eau diurétique et faiblement laxative, grâce à une faible dose de sulfate de magnésie, mais elle a une action sur la circulation abdominale qu'elle excite.

Elle convient chez les lymphatiques et les arthritiques, dans la dyspepsie avec constipation et engorgement du foie.

Bagnères-de-Bigorre.

J'ai déjà parlé du climat de Bagnères, qui est une véritable station de cure d'air. Ses sources forment un groupe extrêmement riche. Il a été question avec les eaux sulfurées sodiques de la source de la Bassère dont l'eau est apportée chaque jour à Bagnères, et il y a en outre à Bagnères une autre source sulfureuse : Pinac.

Les sources sulfatées calciques comprennent plusieurs sources variables dans leur composition comme dans leurs effets, ce qui permet de les adapter à diverses catégories de malades.

Le *Salut* et le *Foulon*, qui ont une faible minéralisation et une température moyenne de 31° à 35°, sont sédatives et parfaitement adaptées au traitement des névroses; les sources très chaudes sont très excitantes, telles sont la Reine, le Dauphin, Cazaux.

La Reine et Lasserre qui sont les plus fortes en sulfate de magnésie sont les plus laxatives.

La Reine, le Dauphin, Cazaux, sont les plus riches en fer.

C'est le groupement en un même point, dans un pays sain entre tous, de tant de sources diverses et d'effets si différents, mais que l'on peut avantageusement combiner qui fait de Bigorre une station de premier ordre et j'ajoute, une station d'enfants, car l'analyse et, ce qui est encore plus sûr, la pratique de ces eaux ont montré depuis longtemps leur parfaite innocuité à la condition d'une direction sûre.

Aussi, à partir de quatre ou cinq ans, les petits enfants qui sont atteints de rhumatimes chroniques, d'anémie, d'irritabilité nerveuse, de névroses, hystérie, épilepsie, chorée; les petites filles et aussi quelquefois les petits garçons atteints de manifestations névropathiques bizarres telles que gastralgies nerveuses, entéralgies, maux de tête, de dermatoses (eczéma acné) ou d'affections des voies respiratoires, trouvent là chacun la source qui est appropriée à son état.

Louèche (Suisse, Valais).

Située à une altitude de 1,411 mètres, la station sulfatée calcique de Louèche[1] offre un climat de haute montagne; air pur et léger, une forte insolation le jour et un fort refroidissement la nuit. L'air est en général agité soit par le vent du nord-est, soit par le vent remontant la vallée. La température offre des variations étendues, la saison est de juin à septembre, surtout juillet et août, mais il y a à la fin août du mauvais temps et quelquefois de la neige.

Il n'y a pas moins d'une vingtaine de sources dont la source Saint-Laurent sert de type. On y trouve pour 1,4 de sulfate de chaux, 0,25 de sulfate de magnésie, 0,16 de carbonates de chaux et magnésie.

Ce qui caractérise la cure de Louèche, c'est le bain prolongé, pratique empirique consacrée par l'expérience.

Il se donne à la température de 34 à 35°. Au début, il est d'une demi-heure à une heure, mais on le porte rapidement à trois, quatre, cinq, six heures et on le maintient à ce maximum pendant un certain nombre de jours.

Vers le dixième ou onzième jour, on voit apparaître

[1] De La Harpe. *La Suisse balnéaire et climatique*, et *Formulaire des Eaux minérales*. J.-B. Baillière.

la poussée qui est très forte. Elle débute à la face interne du haut des cuisses et affecte les formes les plus diverses, depuis le simple érythème jusqu'au pseudo-eczéma suintant, avec tuméfaction de la peau rendant les mouvements difficiles et douloureux. Elle augmente pendant trois à cinq jours, reste stationnaire pendant deux à dix jours et décroît plus ou moins vite. Elle s'accompagne de phénomènes dits critiques : embarras gastrique, dépôts dans les urines, parfois diarrhée ou fièvre. La fatigue, l'anorexie, le prurit sont la règle générale. La congestion cutanée accompagnée d'une vive chaleur fait paraître le bain froid. La poussée se termine par la disparition graduelle de l'exanthème, suivie de desquamation. C'est elle qui détermine la quantité et la diminution des heures du bain, car à partir du moment où elle a eu son maximum, on suit sa décroissance en diminuant les heures du bain; on « débaigne ».

Les bains de Louèche sont surtout employés dans le traitement des dermatoses. Avant tout, ils réclament les formes chroniques et sèches de l'eczéma, le lichen, l'impétigo, le psoriasis, l'ichtyose, le prurigo, les formes les plus invétérées de ces affections.

Les contre-indications sont les affections aiguës ou les formes congestives de l'eczéma, la chloro-anémie, les affections du cœur.

CHAPITRE VI

EAUX FERRUGINEUSES

Les eaux ferrugineuses sont très répandues dans la nature et, en fait, beaucoup de sources minérales que nous recherchons pour d'autres principes, chlorure de sodium, soufre, bicarbonate de soude, etc., contiennent plus ou moins de fer. Il en est qui sont de véritables eaux ferrugineuses auxquelles on peut faire appel comme telles. Ordinairement nous réservons le qualificatif d'eaux ferrugineuses pour les eaux qui contiennent le fer en des proportions capables d'exercer une action thérapeutique, alors que les autres principes minéralisateurs passent au second plan.

Le fer est contenu soit à l'état de carbonate (ou de crénate), soit à l'état de sulfate. Il est parfois accompagné de manganèse.

I. — Eaux ferrugineuses bicarbonatées

Les eaux ferrugineuses bicarbonatées sont froides, quelquefois très froides, et renferment alors plus ou moins d'acide carbonique. Elles sont faiblement minéralisées, et beaucoup sont rangées avec les indéterminées. Elles contiennent en outre des sels tels que chlorure de sodium, sulfate de soude, bicarbonate de soude, de chaux, etc. Grâce à l'acide carbonique, elles sont agréables à boire.

Voici quelle est la teneur en fer des principales eaux ferrugineuses bicarbonatées :

	Eaux ferrugineuses.	Richesse en fer pour 1,000 gr.
Bicarbonatées.	La Bauche.	0,14
—	Orezza (Corse)	0,12
—	Spa (Belgique)	0,11
—	Renlaigne	0,08
—	Pyrmont (Allemagne). .	0,07
—	Saint-Moritz (Suisse). .	0,03
Crénatées. . .	La Malou	0,02
—	Bussang	0,01
—	Forges.	0,09

A ces stations, on peut ajouter celles de Amphion, Barbotan, La Malou, Montrond, Rennes, Siradan, Sylvanès, et à l'étranger, Fidéris et Tarasp (Suisse), Schwalbach (Prusse), etc.

Effets physiologiques. — Les eaux bicarbonatées ou les crénatées, qui leur ressemblent beaucoup, sont de digestion d'autant plus aisée qu'elles sont plus riches en gaz acide carbonique.

Le fer est résorbé en partie, tandis qu'une autre partie passe dans l'intestin et colore les selles en noir, en se changeant en sulfure. Quand il est bien digéré, les selles restent normales, il y a excitation de l'appétit, de la diurèse, etc. Le résultat est que la genèse des globules rouges est ainsi accrue. Mais le Dr Scheuer, de Spa, qui a bien voulu me faire part de ses travaux, a bien reconnu que beaucoup de chlorotiques ne digéraient pas les eaux de Spa. C'est l'opinion d'Hayem, qui attribue ceci à ce que ces malades sont dyspeptiques.

Je pense que, toutes choses égales d'ailleurs, dans la prescription d'une station d'eaux ferrugineuses, il faudra tenir grand compte, outre la valeur intrinsèque des eaux, du climat, des propriétés globuligènes de l'altitude et de la vie au grand air.

Indications et contre-indications. — L'anémie, la chloro-anémie, sont l'indication capitale des eaux ferrugineuses carbonatées ou crénatées.

Les contre-indications sont celles du fer et celles de l'acide carbonique : les états fébriles, la disposition aux congestions, la phtisie, les affections du cœur.

Les eaux ferrugineuses carbonatées ou crénatées sont les eaux de l'anémie et de la chlorose. Hayem, considère la cure par les eaux ferrugineuses comme de médiocre utilité. Il pense que le fer n'y est pas toujours contenu sous une forme favorable à l'absorption, de sorte qu'elles sont loin d'être toujours bien digérées. En outre, dit-il, elles sont trop pauvres en fer pour remplir le double but qui doit être atteint dans la chlorose, c'est-à-dire pour combler le déficit de l'organisme, tout en luttant contre la désassimilation exagérée des hématies. Malgré l'autorité du savant professeur de thérapeutique, qui donne la supériorité au traitement pharmaceutique quand il s'agit de ferrugineux, je puis affirmer que dans nombre de cas, chez des enfants ou des adolescents chlorotiques ou anémiques, j'ai obtenu, par le traitement martial, à une station appropriée, des résultats que je n'avais pas pu atteindre à domicile. Il faut, dans ces cas, il est vrai, faire une juste part au changement d'air, à la campagne ou dans un climat de montagnes, et à l'hydrothérapie qui y est mise en œuvre.

Bauche (La).

La station de La Bauche, en Savoie, est à 500 mètres d'altitude, sur le flanc d'une montagne, à proximité des forêts, et jouit d'un air pur.

L'eau contient, outre 14 centigrammes de carbonate, 3 centigrammes de crénate de fer, du bicarbonate de chaux, potasse, magnésie : 39 centigrammes; et enfin 18 centimètres cubes de gaz acide carbonique. C'est donc une eau riche en fer, bien tolérée par l'estomac, se conservant fort bien ; elle s'administre en bains et en boisson; je n'insiste pas.

Bussang.

Située dans les Vosges, à 674 mètres d'altitude, jouissant d'un climat de montagne tonique, mais non trop excitant, avec un établissement hydrothérapique complet, la station de Bussang est moins à conseiller pour la richesse en fer de ses eaux que pour le climat qui complète le traitement hydrominéral.

L'eau, en effet, ne contient que 0,029 de carbonate de fer, mais autant de manganèse, et 0,009 d'arséniate de fer. Avec cela, 500 à 1 000 centimètres cubes d'acide carbonique. Elle se conserve et voyage parfaitement. C'est en somme une eau digestive par son gaz et reconstituante par son fer. Elle est indiquée à ces titres chez les dyspeptiques chloro-anémiques.

Forges.

Forges-les-Bains (Seine-Inférieure) est dans un pays sain, dont le climat est doux, humide, et exerce une action sédative. On l'administre en boisson, en commençant par la Reinette (22 milligrammes), passant par la Royale (0,067), pour finir par la Cardinale, qui est la plus riche ; elle contient 0,098 de crénate de fer.

Effets physiologiques. — Elle est diurétique, apéritive, tonique et reconstituante, plutôt sédative, contrairement aux stations analogues.

L'hydrothérapie est parfaitement faite à Forges, aussi l'indication de cette station compte avant tout les chloro-anémiques capables d'être guéris par le fer associé au grand air et à l'eau froide, qui est à 7°.

Luxeuil.

La station de Luxeuil (Haute-Saône), qui a diverses sources thermales simples, a aussi deux sources ferrugineuses et manganésiennes peu minéralisées, parfaitement indiquées pour les enfants. Le *Temple* contient 12 milligrammes de sesquioxyde de fer, le *Puits romain* la moitié moins.

On les emploie en bains, surtout en bains de piscine à eau courante, douches, boisson.

Les eaux sont excitantes et indiquées chez les chloro-anémiques qu'il faut relever et qui auront d'ailleurs, à Luxeuil même, des bains d'eaux calmantes.

Orezza.

Ne convient que pour une cure à domicile.

Orezza, à 600 mètres d'altitude, dans les montagnes de la Corse, un pays sain et agréable, a deux sources voisines qui sont riches en fer. On y va peu, excepté de la contrée même, mais les eaux se transportent sur une vaste échelle. On y trouve 128 milligrammes de bicarbonate de fer par litre et 1,248 centimètres cubes de gaz, ce qui n'empêche pas l'eau de laisser précipiter le tout.

Renlaigne.

L'eau de la station de Renlaigne (Puy-de-Dôme) s'emploie surtout à domicile, comme l'eau d'Orezza. Elle contient 0,08 de carbonate de fer.

Spa.

Il y a bien d'autres stations françaises ou étrangères qu'il serait trop long d'examiner. Je relève seulement celle de Spa, justement célèbre, et proche de nous.

Située dans une position charmante, jouissant d'un climat excellent, d'un air vif et pur, Spa est la plus belle station de la Belgique.

Ses sources ont de 8 à 11 centigrammes de bicarbonate de fer, un peu de chlorure de sodium et de bicarbonate de soude, et beaucoup d'acide carbonique libre,

1,288 centimètres cubes pour le Pouhon Pierre-le-Grand.

Saint-Moritz.

La station climatique de Saint-Moritz est également une station d'eaux ferrugineuses.

Située en Suisse, dans la belle vallée de l'Engadine supérieure, à une altitude de 1,856 mètres, la station offre le climat de haute montagne, avec une température basse en été, un air sec, agité en général par un vent régulier et fort.

L'eau contient beaucoup d'acide carbonique libre : 1,280 centimètres cubes pour une source et 1,600 pour une autre; 0,038 à 0,067 de carbonate de fer.

On l'emploie en boisson et bains d'eaux carbo-gazeuses. Elle est transportée.

Il n'est pas possible de séparer l'action de l'eau de celle du climat, dont la résultante a un effet tonique stimulant et reconstituant que nous mettrons à profit dans la chloro-anémie et toutes les fois qu'une action tonique fortement excitante sera réclamée.

On n'enverra pas à Saint-Moritz, outre les enfants qui présentent les contre-indications aux eaux ferrugineuses en général, ceux qui souffrent d'une affection cardiaque, ni les sujets habituellement excités ou excitables.

II. — Eaux ferrugineuses sulfatées

Moins nombreuses et moins recherchées que les précédentes, bien que plus riches en principes minéralisateurs, les ferrugineuses sulfatées ont un goût atramentaire plus prononcé et sont d'une plus difficile digestion. Dans plusieurs d'entre elles, on trouve de l'arsenic à l'état d'arséniate de fer. En revanche, elles ne sont pas gazeuses. On y trouve des sulfates alcalins, de l'alun, aussi leur goût est-il très fortement astringent, et on doit les diluer pour les administrer.

Elles exercent une action astringente sur la peau et les muqueuses.

Leurs indications sont celles des bicarbonates, mais elles en ont une un peu spéciale chez les enfants atteints d'anémie avec diarrhée chronique où leur action styptique est recherchée.

En outre, elles sont quelquefois efficaces, en raison de leur association avec l'arsenic dans des cas où les eaux carbonatées n'ont pas donné de résultat.

Les principales sont, en France : Auteuil, Passy ; à l'étranger : Levico, Roncegno (Italie), Parad (Hongrie), Hermannsbad (Saxe). Je dirai quelques mots seulement d'Auteuil.

Auteuil.

L'eau ferrugineuse sulfatée d'Auteuil, dans un faubourg de Paris, est une eau froide (12°), d'un goût fortement atramentaire, qui a, pour une minéralisation totale de 3,20, une proportion de 0,71 de sulfate de protoxyde de fer et d'alumine. On l'emploie sur place en bains, douches et surtout en boisson. C'est comme eau de table qu'elle est transportée et convient à domicile comme à la source, dans la chloro-anémie.

CHAPITRE VII

STATIONS INDÉTERMINÉES

Les eaux indéterminées sont des eaux caractérisées surtout par leur faible minéralisation et leur pénurie de principes minéralisateurs qui assimilent beaucoup d'entre elles à de l'eau ordinaire. Il en est même qui contiennent moins de principes fixes que l'eau potable. Les sels qu'on y rencontre le plus fréquemment sont le chlorure de sodium, le sulfate et le carbonate de soude ; on y trouve peu de sels de chaux ou de magnésie, d'où résulte leur grande douceur d'action.

En fait de gaz, il y a surtout de l'oxygène et de l'azote, pas d'acide carbonique, quelquefois de l'hydrogène sulfuré et des matières organiques qui les rendent onctueuses (Néris, Evian). Dans quelques-unes, on trouve du fer, de l'arsenic (Mont-Dore, Plombières).

Effets physiologiques. — Il est impossible de nier les effets thérapeutiques de ces eaux. Aussi on a invoqué, sans l'expliquer, l'état électrique des eaux ; on est plus fixé sur l'action de la température qui varie suivant les stations, sur celle du climat, etc. ; plusieurs de ces stations, en effet, sont recherchées pour l'altitude ou la pureté de l'air. Il faut se souvenir en effet que plusieurs sont à des altitudes moyennes de 1,000 mètres, circonstance favorable à certains malades.

On les divise en *chaudes* et *froides*.

I. — Eaux indéterminées ou peu minéralisées chaudes

Les chaudes ont une action différente, suivant qu'elles sont à un degré voisin de la température du corps ou à un degré plus élevé. Dans un cas, on a un effet calmant, sédatif; dans l'autre, une action révulsive, excitante, diaphorétique. D'où il résulte qu'un enfant mou, lymphatique, se trouvera bien des eaux les plus chaudes, à une altitude considérable, tandis qu'un enfant nerveux irritable se trouvera mieux d'eaux plutôt tièdes, à une faible altitude.

Indications et contre-indications. — Les eaux thermales simples, d'une température se rapprochant de celle du corps calment le système nerveux et fortifient la santé générale, grâce surtout aux conditions hygiéniques dans lesquelles le traitement est suivi. Aussi trouveront-elles leur indication dans les névroses, les affections de la peau, le rhumatisme chez les sujets nerveux.

Les eaux plus chaudes seront indiquées dans les mêmes conditions chez des sujets plus forts et peu excitables.

S'il s'agit de leur usage interne, ces eaux sont administrées à titre de diurétiques et dans les affections catarrhales de l'intestin (Plombières), des bronches (Mont-Dore).

Les contre-indications sont particulièrement la tendance aux congestions et aux hémorragies que l'on rencontre chez certains jeunes sujets.

Parmi les stations thermo-minérales ressortissant à la grande catégorie des *Indéterminées*, il en est quelques-unes qui, en raison même de leur peu de principes minéralisateurs, sont employées en thérapeutique infantile. Je citerai par ordre alphabétique : Dax, La Malou, Luxeuil, le Mont-Dore, Néris, Plombières.

Dax.

La station thermale de Dax (Landes) jouit d'un climat sédatif et doux, même en hiver. La température est en effet toujours plus élevée à Dax que dans les localités voisines, grâce à la quantité d'eau chaude qui échauffe le sol.

Les eaux ont une température de 50 à 60°, et elles sont très abondantes, puisque les habitants du pays s'en servent pour les usages domestiques.

On trouve à l'analyse 1 gramme en tout de principes qui sont : 0,35 de sulfate de chaux, 0,20 de sulfate de soude ou de magnésie, 0,30 de chlorure de sodium, 0,10 de carbonate calcique et des conferves.

Outre les eaux qui s'administrent en boissons, bains, piscine, humage, pulvérisation, étuves sur les sources mêmes et qui ont une action stimulante et révulsive, mise à profit avec succès chez les lymphatiques atteints de rhumatismes articulaires ou musculaires, d'atrophies, contractions, névralgies, dermatoses à forme sèche, etc., on trouve à Dax des boues d'une action thérapeutique remarquable et des eaux mères provenant d'une mine de sel gemme. (Voyez ce qui a été dit à propos des eaux chlorurées.)

Luxeuil.

Luxeuil (Haute-Saône) est à la faible altitude de 400 mètres, dans un climat doux, au pied des derniers contreforts des Vosges, qui lui font un abri contre les vents. Outre des sources ferrugineuses minéralisées à quelques milligrammes seulement, il y a à Luxeuil des eaux thermales variant de 28° à 51°,5, qui contiennent quelques centigrammes de chlorure, sulfates, carbonates, en tout 1gr.,1 par litre. C'est donc surtout sur leur thermalité que l'on compte pour les petits rhumatisants nerveux, les états névropathiques des petites filles qui y trouvent en outre les sources ferrugineuses dont leur état de chloro-anémie a besoin et que la vie au grand air dans ce climat sain contribuera aussi à guérir.

Le Mont-Dore.

Une des stations les plus remarquables, parmi les indéterminées, est sans contredit celle du Mont-Dore. Située dans le Puy-de-Dôme, à l'altitude de 1,050 mètres, adossée au flanc d'une vallée où on jouit d'un climat de montagne, où l'on respire un air pur, tonique, cette station est déjà indiquée comme séjour d'altitude. Il y a, au Mont-Dore, plusieurs sources d'eau très chaude et très peu minéralisée. Variant de 40° (Pavillon) à 44°,5 (Ramond), elles ont toutes une composition analogue à celle de la source Bertrand qui, pour une minéralisation totale de 1,73, présente :

Bicarbonate de soude	0,5362
— de potasse	0,0300
— de chaux	0,3423
— de manganèse	0,1757
— de fer.	0,0207
— de magnésie	traces
Chlorure de sodium.	0,3685
Sulfate de soude	0,0661
Arséniate de soude.	0,0009
Silice.	0,1654
Alumine	0,0112

sans compter 177 centimètres cubes d'acide carbonique et des traces de lithine.

A part une balnéation complète, il y a au Mont-Dore une installation parfaite pour les inhalations, qui sont d'une grande importance. Elles sont données dans de grandes salles où pénètre la vapeur de l'eau minérale chauffée à l'ébullition qui entraîne plus ou moins de principes minéralisateurs.

Action physiologique. — L'eau prise à l'intérieur excite l'appétit, plus tard produit de l'inappétence, de la diarrhée, puis de la constipation. Elle diminue l'hyperhémie et la sécrétion bronchique et elle calme la toux.

Chauds, les bains sont excitants et accélèrent les mouvements respiratoires et cardiaques, font rougir la peau et provoquent la transpiration. C'est l'effet de tous les bains d'eaux peu minéralisées chaudes.

Les inhalations s'appliquent aux affections pulmonaires; elles modifient la muqueuse, dont elles diminuent la sécrétion, et calment la dyspnée.

Indications et contre-indications. — Les affections chroniques du nez, du naso-pharynx, des bronches, l'asthme, l'adénopathie trachéo-bronchique, la phtisie au début chez les jeunes sujets arthritiques en particulier, telles sont les indications principales des eaux du Mont-Dore. Presque tous les enfants qui ont eu des bronchites généralisées, des broncho-pneumonies, des pneumonies, conservent, longtemps après leur maladie, une prédisposition à contracter des inflammations de l'arbre aérien. Pour faire cesser cet état, adressez-vous, dit J. Simon, à l'eau du Mont-Dore, à domicile en premier lieu, et aux sources dans la belle saison. Mon expérience est faite et bien faite, dit-il, par rapport aux vertus de ces eaux que je considère comme une des plus grandes ressources dont on puisse disposer dans le traitement des maladies chroniques des voies respiratoires chez les enfants.

N'iront pas au Mont-Dore les sujets excitables, éréthiques, ni ceux chez lesquels on redoute une hémoptysie ou une congestion.

Néris.

Néris (Allier), à 354 mètres d'altitude, est une station plutôt un peu chaude, en été. Ses eaux limpides sont onctueuses au toucher, grâce aux conferves, ces végétaux sous-marins gélatineux qu'elles contiennent.

On trouve dans les eaux de Néris, pour une minéralisation totale de 1,205 :

Bicarbonate de soude.	0,416
— de potasse	0,012
— de magnésie	0,005

Bicarbonate de chaux	0,145
— de fer	0,004
— de manganèse	traces
Sulfate de soude	0,389
Chlorure de sodium	0,178

J'ajoute qu'il y a des traces d'iodure et de fluorure de sodium, de matière organisée et de la silice. Mais tout cela ne nous rendra pas compte des effets sédatifs non douteux, de ces eaux, qu'il faut rapporter plutôt à leur température et à la manière parfaite dont on y pratique l'hydrothérapie sous toutes les formes.

Le traitement est, en effet, exclusivement externe.

Les enfant atteints de chorée, d'hystérie, de contractures, sont les véritables sujets auxquels convient cette station. Les arthritiques dont la peau fonctionne mal et les jeunes névropathes y trouveront également soit un moyen d'activer les fonctions de la peau, soit un calmant de leur état.

Plombières.

La station de Plombières est dans les Vosges à la faible altitude de 450 mètres. On y trouve 27 sources se ressemblant toutes, ayant de 20 à 74° et ne contenant guère que 20 à 35 centigrammes de principes minéralisateurs. Il est difficile d'après cela d'expliquer l'effet remarquable de ces eaux.

Les *savonneuses*, qui sont ainsi nommées en raison de leur onctuosité spéciale due à la présence du silicate d'alumine, ne contiennent que 20 centigrammes de sels. On trouve dans les eaux de Plombières 0,6 à 0,7 milligrammes d'arséniate de soude.

Voici d'ailleurs l'analyse des deux sources :

	Dames.	Savonneuse.
Oxygène	1s77°	4s75°
Azote	9 62	12 24
Acide carbonique libre	0 01287	0 00309
Acide silicique	0 02731	0 01589
Sulfate de soude	0 09274	0 04685
— d'ammoniaque. } Arséniate de soude }	0 00007	traces
Silicate de soude	0 05788	0 04209
— de lithine } — d'alumine }	traces	traces
Bicarbonate de soude	0 01133	0 00818
— de potasse	0 00133	0 00818
— de chaux	0 03868	0 04451
— de magnésie	0 00670	0 01253
Chlorure de sodium	0 00927	0 00651
Fluorure de calcium } Oxyde de fer et manganèse }	traces	traces
Matière organique azotée	indiquée	indiquée

Tout cela est peu ; néanmoins si on abuse des bains il se produit même chez les enfants lymphatiques non éréthiques, une excitation exagérée qui se traduit par de l'insomnie et de l'épuisement. Il faut donc bien admettre qu'il n'y a pas là une simple question d'eau chaude parfaitement administrée, mais un effet spécial aux eaux de Plombières, qu'on n'obtiendrait pas avec d'autres eaux, même plus riches en principes minéralisateurs, portées au même degré. A Plombières, suivant le degré de l'eau, on obtient des effets sédatifs ou excitants. On admet que les bains créent à la périphérie une hyperhémie susceptible d'amener le dégorgement des organes internes. Aussi les eaux sont-elles tour à tour employées dans les rhumatismes chroniques encore douloureux, dans les dyspepsies avec alternatives de diarrhée et de constipation, les entérites chroniques, les névroses (chorée, hystérie), les dermatoses, et aussi, dans les fièvres intermittentes chroniques.

II. — Eaux peu minéralisées froides

Cette classe comprend des eaux très peu minéralisées, très diverses dans leur composition, très variables dans leurs effets.

Je dirai seulement quelques mots sur deux stations qui ont un certain intérêt dans le traitement des maladies de l'enfance : Évian et Saint-Christau.

Évian (Haute-Savoie).

La station d'Évian, au bord du lac Léman dans une exposition septentrionale, offre un climat charmant, un séjour agréable d'été qui suffiraient à la recommander, comme changement d'air, à des enfants pour lesquels on ne recherche ni le bord de la mer ni les altitudes.

L'eau, qui est fournie en abondance par plusieurs sources, n'a qu'une minéralisation négative avec un défaut de thermalité.

L'analyse ne révèle, en effet, que 44 centigrammes de principes surtout des carbonates : 0,27 de carbonate de chaux, 0,10 de magnésie, 0,014 de soude et 0,014 de glairine.

C'est une bonne eau pure, légère, fraîche (8 à 11°), diurétique, avec un effet sédatif sur les voies urinaires et digestives. Elle stimule un peu l'appétit, facilite l'assimilation, augmente l'urée et diminue l'acide urique.

Cette eau, qui est conseillée comme eau de table aux enfants, est aujourd'hui transportée sur une grande échelle et trouve son emploi dans les dyspepsies, le catarrhe intestinal, les gravelles, etc.

Saint-Christau.

La station de Saint-Christau (Basses-Pyrénées) est située dans un climat doux, à la faible altitude de 300 mètres.

Les eaux sont froides (14 ou 15°) et la source la plus employée, celle des *Arceaux*, a un débit de 134 litres par minute. Elle contient 0 milligr. 3 de sulfate de cuivre et 1 milligr. 2 de carbonate de fer et de manganèse par litre. Il y a en outre des traces d'arséniates de chaux et quelques centigrammes de chlorures et de bicarbonates. Elle est transportée.

La source du *Pécheur*, analogue, n'est pas cuivreuse mais elle contient 2 milligrammes d'hydrogène sulfuré.

Ces eaux s'emploient sous forme de bains généraux et locaux, de douches, irrigations, pulvérisations.

A l'intérieur la source Pécheur est diurétique et un peu laxative.

A l'usage externe, l'eau de Saint-Christau agit sur la peau qu'elle congestionne. Du troisième au huitième jour il se produit une poussée érythémateuse ou lichénoïde. Le côté le plus intéressant, dans cette eau ferro-cuivreuse, c'est sa propriété cicatrisante et modificatrice qui est mise à profit dans les affections cutanées, chez les lymphatiques, dans le catarrhe du nez, l'ozène, les blépharites, les kératites, conjonctivites ; l'eau de Saint-Christau pulvérisée rend des services qu'il ne faut pas oublier.

Les affections aiguës ou subaiguës de la peau et des muqueuses sont des contre-indications à l'emploi de cette eau.

SECTION IV

STATIONS HYDROTHÉRAPIQUES

CHAPITRE PREMIER

CONSIDÉRATIONS GÉNÉRALES SUR L'HYDROTHÉRAPIE

L'hydrothérapie comprend les applications de l'eau sous toutes les formes et à des températures diverses. Ayant en vue ici les affections chroniques des enfants, je dois laisser de côté, d'une part, les applications relatives aux maladies aiguës, fébriles, aussi bien que celles qui sont conseillées dans un but hygiénique, et, d'autre part, l'usage interne de l'eau dont il sera question à propos des stations thermominérales, pour ne considérer que l'hydrothérapie ayant la peau pour intermédiaire.

Ainsi restreint, mon programme ne comprendra que les applications externes de l'hydrothérapie dans les maladies chroniques des enfants.

Et, je dois le dire ici, je pense que nous ne connaissons pas assez les effets de l'hydrothérapie en général et chez les enfants en particulier, ce qui explique comment nous nous privons trop souvent d'un moyen thérapeutique dont la haute valeur nous échappe. Ce sera mon excuse d'entrer dans quelques développements sur cette question qui devient de plus en plus à l'ordre du jour.

Mais pas plus que l'emploi des eaux minérales ou des bains de mer, celui de l'hydrothérapie proprement dite, dans les maladies chroniques des enfants, les seules que j'ai en vue ici, ne saurait être laissé au hasard, et c'est à nous, médecins, qu'il incombe d'en faire l'objet d'une véritable prescription. L'hydrothérapie n'est point, en effet, comme d'aucuns paraissent le croire, un moyen de traitement duquel on puisse dire que « s'il ne fait pas de bien, il ne fait pas de mal »; ce n'est même pas un remède se résumant en une formule unique convenant à tous les « cas pareils », mais bien un médicament véritable qui se prête à des préparations et à des dosages divers, s'appliquant à des maladies très différentes.

De l'eau employée en hydrothérapie infantile. — D'une façon générale, *l'eau froide* est la base fondamentale, mais non exclusive de l'hydrothérapie. Nous verrons, en effet, que si certains enfants sains, en puissance de tous leurs moyens de réaction, s'accommodent parfaitement de la douche froide, d'autres ne sauraient impunément y être soumis. Dans l'arthritisme, par exemple, dans quelques affections nerveuses chez les sujets débilités, on est amené à lui associer l'eau chaude.

L'*eau chaude* joue aussi bien en thérapeutique qu'en

hygiène un rôle important chez le petit enfant. Ce petit être imparfait, qui s'accroit et qui s'entretient, n'a pas trop de la chaleur qu'il produit par les combustions intracellulaires qui se passent dans l'intimité de ses tissus pour lutter contre le refroidissement, et il a plutôt besoin d'être réchauffé que d'être refroidi. En outre, son système nerveux est très impressionnable et les actions réflexes s'exécutent chez lui avec une très grande intensité. De là, ressort l'indication d'apporter une grande prudence dans l'emploi des moyens hydrothérapiques. L'eau trop froide produirait chez les jeunes enfants des éraillures de la peau ou des érythèmes, comme, trop chaude, elle pourrait déterminer des brûlures à divers degrés.

J'adopte la classification suivante qui est celle du Dr Bottey de Divonne :

Eau très chaude.	37° et au delà.	
— chaude de.	36° à 33°	inclusivement.
— tiède ou tempérée de	32° à 26°	
— fraiche de.	25° à 18°	
— froide de	17° à 13°	
— très froide de. . .	12° à 6°	

Mais je ferai remarquer que chez les enfants, l'eau froide, qui est à Paris de 13 à 15°, représente une température minimum. Mes petits malades, dirigés sur les principaux établissements de la capitale, l'ont toujours parfaitement supportée et en ont retiré le bénéfice désiré.

Toutefois, ainsi que me l'exprimait dans une communication qu'il a bien voulu me faire, le Dr Glatz (de Champel), « l'hydrothérapie froide ne peut être appliquée à l'enfant, avec avantage, que s'il réagit facilement et surtout s'il présente une certaine force de résistance. Elle ne conviendrait pas à l'enfant faible, par exemple ».

Quant à la durée de ces douches, Tartivel leur assigne de cinq à dix secondes. C'est l'avis de tous, depuis Fleury, que les douches les plus courtes sont les meilleures en général, et l'expérience m'a montré qu'il en était ainsi chez l'enfant.

Les enfants comme les femmes qui ont avec eux de grandes ressemblances physiologiques, supportent parfaitement l'eau froide, surtout quand ils y ont été convenablement préparés par des applications chaudes, ou mieux s'ils ont été, dès leurs jeunes années, accoutumés aux salutaires pratiques des ablutions matinales. Et, d'autre part, l'eau très chaude qui, appliquée d'emblée sur la peau, produit les divers degrés de la brûlure, quand elle est administrée progressivement, peut-être aisément supportée par les enfants.

Action physiologique. — Je dois dire quelques mots de l'action physiologique de l'eau chaude et de l'eau froide.

Si on administre une douche à des températures progressivement plus élevées (45° et plus), on produit une dilatation des petits vaisseaux et une rubéfaction plus ou moins vive du tégument. Si on administre cette même température élevée, d'emblée, on provoquera alors une constriction spasmodique des petits vaisseaux de la peau, et tout comme avec une douche froide, un frisson suivi de chaleur des téguments, mais, dans ce cas, la vaso-constriction n'est que transitoire et l'on voit bientôt lui succéder la vaso-dilatation habituelle produite par la chaleur. Nous savons par expérience que l'eau très chaude, appliquée sur une surface qui est le siège d'une hémorragie capillaire, arrête le sang en produisant ces phénomènes de vaso-constriction et tous les jours, nous employons, chez les enfants les irrigations, d'eau chaude contre les épistaxis.

Sur la *circulation*, la chaleur agit pour accélérer les battements du cœur et du pouls; poussée trop loin, la chaleur produirait l'arrêt du cœur dans la syncope.

Les petits cardiaques n'auront pas plus d'hydrothérapie très chaude qu'ils n'auront de douches très froides, ni nos jeunes sujets ayant de la tendance à la congestion.

Sur la *respiration*, la chaleur humide et très élevée agit pour l'accélérer, tandis que la chaleur sèche la ralentit.

Sur le *système nerveux*, une température peu élevée (analogue à la chaleur de la peau) produit un effet calmant que réalise le bain simple, tandis que trop élevée elle produirait de l'excitation.

La chaleur modérée accélère l'excitabilité des fibres striées, tandis que, plus élevée, elle la diminue. C'est l'effet contraire qui est observé sur les fibres lisses dont l'eau très chaude sollicite la contraction.

Calorification. — On sait qu'une douche chaude appliquée avant une douche froide favorise la réaction. C'est sur ce principe que repose la douche écossaise.

Sécrétions. — La chaleur augmentant la transpiration, diminue, dans la même mesure, la diurèse. Des douches chaudes ou des applications chaudes sont fréquemment conseillées dans l'hyperpepsie pour diminuer la sécrétion des glandes de l'estomac, tandis que des douches ou applications froides la sollicitent, d'où leur indication dans l'hypopesie.

Sur le *sang*, *Hénocque* a constaté, sous l'influence de douches et de bains chauds, que la réduction de l'oxyhémoglobine est augmentée, et Winternitz, que le nombre des leucocytes était diminué contrairement à ce qui se passe sous l'influence des douches et bains froids. Il ne faudra donc pas conseiller les applications chaudes aux chlorotiques et aux anémiques en général.

Quand on administre une douche froide très courte à un enfant, celui-ci éprouve une désagréable surprise qui lui arrache des cris, en même temps que cette impression de froid qui se traduit par un frissonnement général et une sensation d'angoisse plus ou moins pénible.

La *peau* pâlit, devient *chair de poule*, pendant que la respiration, d'abord momentanément suspendue, devient courte et entrecoupée, et que le cœur et le pouls offrent des battements irréguliers et précipités. La douche cessant, à ces phénomènes succède un soulagement et un bien-être relatifs, qui vont croissants à mesure que se produit la réaction. Alors la peau rougit et s'échauffe, tout rentre dans l'ordre et, peu à peu, l'enfant reprend son calme.

Le froid vif produit sur la peau une impression douloureuse qui peut, si elle se prolonge, amener l'insensibilité complète, ainsi que nous la recherchons quand nous faisons les pulvérisations de chlorure de méthyle, ou des applications du classique mélange de glace et de sel.

L'eau froide, rapidement et momentanément appliquée sur la peau, diminue le calibre des capillaires et à cette contraction succède une dilatation quand la réaction arrive. Il y a excitation des vaso-constricteurs et paralysie des vaso-dilatateurs, et en vertu de la loi de Stokes, l'excitation des vaso-constricteurs est suivie de leur dépression, tandis que la paralysie des vaso-dilatateurs cesse, à moins que l'action du froid soit trop prolongée, auquel cas il se produit des accidents de mortification bien connus.

François Franck a bien mis en lumière cette action momentanée du froid sur la peau, amenant la diminution de la circulation périphérique. La main étant introduite dans un vase plein d'eau hermétiquement clos, est fixée d'une façon absolue et l'augmentation ou la diminution de volume qu'elle éprouve se traduit au dehors au moyen d'un appareil enregistreur qui accuse les moindres variations de niveau de l'eau. Si on vient à appliquer sur un des avant-bras, de la glace, pendant que la main opposée est dans l'eau, on voit au bout de trois secondes l'appareil enregistreur indiquer une diminution de volume de la main. Cette diminution s'accentue un peu, puis tout rentre progressivement dans l'ordre au bout d'une minute. François Franck en tire la conclusion que le phénomène de diminution du volume de la main tient à un acte réflexe ayant son point de départ à l'avant-bras, où la glace a agi, son point de réflexion à la moelle, et son point d'arrivée à la main du côté opposé.

D'autres expérimentateurs ont obtenu les mêmes résultats en se plaçant dans les mêmes conditions.

Sur le *cœur*, l'eau froide a une action excitante qui rend le pouls précipité, irrégulier, puis déprimante qui se traduit par un ralentissement de la circulation et une diminution de la fréquence du pouls. C'est dire combien il importe de ne pas soumettre à l'hydrothérapie froide les enfants atteints d'affections cardiaques et comme celles-ci ne se manifestent pas chez eux par des symptômes physiques frappants, il est important de ne jamais envoyer un enfant à la douche avant de s'être assuré de l'état de son cœur.

Sous l'influence de la douche froide, le nombre et la valeur physiologique des *globules du sang* augmentent, ainsi que Thermes l'a constaté au moyen de la méthode d'Hayem pour la numération des hématies.

La *respiration* semble faire le contraire du pouls, s'rrrèter d'abord pendant le saisissement de l'eau froide puis augmenter, et en intensité et en fréquence, pendant la réaction.

La *calorification* est peu modifiée par une douche ou une immersion courte. A cette impression de froid relativement vive correspond un abaissement central de deux dixièmes de degré à peine (il y a même quelquefois élévation). Et c'est pendant que la peau rougit et s'échauffe lors de la réaction, que se produit un abaissement de 0°,5 à 1°. Si l'application froide est prolongée, on obtient des abaissements de plusieurs degrés d'où l'emploi de procédés réfrigérants dans les affections aiguës avec hyperthermie.

Sur le *système nerveux*, l'action de l'hydrothérapie est très importante à connaître, à cause de son application aux maladies nerveuses de l'enfance. L'impression du froid, sur les nerfs de la peau, produit une soustraction de calorique qui peut engourdir et même momentanément suspendre les fonctions de l'innervation, mais en déterminent sur les nerfs sensitifs périphériques une impression qui se réfléchit pour ainsi dire sur les centres nerveux, elle a pour résultat des phénomènes réflexes dans la sphère des nerfs moteurs correspondants.

Ces actions réflexes sont fort intéressantes. Elles peuvent aboutir à des effets vaso-dilatateurs ou vasoconstricteurs, à des contractions dans la sphère des muscles lisses, influencer les sécrétions et le fonctionnement dynamique d'organes. Il est connu que, par l'immersion des mains dans l'eau froide, ou par l'application de quelque chose de froid dans le dos, on fait contracter les vaisseaux de la pituitaire. De même les applications d'eau froide au niveau des lombes ou sur le sternum activent la fonction des reins.

Sur la *nutrition* en général, l'eau froide agit en excitant les combustions organiques. Elle active l'absorption.

Réaction.

Ce que l'on cherche à obtenir par la douche froide c'est la *réaction* qui se produit non dans les applications locales de l'hydrothérapie mais exclusivement dans l'immersion ou la douche généralisée. Sous l'effet immédiat de la douche froide, le sang chassé des capillaires périphériques se porte vers les viscères en général pendant le premier frisson du saisissement, puis revient à la peau. Que l'application de la douche continue, le refroidissement s'accentue, l'activité du cœur diminue en même temps et l'enfant éprouve *un second frisson* indiquant que la limite de refroidissement contre laquelle son organisme peut lutter est dépassée. Que le sang se concentre dans les organes profonds la circulation périphérique ne se fait plus, l'excitabilité nerveuse s'épuise et l'enfant pourrait succomber dans cette lutte si on n'intervenait pas.

La réaction première est la réaction *circulatoire* d'autant plus rapide que la douche est plus froide ou sous une pression plus forte.

Pas de réaction circulatoire avec l'eau chaude ou tiède.

La réaction thermique, dit Botthey, est l'effort spontané de l'organisme pour regagner la chaleur que l'eau froide lui a fait perdre. Elle est en raison directe de l'intensité de l'application froide. Nous avons vu, en effet, qu'après la douche froide même courte, la température centrale est toujours plus ou moins abaissée.

Cette action frigorigène est due, d'une part, à la loi de Newton qui fait que deux corps d'inégale température échangent leur calorique, mais d'autre part à la grande loi des actions réflexes. Les expériences de Brown-Séquard et de Tholozan, de François Frank, de Lombard, d'Edwards, etc., ont démontré l'action thermique, calorifique sur les vaso-dilatateurs, frigorifique sur les vaso-contricteurs du grand sympathique démontré par notre grand physiologiste Claude Bernard.

L'action réflexe réfrigérante est la résultante du retentissement sur les centres ganglionnaires de l'action de l'eau froide sur les filets nerveux cutanés que l'eau froide a excités.

Quant à l'élévation de température centrale, elle tient à l'afflux du sang vers les organes profonds comme conséquence de la constriction des vaisseaux cutanés.

Outre la réaction circulatoire et la réaction thermique de tout l'organisme, il faut admettre une réaction individuelle de chaque organe, de chaque cellule, dont, après tout, peut-être, la réaction générale n'est que la résultante.

« En dehors des deux réactions circulatoire et thermique, dit Bottey, il est de la plus grande évidence que chaque organe, chaque fonction, chaque cellule même *réagit* également par un mode réflexe et d'une façon pour ainsi dire individuelle, à l'action excitante et perturbatrice du froid sur les nerfs sensitifs périphériques, constituant ainsi une quantité de mouvements vitaux auxquels on peut donner le nom de *réactions organico-réflexes*.

« La nécessité de ces réactions organico-réflexes s'impose, si l'on songe que, dans beaucoup de cas, l'application de l'eau froide est tellement courte qu'il devient difficile de ne faire entrer en ligne de compte que la soustraction de calorique et les phénomènes circulatoires produits par le froid. »

L'excitation du système nerveux retentit sur tous les organes et produit une série de réflexes modificateurs sur les circulations locale et générale, les mouvements cardiaques et respiratoires, les contractions des fibres lisses ou striées, les combustions organiques interstitielles, les échanges nutritifs, les sécrétions, les excrétions, etc. A ces effets on peut joindre l'augmentation de l'intensité des courants thermo-électriques organiques, provoqués par l'augmentation instantanée, sous l'influence de l'eau froide, de la différence des températures périphérique et centrale (Gautrelet). Ces nombreuses modifications constituent autant de *réactions organico-réflexes* qui aboutissent toutes, par des mécanismes variés et par des voies différentes, à une grande synthèse physiologique dont le résultat final est : augmentation de la vitalité générale, activité plus grande des fonctions digestives et assimilatrices, accroissement de la force musculaire et de l'aptitude au travail, sensation de bien-être, d'équilibre physique, intellectuel et moral, ensemble remarquable qui fait de l'hydrothérapie, en dehors des effets thérapeutiques que l'on réclame d'elle, une méthode hygiénique par excellence.

PROCÉDÉS HYDROTHÉRAPIQUES

APPLICABLES AUX ENFANTS

On administre l'eau chaude ou froide sans pression ou avec pression. Dans le premier cas entrent un grand nombre de procédés hydrothérapeutiques tels que les bains de baignoire ou de piscine qui comportent le séjour plus ou moins prolongé du petit malade dans l'eau chaude tiède ou froide, et d'autres procédés grâce auxquels l'eau est appliquée sur lui : lotions, drap mouillé, maillots, etc., ou encore l'affusion qui tient le milieu entre ces deux formes d'hydrothérapie. Dans le second cas, c'est la douche avec ses variétés fort nombreuses qui en réalité dans les maladies chroniques des enfants se résument dans la douche mobile en jet brisé, ou en pluie, chaude, froide, tiède, générale ou partielle. Je dirai quelques mots sur les principaux d'entre ces procédés qui ont leur emploi chez les enfants et sur les moyens destinés à produire la sudation en raison des cas rares d'ailleurs où elle est mise en œuvre seule ou associée avec les procédés précédents.

I. — Administration de l'eau sans pression

Sans parler du *bain de mer* ni du bain de rivière l'immersion se fait dans une piscine ou une simple baignoire avec cet avantage que l'on peut en varier la température et qu'on n'a pas à compter avec l'air extérieur.

Quant aux bains de baignoire chauds, ils ont leurs indications pour la propreté, je n'y insiste pas, je rappelle seulement que les bains très chauds nous servent chez le nouveau-né pour le rappeler à la vie.

Dans les cas de faiblesse extrême (prématurés de vingt-huit à trente six semaines), dans l'anémie vraie résultant de perte de sang par le cordon, dans le sclérème, dans certaines affections de la peau (intertrigo, pemphigus non syphilitique), on donne des bains chauds de 36 à 38° prolongés pendant plusieurs heures.

Le *demi-bain* froid ou tempéré avec affusion froide sur les parties supérieures du corps est employé comme bain sédatif. C'est une ressource pour les localités éloignées de tout établissement hydrothérapique où on trouvera toujours sinon une baignoire ordinaire un baquet quelconque, un tonneau défoncé permettant de l'administrer.

Les bains partiels tels que *bains de pieds*, *bains de siège* sont aussi employés à diverses températures soit seuls soit comme complément d'autres procédés hydrothérapiques.

Les *lotions* chaudes ou tièdes sont les premiers procédés hydrothérapiques domestiques de la nursery employés chez les enfants en dehors du *tub* froid hygiénique dont tous devraient faire usage quand il n'y a pas bien entendu, de contre-indication. Il suffit pour pratiquer une lotion d'avoir une ou deux éponges et de l'eau que l'on promène sur le corps de bas en haut en les exprimant successivement sur les jambes, les bras, le tronc et la tête. Ces lotions faites rapidement doivent être très courtes, juste le temps de passer partout et être suivies d'une vigoureuse friction.

C'est déjà là, à défaut de douches, un bon procédé d'hydrothérapie domestique que nous devrions vulgariser davantage. On peut d'ailleurs pour les petits enfants débiles faire précéder l'eau froide d'une première lotion à l'eau chaude à la température du corps.

Le *drap mouillé* constitue un procédé hydrothérapique très employé dans la médecine infantile surtout dans la chorée et qui m'a donné des succès dans les cas légers d'anémie, de lymphatisme et chez des enfants débiles dont il relève les forces. Voici en quoi il consiste. On prend un drap de toile que l'on plonge dans de l'eau froide ordinaire (à 13° environ à Paris), on l'exprime avec soin et on y enveloppe l'enfant nu, la tête seule étant laissée libre et lotionnée simplement. Par-dessus le drap on frotte le dos, les jambes, les bras, tout le corps, enfin avec la paume de la main l'enfant étant pieds nus sur le sol; après deux ou trois minutes, cinq au plus, la réaction s'opère et l'enfant a d'autant plus chaud qu'il sortait de son lit ou avait fait un peu d'exercice avant l'opération.

On peut aussi appliquer le drap mouillé non plus tordu, mais ruisselant et remplacer les frictions énergiques par de légers tapotements, puis l'essuyage est fait avec un drap sec ou des serviettes éponges mais avec de légères frictions.

C'est encore un procédé pour enfants, d'autant qu'au lieu d'eau à 12 ou 13° on peut employer surtout pour les premières applications de l'eau fraîche (18 à 25°), tiède (26 à 32°).

Maillot humide. — Sur un lit garni de son matelas recouvert de deux couvertures de laine, on étale le drap mouillé tordu de tout à l'heure et on y couche l'enfant que l'on enveloppe après l'avoir aspergé de quelques gouttes d'eau froide afin de le préparer. Puis le drap est ramené sur toutes les parties, enveloppant chaque jambe, passant entre les plis des aisselles et des jambes de manière à s'appliquer partout laissant libres la tête et les pieds. Par-dessus on ramène les couvertures de laine en serrant assez pour avoir un véritable emmaillottement. Au bout de quelques minutes l'enfant qui a frissonné sous l'effet du drap humide et froid réagit, le pouls qui avait diminué de fréquence se relève et c'est alors le moment de le retirer du maillot et de le sécher. Voilà pour l'effet tonique.

Veut-on avoir un effet sudorifique? On laisse l'enfant dans cet appareil, on l'entoure de bouillottes d'eau chaude et, une petite agitation, une excitation passagère avec accélération du pouls indique le commencement de la sudation qui se continuera le temps que l'on voudra, une demi-heure ou plus. Après l'opération le drap sera fumant.

Pendant la sudation l'enfant boira quelques gorgées d'eau froide, il aura le visage lotionné et des compresses humides sur la tête.

Bottey indique ce procédé dans les cachexies syphilitique et paludéenne, dans l'obésité, etc.

Affusions. — Bien simple, cette pratique, excellente d'ailleurs, est pour ainsi dire l'intermédiaire entre les procédés d'hydrothérapie sans pression et la douche. L'enfant étant tout nu, assis dans un tub ou debout dans une baignoire ordinaire, un baquet quelconque, reçoit sur le dos et sur la poitrine l'eau d'un ou deux seaux. On peut aussi avoir un arrosoir muni de sa pomme ou d'un orifice aplati en palette et alors administrer ainsi une douche sans pression pour ainsi dire dont l'eau aura la température convenable pour chaque cas. La réaction s'opère grâce surtout à la friction énergique dans des serviettes éponges un peu rugueuses comme on en a partout

J'ai un peu insisté sur ces procédés parce qu'ils

sont faciles à mettre en pratique à domicile et à la campagne en particulier où il n'y a aucun établissement [1].

II. — Administration de l'eau sous pression

L'administration de l'eau sous pression se fait à l'aide de la douche qui est la partie la plus importante de notre hydrothérapie, celle qui est la plus employée dans les établissements et les stations de notre pays.

Il y a des douches *fixes* et des douches *mobiles*, ces dernières étant les seules que l'on emploie chez les enfants comme étant moins excitantes et plus pratiques. Dans la douche mobile, ainsi que le dit Leroy-Dupré, c'est la main humide de l'opérateur palpant et massant le sujet dans une direction ascendante, descendante ou transversale, mais toujours graduée, variant à tout instant en épaisseur, en densité, en largeur, en direction, selon toutes les circonstances qui se rattachent à l'âge du malade, à son sexe, à sa pusillanimité, à la maladie dont il est atteint [2].

[1] « La très grande majorité des familles françaises, dit bien justement Le Gendre, ne peuvent bénéficier de la plus puissante des ressources de l'hygiène thérapeutique. Il semble pourtant qu'avec le bon vouloir des municipalités, si les médecins et les directeurs officiels de l'hygiène entreprenaient une campagne dans ce sens, on pourrait installer dans chaque ville, même d'un millier d'habitants, une maison d'hydrothérapie qui serait, non pas gratuite, mais accessible à tous par la modicité du prix ». (Le Gendre et Broca, *Thérapeutique infantile.*)

[2] Leroy-Dupré. *Des indications et des contre-indications de l'hydrothérapie.* Paris, 1875.

Le jet de la douche mobile est ordinairement brisé avec une palette spéciale ou mieux avec le doigt soit pour diminuer le choc qui serait trop pénible pour l'enfant surtout, soit pour disséminer davantage l'application de l'eau sur la peau.

L'enfant étant placé ou tenu à la distance convenable, environ 2 mètres du doucheur auquel il tend le dos, le jet brisé est d'abord dirigé vers les parties inférieures du corps : pieds et mollets, puis sur la partie postérieure tout entière du corps sauf la nuque et la tête. On recommence en avant, toujours de bas en haut et on termine en arrosant encore les pieds. Les détails sont, cela va sans dire, laissés au médecin qui administre la douche. Ce qui importe c'est que surtout pour un enfant, la douche soit courte, très courte. Les douches les plus courtes sont les meilleures, tous les spécialistes consommés le disent (Keller, Beni-Barde, Bottey, Tartivel, Delmas).

La douche reçue, l'enfant est essuyé, séché, frictionné et mis en route pour la promenade.

La *douche en pluie mobile* peut être froide, fraiche ou chaude ou successivement chaude et froide.

Après la douche chaude comme après la douche froide, le petit malade sera essuyé, séché, frictionné et sollicité à marcher.

Comme le bain chaud, la douche chaude est un moyen sédatif qui agit en diminuant l'excitabilité réflexe du système nerveux cérébro-spinal, sans débiliter autant.

La *douche très chaude*, c'est-à-dire au-dessus de la température du corps, élève la chaleur du corps, aussi est-elle indiquée pour congestionner la peau, stimuler ses fonctions. Dans le rhumatisme chronique, la douche très chaude rend les plus grands services. Elle est indiquée dans la dyspepsie hyperchlorhydrique, dont les symptômes sont souvent exagérés par la douche froide.

Après une douche chaude plus ou moins prolongée, vient-on à administrer une douche froide on a la douche écossaise.

Choix du procédé. — S'il s'agit de choisir entre tous ces procédés ce sera affaire de tact dans chaque cas particulier et on comprend qu'il soit impossible de donner une règle générale. Voici l'opinion du Dr Glatz. La douche froide ne convient pas plus à l'enfant qu'à la neurasthénie grave ; en revanche les applications moins énergiques de l'hydrothérapie comme la friction avec la serviette mouillée, et surtout l'application du drap mouillé font merveille chez l'enfant et sont, surtout de l'âge de cinq à quinze ans, préférables à la douche ou à la piscine froide. Il conseille donc généralement pour les enfants faibles, délicats, à peau fine, à tendance lymphatique ou scrofuleuse, de commencer à partir de quatre à cinq ans, les applications hydrothérapiques par la friction au drap ou à la serviette mouillé, et après avoir préparé le malade par ces procédés préliminaires, s'ils sont bien supportés, il fait appliquer des douches (l'eau de 22° à 16 et 14°) avec pression modérée de 1 à 1 atmosphère et demie, le jet bien brisé, en éventail.

Précautions que comporte l'hydrothérapie chez les enfants. — Les précautions pour le choix du procédé applicable à chaque cas sont indispensables surtout si on emploie l'eau froide, la seule qui puisse véritablement donner des effets toni-sédatifs.

Ces effets s'obtiennent d'autant mieux qu'on les demande à une douche plus courte et plus froide. « Une douche très courte, disait Fleury, n'a jamais d'inconvénients, une douche trop longue est toujours dangereuse. »

Il importe de préciser la durée des douches, la dose pour ainsi dire du médicament qui doit être toujours appropriée à l'âge, à la résistance du sujet et à la nature de la maladie.

L'enfant qui a été soumis à une application hydrothérapique est enveloppé dans un peignoir de toile avec lequel on l'essuie, puis dans un second peignoir en toile sèche, froid en toute saison à l'aide duquel on le frictionne plus ou moins énergiquement pendant cinq ou six minutes afin d'amener la réaction.

Les enfants qui peuvent faire un exercice court mais suffisant pour amener la chaleur à la peau sans toutefois produire la transpiration, une course modérée ou un exercice musculaire proportionné à leurs forces, y trouveront une excellente préparation à la douche.

De même après la douche comme d'ailleurs après toute pratique hydrothérapique, un certain exercice musculaire est indiqué pour entretenir la réaction.

En outre cet « exercice musculaire réactionnel active la rapidité de la descente thermique (Couette) [1] ». Mais un exercice exagéré donnerait lieu au contraire à une production de chaleur et à une dépense organique qui épuiserait le sujet que l'on veut fortifier.

[1] Couette.

Il est une autre précaution que je dois signaler; les enfants petits ou grands qui sont conduits à la douche ne devront pas être à jeun, le meilleur moment me paraît être entre le déjeuner du matin et celui de midi, la douche sera ainsi mieux supportée et la réaction se fera d'autant mieux. S'il s'agit du soir, la douche sera donnée trois heures environ après le repas important. J'ai déjà insisté sur ces points à propos des bains de mer.

Indications et contre-indications d'après les effets physiologiques. — Les enfants malades ne seront pas plus conduits à la douche qu'à une station thermale sans une indication précise et sans qu'il soit bien établi qu'ils ne présentent aucune contre-indication. Il appartient, en outre, au médecin traitant, qui connaît son malade, d'indiquer comment il entend qu'il soit douché et de formuler, par écrit, la forme, la durée et la température de la douche, ainsi que des soins consécutifs pour favoriser la réaction (frictions, promenade, etc.)

Une considération qui, chez les enfants, prime toutes les autres, c'est l'*âge*. Je rappelle que Béni-Barde[1] ne veut pas l'hydrothérapie froide avant l'âge de sept ans. Toutefois, dans ma pratique, je n'hésite pas à la conseiller plutôt, vers cinq ou six ans, avec des précautions convenables, chez ceux qui ont été, dans l'état de santé, habitués à l'eau froide dans un but hygiénique, en prescrivant alors plutôt que les douches, les ablutions, les lotions, les affusions, le drap mouillé.

[1] Béni-Barde. *Manuel médical d'hydrothérapie*, 2e éd., p. 154. — Béni-Barde et Materne. *Loc. cit.*, p. 112.

Le Dr Tartivel[1], directeur de l'établissement hydrothérapique de Bellevue, a donné des douches en pluie, même à un petit enfant de dix-huit mois que sa mère tenait dans les bras; l'enfant, dit-il, « a crié un peu aux deux ou trois premières douches, puis il s'y est habitué et a fini par les trouver tellement à son goût, qu'il venait spontanément les réclamer lorsqu'on laissait passer l'heure à laquelle il les prenait d'habitude. Je donne actuellement des douches à deux enfants, un petit garçon de trois ans et une petite fille de cinq ans, petit-fils et petite-fille d'un des plus honorables praticiens de Paris. Ces enfants ont pris des douches pendant tout l'hiver, par tous les temps, non seulement sans répugnance, mais encore avec un véritable bonheur qui se manifestait par de joyeux éclats de rire avant, pendant et après la douche, laquelle est toujours pour eux une petite fête. Pendant tout cet hiver, contrairement à leur habitude, ils n'ont pas été sérieusement enrhumés; lorsque se manifestait un commencement de rhume, leur mère me les amenait quand même à la douche et, au bout de deux ou trois jours le rhume avait disparu sans autre traitement. »

Le degré de résistance au froid doit être pris en sérieuse considération. Il est, en effet, des enfants frileux soit par constitution (arthritiques), soit par suite d'une éducation physique trop molle, qu'il conviendra d'aguerrir peu à peu au froid, mais qu'il serait dangereux d'y soumettre sans préparation; cette sensibilité

[1] Tartivel. *Hydrothérapie*, in *Dict. Encyclop. des Sciences médicales.*

à l'eau froide est telle chez certains enfants qu'ils sont déjà glacés de terreur avant d'être touchés par l'eau. Il importe donc tant pour ne pas repousser ces enfants de la douche en les effrayant sans nécessité, de commencer le traitement chez eux par les lotion générales tièdes puis tempérées puis de recourir à la douche à température décroissante. Ainsi on entraînera plus ou moins lentement le sujet pour le faire arriver à l'eau froide. C'est affaire de tact, de doigté de la part du médecin qui donne la douche.

C'est à partir de sept ans que la douche est administrée avec avantage à la condition d'en graduer la pression à la moindre résistance du tissus. On tiendra compte surtout de l'excitabilité fonctionnelle du cœur chez les enfants comme on le fait quand on les envoie aux stations thermales ou aux bains de mer.

Le sexe n'offre pas de contre-indications et ce sera au médecin de voir s'il doit, chez les petites filles réglées, continuer ou non l'hydrothérapie pendant la période cataméniale, la plupart des médecins ayant constaté l'innocuité de la douche froide généralisée pendant les règles. Toutefois il est entendu qu'il n'est pas utile de commencer le traitement à ce moment, il s'agit simplement de savoir qu'on peut ne pas l'interrompre. Encore faut-il s'entendre sur le procédé qui reste inoffensif — douche en pluie mobile ou en jet convenablement brisé — et sur ceux qui pourraient produire une concentration du sang vers le bassin et une exagération des règles comme les bains de pieds ou de siège, les douches écossaises, les affusions, lotions, etc.

Les cachexies avancées : tuberculose, cancer, dégénérescences, etc., sont des contre-indications, les affections du cœur de même excepté dans les affections valvulaires au début, quand la compensation est établie, mais il faut des ménagements et dans le choix du procédé et dans son application. De même on verra que la phtisie dans certaines conditions se trouve bien d'une hydrothérapie appropriée. Certaines affections de la peau généralisées ou invétérées (eczéma, psoriasis) sont des contre-indications, mais dans d'autres, dans les dermato-névroses, la douche tiède est indiquée ainsi que dans l'urticaire, l'acné, le zona, etc.

Enfin il y a des idiosyncrasies qui, se manifestant de bonne heure pour la médication hydrothérapique comme pour d'autres, en contre-indiquent l'emploi chez des enfants appartenant surtout à la famille des névropathes.

Nombreuses sont les indications de l'hydrothérapie chez les enfants, en dehors de l'hygiène qui vise à l'entretien de la santé, à l'endurcissement, en dehors aussi des maladies aiguës fébriles dont je ne m'occupe pas ici.

Ces indications découlent de l'action physiologique de l'eau à diverses températures dont il a été question plus haut.

On a vu que l'eau froide imprime une activité dynamique et chimique à la circulation, à l'oxygénation, à l'hématopoïèse, de là son indication dans les anémies et la chlorose de l'enfance.

Les effets toni-sédatifs obtenus par l'hydrothérapie justifient son emploi dans les troubles de l'innervation, dans les névroses : hystérie, épilepsie, chorée, la névrose hypnotique, la tétanie, la maladie de Thomson, la maladie de Frereichs, les algies, les akinésies, les céphalées de l'adolescence, migraines, névralgies, etc., les paralysies consécutives à la diphtérie ou autres maladies infectieuses, la paralysie infantile, les paralysies myosclérosique, hystérique, spinale, spastique, la neurasthénie.

Par l'activité qu'elle imprime aux phénomènes cellulaires l'hydrothérapie prend rang parmi les modificateurs hygiéniques qui ont pour but de solliciter les mutations nutritives par l'intermédiaire du système nerveux. De là son emploi dans les maladies ressortissant à la diathèse arthritique ou bradytrophique (obésité, rhumatisme chronique, diabète, gravelle, lithiase biliaire); dans la scrofule, le lymphatisme, et généralemnt dans tous les cas où la nutrition est troublée.

Par les effets révulsifs qu'on obtient du côté de la peau au moyen de procédés hydrothérapiques appropriés, on agit favorablement sur les congestions viscérales (hépatiques, spléniques).

La réaction franche que l'on obtient du côté de la peau par l'hydrothérapie est favorable au traitement des néphrites.

Il est entendu que dans chaque cas particulier c'est du sujet que l'on tiendra compte au moins autant que de la maladie elle-même et que de même que c'est un médecin qui conseille ou non l'hydrothérapie, c'est un médecin qui doit en diriger l'application.

CHAPITRE II

DE QUELQUES STATIONS HYDROTHÉRAPIQUES

Les stations exclusivement consacrées à l'hydrothéraphie en dehors des stations de bains de mer et des stations thermales, sont peu nombreuses et cela se comprend fort bien quand on pense qu'une cure hydrothérapique proprement dite peut se faire partout. Il suffit, en effet, d'avoir de l'eau.

Cependant, l'expérience nous ayant appris que l'hydrothérapie domestique, suffisante pour les enfants bien portants ne répond plus aux besoins lorsqu'il s'agit de modifier des états morbides, nous recourons aux établissements que l'on trouve aujourd'hui dans chaque ville de quelque importance ; ces maisons dont plusieurs sont organisées pour recevoir des pensionnaires sont installées pour répondre à tous les desiderata de la pratique, permettant l'application de tous les procédés d'administration de l'eau sous la direction d'un médecin.

Dans certains cas, cependant, il importe que les petits malades soient envoyés hors de l'enceinte des villes, dans des climats dont l'action modificatrice devra s'ajouter à celle de l'hydrothérapie, c'est alors qu'apparait le rôle important de ces stations dont je citerai celles qui remplissent les meilleures conditions.

Je ne parlerai pas ici des stations où l'hydrothérapie est appliquée aveuglément à tous les cas qui se présentent. Le remède n'est pas bon pour tout ni pour tous, c'est pour cela qu'il peut être efficace dans des cas bien déterminés.

Les stations d'eaux minérales froides qui sont assez peu minéralisées pour que l'on puisse les confondre dans leur usage externe avec l'eau ordinaire peuvent être conseillées pour un traitement hydrothérapique. Je citerai Siradan (Hautes-Pyrénées), Sermaise (Marne), Evian et Thonon sur les bords du lac Léman, la station d'eaux ferrugineuses froides de Forges (7°) de Bussang, de Ragatz et de Lavey, en Suisse. A cette dernière station, on fait de la bonne hydrothérapie avec de l'eau du Rhône et le pays se prête parfaitement au séjour des enfants qui ont à suivre le traitement. Je m'attacherai surtout à indiquer quelques stations qui sont avantageuses par leur situation, leur climat, pour les enfants auxquels il faut un traitement hydrothérapique de longue durée, loin de la ville ou de la famille.

Les établissements hydrothérapiques destinés à recevoir des enfants et à les garder souvent assez longtemps doivent réaliser les conditions les plus avantageuses au point de vue hygiénique. « L'hydrothérapie la plus méthodique, dit Fleury, perd la plus grande partie de son efficacité, si elle est pratiquée dans une vallée étroite, encaissée, basse, humide ; dans une localité malsaine, palustre, en proie à des maladies endémiques, visitée par des épidémies.

« Il faut à l'hydrothérapie le concours d'un air salubre, pur, vif, sec, incessamment renouvelé par les vents, tel, en un mot, qu'on le rencontre sur les montagnes ou dans certaines localités, vallées ou plaines. — Vastes, bien aérées, à sol perméable aux eaux, à végétation abondante et robuste. Les établissements placés dans le sein des grandes villes seront toujours inférieurs à ceux qui s'élèvent au milieu d'une campagne bien choisie. »

C'est pour cela que, s'il s'agit d'enfants malades d'une de ces affections chroniques qui les ont plus ou moins anémiés, de ces jeunes filles dont la nutrition a souffert, dont l'appétit est nul ou capricieux, il est important de conseiller en même temps que l'hydrothérapie une station où seront réunies les conditions les plus favorables au succès de celle-ci.

Chez l'enfant valétudinaire, chez le convalescent, chez le malade chronique dont l'état comporte l'hydrothérapie, il comporte aussi l'influence salutaire des autres agents dont dispose l'hygiène thérapeutique : le soleil et le grand air qu'on ne trouve que hors des villes et qu'on goûte surtout dans les contrées élevées convenablement chaudes en hiver pour permettre l'exercice au dehors et suffisamment fraiches, en été, pour que l'influence énervante de la chaleur ne s'y fasse point trop sentir.

Bouqueron.

Situé à 4 kilomètres de Grenoble, sur la route de la Grande-Chartreuse, l'établissement hydrothérapique de Bouqueron a été créé il y a une quarantaine d'années dans le vieux château qui était la demeure des seigneurs de Bouqueron.

Sa situation exceptionnelle, au point de vue de l'hygiène, recommande le séjour dans cet établissement aux adolescents qui ont besoin d'un traitement hydrothérapique loin du milieu énervant de la ville.

L'installation y est aussi complète que possible.

Divonne.

Située dans une plaine élevée qui s'adosse aux premières pentes du Jura dans une position saine et agréable, où l'on jouit d'un climat tempéré, la station hydrothérapique de Divonne (Ain) est une des plus justement célèbres.

L'eau de la Divonne, ou des sources qui jaillissent dans un superbe parc, est très froide (de 6°,5 à 7°) et l'établissement organisé pour toutes les pratiques de l'hydrothérapie la plus complète.

Gérardmer.

Situé dans les Vosges, à 670 mètres d'altitude, sur la rive orientale d'un lac aux eaux profondes, Gérardmer est entouré de prairies et de forêts avec un climat tonique, mais non point trop excitant, un air pur, avec une température plutôt fraîche.

Les enfants se trouveront là parfaitement, et il y va tous les ans bien des familles qui recherchent surtout l'agrément et la fraîcheur du site.

Saint-Didier.

Situé dans l'Ardèche, à l'entrée d'un joli vallon entre le mont Ventoux et les derniers contreforts des Alpes, près de la fontaine de Vaucluse, la station hydrothérapique de Saint-Didier a été, comme beaucoup d'autres, établie dans un ancien château seigneurial. Sa situation privilégiée au point de vue de la douceur et de l'uniformité du climat, ses sources froides, font de Saint-Didier un établissement hydrothérapique de premier ordre où les enfants qui ont besoin d'un traitement, trouveront toutes les ressources d'une installation irréprochable.

Saint-Georges.

Situé dans la Drôme, près de Valence, l'établissement de Saint-Georges est à une altitude de 400 mètres dans une situation saine et agréable. Il y a des eaux ferrugineuses faibles dont les malades peuvent bénéficier en outre du traitement hydrothérapique qui y est parfaitement conduit.

Champel.

En Suisse, Champel, faubourg de Genève, est une station hydrothérapique admirablement installée. L'établissement est situé au milieu d'un parc, sur une colline, à 416 mètres d'altitude.

L'eau froide est celle de l'Arve qui descend du massif du Mont-Blanc et a une température de 10°. Elle est pompée et élevée dans les réservoirs de l'établissement, où elle est administrée en douches, piscines à eau courante, etc.

Schœnbrunn.

Schœnbrunn en Suisse (canton de Zug), à 698 mètres, est une station d'hydrothérapie, très fréquentée; l'eau froide (7°) se prête à toutes les pratiques hydrothérapiques. Climat tempéré, doux, pays très sain et agréable.

Spa.

Spa, qui est la plus importante station de Belgique, est une station d'eaux ferrugineuses, mais l'on y va aussi pour la seule hydrothérapie que l'eau froide et les doucheurs habiles de cette localité attirent, ainsi que le climat frais et agréable.

En Allemagne il existe également des établissements et des stations hydrothérapiques où on emploie moins que nous la douche à laquelle on semble préférer, sans doute pour rester fidèle à la pratique de Priesnitz, les bains partiels, l'enveloppement, etc., et les procédés hydrothérapiques sans pression. Je n'en parle ici que pour rappeler qu'à Gorbersdorf et à Falkenstein l'hydrothérapie est appliquée à la phtisie pulmonaire même à ses périodes les plus avancées.

DEUXIÈME PARTIE

CHAPITRE PREMIER

LYMPHATISME ET SCROFULE

Démembrement de l'ancienne « maladie scrofuleuse ».

Puisque nous acceptons le mot *arthritisme* ressuscité par Bazin et que nous l'employons pour désigner ce tempérament, cette diathèse que caractérise un trouble de la nutrition commun à tout un groupe de maladies, nous pouvons bien conserver le mot *lymphatisme*, vieux comme le monde, mais excellent pour qualifier un autre tempérament plus ou moins confondu avec cette maladie qui, considérée comme telle, n'est plus : la scrofule.

Après la découverte du bacille, les auto-inoculations qui reproduisent chez des sujets porteurs de foyers tuberculeux méconnus soit à la suite de traumatisme, soit après une intervention chirurgicale, et donnant lieu à une méningite ou a une granulie, les inoculations expérimentales, sur les animaux, il ne saurait plus rester grand'chose du domaine naguère si vaste de la scrofule.

Aussi a-t-elle été peu à peu démembrée surtout au profit de la tuberculose et un peu au profit de la syphilis. A celle-ci, il faut, de tout droit, restituer les adénopathies qui, revêtant l'aspect de *gommes ganglionnaires*, siègent aux régions cervicale, sous-maxillaire et inguinale et ressemblent à tel point aux adénites naguère encore qualifiées de scrofuleuses, dont seul le traitement spécifique peut trancher le diagnostic.

Les déformations osseuses du squelette du membre inférieur, telles que le *tibia de Lannelongue* avec une apparente incurvation et la transformation de la crête en un bord arrondi et noueux, sont aussi revendiquées par elle; ces accidents étaient naguère encore on s'en souvient, attribués à la troisième période de la scrofule considérée comme une maladie.

Toutes les affections articulaires ou osseuses : arthrites chroniques, ostéo-arthrites fongueuses, tumeurs blanches, ostéites et caries, sont de la tuberculose tout comme les synovites dites fongueuses et les abcès froids. De même il faut reporter de celle-ci à celle-là les manifestations cutanées ou muqueuses dont le microscope démontre l'origine bacillaire : le lupus et les angines lupiques, les scrofulides ulcéro-crustacées, les adénites, les écrouelles, etc., tout cela passe à la tuberculose. Enfin les lésions viscérales considérées autrefois comme scrofuleuses sont de nature tuberculeuse et susceptibles de rester *locales* longtemps, ce qui permet de les guérir quand on arrive assez tôt pour empêcher la généralisation de l'infection (tuberculose testiculaire, rénale, ovarienne, mammaire, etc.,

La gourme, la gourme elle-même, n'est plus de la

scrofule bien qu'elle se montre plus volontiers chez les petits scrofuleux en raison du moins de résistance qu'ils opposent aux invasions bacillaires. Le microscope démontre, en effet, que l'impétigo dont on connaissait d'ailleurs l'inoculabilité est dû à des staphylocoques dont la virulence varie suivant les terrains où ils trouvent accès.

Que reste-t-il, après cela, à la scrofule? Il lui reste cette disposition particulière, durable, ce trouble permanent de la nutrition qui favorisent le développement et le retour des maladies catarrhales, les inflammations de la peau et des muqueuses, la stase de la lymphe dans les tissus et les ganglions sous la moindre irritation, et la création d'un terrain de qualité inférieure favorable à l'infection tuberculeuse. Il lui reste, en un mot, ce qui appartient au lymphatisme qui en constitue comme la première étape.

I. — Lymphatisme

Le lymphatisme demeure la caractéristique de ce tempérament propre aux enfants qui présentent un état particulier de langueur et d'apathie, dont la peau est fine et blanche, dont les chairs sont molles et les yeux tendres. Ce n'est pas encore le scrofuleux aux yeux chassieux, au nez épaté, à la lèvre supérieure épaisse, avançante, disposé au coryza et à l'otorrhée, mais c'est bien, on le voit à deux sujets de la même famille que l'on a affaire de sorte que si on les sépare c'est par convention.

Ni l'un ni l'autre ne sont en réalité des malades, mais

ils sont tous deux moins bien armés que d'autres pour la défense, et leurs muqueuses, voire leur peau, se laissent plus facilement envahir par les microbes pyogènes et saprophytes, hôtes habituels des surfaces muqueuses et cutanées.

Il en résulte des éruptions particulières. Ce sont des impétigos chroniques localisés au pourtour des orifices muqueux; eczémas chroniques, en particulier les eczémas fortement suintants et non prurigineux siégeant derrière les oreilles, autour des yeux, du nez et s'accompagnant d'engorgements ganglionnaires; la cyanose et les engelures des extrémités, les rhinites aiguës ou chroniques; les angines catarrhales, surtout l'angine catarrhale superficielle d'Hamilton et l'angine mûriforme; certaines otorrhées, blépharites ou conjonctivites chroniques et en particulier la conjonctivite phlycténulaire; certaines acnés polymorphes; les poussées érysipélatoïdes blanches dites des strumeux; la tendance aux adénopathies torpides survenant sous l'influence de la moindre excoriation des téguments. Ce qui caractérise le tempérament lymphatique, c'est la coexistence de la plupart de ces affections sur un même sujet et leur évolution spéciale.

Que le sujet lymphatique ou scrofuleux le soit par hérédité ou qu'il ait acquis cette déchéance organique par une hygiène défectueuse, ou que ces deux origines puissent être invoquées, comme c'est souvent le cas pour les petits enfants de nos hôpitaux, on comprend de reste que le terrain ait besoin d'être sérieusement modifié et le sujet mieux armé pour échapper aux infections tuberculeuses ou autres.

Toutefois il ne faudrait pas croire que le seul fait de séjourner au bord de la mer fût suffisant pour guérir ou même pour prévenir la scrofule.

M. le Dr Variot[1] a fait une enquête récente dont il tire les conclusions suivantes :

« Il est bien avéré, que la scrofule se manifeste parmi la population maritime des îles, malgré l'action continue du climat marin dans toute sa rigueur.

« Avec tous les observateurs qui nous ont précédés dans cette direction, nous affirmons donc que le climat marin est impuissant à prémunir l'enfance contre les manifestations de la scrofule.

« Mais quoi d'étonnant à cela ? Il ne suffit pas, en effet, de fournir aux poumons un air pur et vivifiant pour que la cure marine soit complète ; il faut aussi, pour que la nutrition générale soit active et régulière, que le tube digestif reçoive des aliments convenables et réparateurs ; il faut encore que la peau fonctionne bien et que le système nerveux périphérique soit excité par des immersions répétées et méthodiques dans l'eau de la mer. Les médicaments toniques et reconstituants, tels que l'huile de foie de morue, les phosphates, les iodures doivent être autant d'utiles adjuvants au traitement maritime.

« N'est-ce pas d'ailleurs en plaçant tous les appareils et toutes les fonctions dans de bonnes conditions de milieu pendant un temps assez long qu'on est parvenu à obtenir la guérison des accidents scrofu-

[1] Variot, *Le climat marin et la scrofule dans les îles de la côte bretonne*, in *Journal de clinique et de thérapeutique infantiles*, 1894.

leux les plus graves, dans les sanatoria pour enfants. »

Bains de mer chauds. — Dès l'âge de deux ans les enfants peuvent avoir des bains de mer chauds dans une baignoire. On pourrait les leur donner dehors au soleil dans la belle saison.

Bains froids. — C'est à partir de trois ans seulement que les bains donnés directement à la mer seront utilement conseillés dans le lymphatisme.

Sous l'influence des bains de mer on voit guérir les adénites simples, les engorgements ganglionnaires, jadis appelés *écrouelles*, qui sont symptomatiques du lymphatisme. Ce qui se passe est déjà assez pour montrer l'efficacité de la thalassothérapie. Dès les premiers jours du traitement par l'atmosphère marine et les bains, on voit diminuer puis disparaître l'empâtement périganglionnaire, et dans les cas où le traitement est favorable le ganglion lui-même finit par se fondre peu à peu.

Les adénites suppurées qui ont été incisées marchent rapidement vers la cicatrisation et celles qui se sont ouvertes d'elles-mêmes se ferment, le fond des abcès ou des fistules se comblant pour donner une cicatrice durable.

II. — Lymphatiques avec contre-indications au traitement marin

Quand des enfants ne pourront être soumis au traitement marin qui est indiqué avant tout autre dans le lymphatisme, quand surtout ils offriront des contre-indications formelles à la thalassothérapie on demandera à la climatothérapie une station qui remplace l'atmosphère marine et à la balnéothérapie une station thermale appropriée.

Le petit lympathique auquel la mer a bien convenu pendant quelque temps a lui-même besoin de changer de milieu, il convient donc de savoir où il sera bon de l'envoyer quand il quittera le bord de la mer. Dans bien des cas nous associons dans le choix de la station climatothérapique celui d'une station hydrominérale appropriée.

Stations climatothérapiques qui conviennent aux lymphatiques torpides. — Pour les sujets torpides qui ont besoin d'un stimulant capable de remplacer dans une certaine mesure l'air marin, les climats les meilleurs seront ceux de moyenne altitude soit de 700 à 1,300 mètres dans notre contrée. Si l'air y est pur, assez peu dense, s'il y a une radiation solaire suffisante, l'enfant qui vivra au dehors toute la journée fera une cure d'air que l'on prolongera en changeant de localité suivant la saison.

En été ce sera toute la zone subalpine dont les principaux endroits de choix seront :

Airolo.
Alvaneu.
Avants (Les).
Axenstein.
Bellegarde.
Charmey.
Château d'Œx.
Colombettes (Les).
Dissentis.
Felseneeg.
Monte Generoso (Hôtel).
Gurnigel.
Lac-Noir.
Lauterbrunnen.
Leysin.
Plan-des-Iles.
Pont (Le).
Saint-Beatenberg.
Saint-Cergues.
Saint-Georges.
Saint-Nicolas.
Sainte-Croix.

Schœneck.
Tarasp.
Uetliberg.
Vals.
Vallorbe.
Vers-l'Eglise.
Villars.
Weissenbourg.

En hiver on aura les stations sèches et chaudes du midi de la France et de l'Italie telles que Hyères, Cannes, Nice, Menton, etc., où on trouvera toujours à une distance convenable de la côte un séjour où ils seront stimulés sans être excités.

Gênes au printemps, Florence au printemps et en automne. Naples convient pendant les derniers mois de l'hiver et le printemps, c'est-à-dire à l'époque où les grandes pluies ont cessé et où l'atmosphère devient plus calme et plus sereine.

Alger. — De novembre à mai.

Le Caire. — De la seconde quinzaine d'octobre à la fin de mars.

Valence (Espagne). — D'octobre à mai.

Alicante. — Pendant l'hiver et le printemps.

Malaga. — D'octobre à juin.

Séville. — Pendant l'hiver et le printemps.

Lacs de Côme et Majeur, — Printemps et été.

Au point de vue du choix de la saison, on peut répartir les différentes stations climatiques de la façon suivante :

Septembre. — Amélie-les-Bains. — Arcachon. — Arco (à partir du 15). — Baden-Baden. — Bellinzona. — Bex. — Biarritz. — Clarens. — Gersau. — Griès. — Interlaken. — Lugano. — Meran. — Montreux. — Pallanza. — Vernet. — Vevey. — Wiesbaden.

Octobre. — Amélie-les-Bains. — Arcachon. — Arco. — Baden-Baden. — Bordighera. — Clarens. — Gries. — Lugano. — Meran. — Pallanza. — Pau. — San Remo. — Venise. — Vernet. — Vevey.

Novembre, *Décembre*, *Janvier*, *Février*. — Ajaccio. — Alger. — Arco. — Bordighera. — Le Caire. — Cannes. — Catane. — Gries. — Hyères. — Madère. — Menton. — Meran. — Nice. — San Remo. — Venise.

Mars. — Arco. — Catane. — Clarens. — Griès. — Hyères. — Menton. — Meran. — Nervi. — Nice. — Palerme. — Pallanza. — Pau. — Pise. — Venise.

Avril. — Arco. — Bex. — Bordighera. — Cannes. — Gersau. — Gries — Hyères. — Menton. — Meran. — Nervi. — Nice. — Pallanza. — Pise. — Venise.

Des climats qui conviennent à la forme éréthique du lymphatisme.

Les malades de cette catégorie ont besoin d'un air chaud et humide, qui calmera leur susceptibilité, apaisera l'irritabilité nerveuse et stimulera en même temps les fonctions générales.

Suisse. — Zones des plaines et collines de 200 à 700 mètres.

Acquarossa.	Glaris.
Aigle.	Genève.
Axenfels.	Lausanne.
Baden.	Lavey.
Beckenried.	Locarno.
Bex (eaux chlorurées).	Lucerne.
Brienz.	Lugano.
Charnex.	Montreux.
Champel.	Morat

Mornex.
Neufchâtel.
Ouchy.
Plan-de-Frenières.
Ragatz.
Rheinfelden (eaux chlor.)
Saint-Gall.
Saxon.
Schaffouse.
Schinznach.
Schwytz.
Sion.
Territet.
Vernex.
Vevey.
Weggis.
Weissenstein.
Yverdon.
Zoug.
Zurich.

Italie. — Venise. — D'octobre à fin mai.

Golfe de Gaete. — L'hiver.

Madère, Funchal. — De septembre à juillet.

Stations thermales. — Quant aux stations thermales, leur choix dépendra des indications fournies par les affections spéciales que présenteront les petits lymphatiques. Il portera surtout sur les eaux chlorurées sodiques et les chlorurées arsenicales, les sulfochlorurées et, dans quelques cas, des eaux de natures diverses.

Mais d'une façon générale, seront exclus des eaux minérales les enfants atteints d'une affection organique du cœur ou du péricarde, bien que nos idées se soient un peu modifiées à cet égard, ainsi qu'on le verra plus loin, ni du foie ou des reins, ni généralement d'une maladie aiguë ou d'une poussée aiguë d'une affection chronique.

Lymphatisme ou scrofule sans complication spéciale.

Les enfants atteints de lymphatisme ou de scrofule simple, sans complication, que l'atmosphère marine plutôt que la balnéation proprement dite a privés de la thalassothérapie, seront envoyés d'abord aux eaux chlorurées sodiques.

Pour les sujets jeunes ou peu atteints, il est tout indiqué de conseiller les eaux chlorurées faibles, pour ceux qui sont profondément touchés, pour les scrofuleux qui ont besoin d'une stimulation énergique, on conseillera les eaux fortes.

Pour les premiers, on aura le choix entre Balaruc, pour ceux qui habitent le midi de la France, Salins-les-Moutiers pour ceux qui demeurent vers le nord, Bourbon-l'Archambault, Bourbon-Lancy, La Motte, etc. remplissent les mêmes indications, et chacune de ces stations sera préférée selon la proximité des intéressés ou d'autres considérations de second ordre.

Balaruc. — A Balaruc, l'eau faiblement chlorurée est administrée en bains de baignoire plutôt qu'en piscine, à une température constante de 32 ou 33° et d'une durée de vingt à quarante minutes. Elle excite la peau et aussi l'économie, sinon on y ajoute de 1 à 12 litres d'eaux mères des salines de Villeroy.

Si on veut un effet révulsif plus énergique, on conseille la douche générale. La douche locale est employée pour faire fondre les engorgements ganglionnaires. On applique aussi sur les ganglions engorgés du cou les boues à la température de 48°, que l'on rend encore plus actives en y ajoutant des eaux-mères, et on laisse en place pendant trente à quarante-cinq minutes.

Mais Balaruc est près de la mer et ne conviendra pas, pour cette raison, à tous les enfants.

Salins-Moutiers offre l'avantage d'une eau facilement tolérée à l'intérieur, qui se donne aux enfants par fractions de verre. Elle s'administre naturellement en baignoire, piscine à eau courante, douches, irrigations, pulvérisations, lotions et boues. Les bains sont donnés soit à la température de la source (35°), soit à une température plus élevée, suivant les cas, et ont une durée de quarante-cinq minutes à une heure. Ils excitent la peau, qui se recouvre dans l'eau de fines bulles d'acide carbonique, de même qu'après les douches, qui sont à 10 ou 15° et qu'on donne dans le bain. Elles ont une durée de dix à vingt minutes, ou moins, suivant la susceptibilité des enfants. Les douches locales, lotions, irrigations, boues, sont appliquées sur les engorgements ganglionnaires.

Bourbon-l'Archambault et *Bourbon-Lancy* sont indiquées dans les mêmes conditions et s'administrent de la même façon. La première surtout, qui est chaude malgré sa faible minéralisation, est parfaitement appropriée aux lymphatiques mous atoniques.

Les eaux chaudes de *La Motte* conviennent de même.

Enfin les eaux de Lons-le-Saulnier, de Roucas-Blanc, Santenay, etc., seront d'utiles ressources pour les enfants des contrées voisines de ces stations chlorurées sodiques, également convenables pour le lymphatisme nerveux à réaction vive, à circulation active, qui n'ont pas besoin d'une forte excitation.

A l'étranger, Hombourg, Soden, Mondorf, Munster, Wiesbaden, Baden-Baden, pour l'Allemagne ; Abano, Bataglia, en Italie, répondront à la même indication.

Pour les enfants plus fortement atteints, on recourra à des eaux plus fortes.

Salins est pour ainsi dire l'intermédiaire entre les faibles et les fortes. C'est une station où l'eau est de concentration moyenne dans un climat tonique.

Salies, située dans les Basses-Pyrénées, a l'avantage qu'elle doit à son climat particulièrement doux, de pouvoir recevoir les petits malades de bonne heure et de pouvoir les garder plus tard, ou même de permettre deux saisons. Là, on enverra, comme aux autres eaux salées fortes, les lymphatiques torpides, à faible réaction, à circulation languissante, ressortissant à la balnéation marine et présentant une contre-indication au séjour des plages.

Tous les enfants qui n'auraient pu être baignés dans la mer le seront dans les eaux de Salies qui, étant à 15° seulement, sont chauffées artificiellement et peuvent avoir la température que l'on veut.

En ajoutant au bain de l'*amidon*, on peut atténuer l'action locale du sel, ce qui est souvent indiqué chez les enfants à peau sensible, chez lesquels on craint de provoquer de l'urticaire ou d'autres manifestations cutanées. En additionnant le bain d'*eaux mères*, qui contiennent beaucoup de bromure, on apporte un correcteur à l'action stimulante du bain.

Les *douches* sont données après le bain, dont elles complètent l'effet. La douche locale en jet fin, filiforme, rend les plus grands services pour faire résoudre les engorgements ganglionnaires.

J'ai insisté assez sur ces détails du traitement balnéaire de Salies, qui est à peu près le même à toutes les stations chlorurées sodiques, pour n'avoir pas à y revenir à propos de chacune des autres stations. Je signalerai seulement les particularités propres à quelques-unes.

Briscous-Biarritz. — L'établissement de Briscous-Biarritz, qui vient d'être inauguré et qui est d'une installation parfaite, avec des eaux semblables à celles de Salies, remplit les mêmes indications, mais ne convient pas aux sujets nerveux, pour lesquels le voisinage de la mer est contre-indiqué.

A *Salies-du-Salat*, les eaux sont fortement chlorurées et peuvent être employées dans les mêmes conditions, d'autant qu'on les additionne encore d'eaux-mères.

Les eaux de *La Mouillère-Besançon*, qui sont encore plus riches que Salies, s'emploient de la même façon.

Sur les engorgements ganglionnaires, on applique des compresses imbibées d'eau mère pure ou de boues recueillies au fond des réservoirs d'eaux mères ; on dirige contre eux les douches locales fines.

Lymphatisme avec dermatoses et inflammation de la muqueuse du nez, de l'oreille, du pharynx.

Les premiers accidents qui apparaissent chez les lymphatiques en dehors de l'aspect général qu'ils présentent et qui prélude à ces manifestations se passent du côté de la peau et des muqueuses. C'est une dermatose sécrétante telle que l'eczéma impétigineux dans laquelle l'arthritisme héréditaire (l'herpétisme pour ceux qui préfèrent ce mot) se combine au lymphatisme. Cet eczéma s'étend à la muqueuse du conduit auditif, des narines, des lèvres (amenant les grosses lèvres qui caractérisent déjà le lymphatisme), et s'accompagne d'engorgements ganglionnaires. Le coryza, les pharyngites chroniques, les tumeurs adénoïdes, les amygdalites chroniques et tous les accidents analogues apparaissent isolés ou associés chez les lymphatiques.

Au lieu de cet eczéma suintant donnant lieu à des croûtes jaunâtres, épaisses, molles, reposant sur un derme rouge et tuméfié, on observe, surtout après la première enfance, des dermatoses sèches telles que l'engelure, l'érythème induré, l'acné rosacée, l'acné polymorphe des scrofuleux, le lichen polymorphe ou prurigo d'Hébra. Ces deux ordres d'accidents comportent des eaux un peu différentes.

Que faut-il penser du traitement marin pour ces cas? — Pendant longtemps les dermatoses ont été exclues du traitement marin. On tend à revenir sur cette exclusion. Cazin repoussait tous les enfants atteints de dermatoses sécrétantes, Van Verris veut le séjour des plages; quant aux bains à la lame, il conseille de s'abstenir ou au moins de mettre un intervalle de plusieurs jours entre les bains quand il y aura eu une petite poussée inflammatoire.

Mon avis d'après ma pratique personnelle est que l'impétigo, une fois l'état local guéri, par des soins appropriés ne sera pas une contre-indication au traitement marin des lymphatiques pas plus qu'au traitement par les eaux chlorurées sodiques, mais que l'impétigo encore en période d'activité tout comme l'eczéma suintant seraient certainement entretenus ou aggravés dans ces conditions.

Aucune station hydrominérale n'est d'ailleurs à conseiller dans l'état aigu. Dès que toute inflammation est tombée, c'est à *Uriage* qu'il faut envoyer les petits lymphatiques couverts de gourme sèche qui ont de la blépharite ciliaire, de l'otite chronique, du coryza, de l'amygdalite, des végétations adénoïdes. A Uriage, le traitement consiste pour les petits enfants en bains mitigés, courts, suspendus un jour ou deux quand le médecin de la station le juge à propos. Il peut être utile de couper la saison en deux demi-saisons séparées de deux ou trois semaines qui seront dépensées dans le voisinage à une altitude moyenne.

Aux bains on ajoute utilement l'application de compresses quand il y a des démangeaisons, et des pulvérisations, sous forme de douches pulvérisées de vingt à quarante minutes de durée. On donne aussi l'eau en boisson pour avoir un faible effet laxatif.

Ces eaux qui sont faiblement sulfurées sont toniques et excitantes par leur chlorure de sodium, leur fer, leur arsenic. « J'ai vu, dit J. Simon, dans ma clientèle des effets merveilleux d'Uriage dans les cas d'otite suppurée, de blépharite ciliaire, d'ozène, de coryza, d'amygdalite, de bronchite chronique. »

Les eaux d'Aix-la-Chapelle remplissent les mêmes indications.

Lymphatisme profond, complexe, à tendance ulcérative.

Dans les cas de lymphatisme plus profond, de scrofule invétérée, où la syphilis héréditaire n'est pas étrangère, il faudra recourir à des eaux plus énergiques, plus sulfureuses et en même temps reconstituantes : les eaux à la fois sulfureuses sodiques chlorurées et iodurées de *Challes* répondent avant toute autre à cette indication. Bien que froides les eaux de Challes ont une puissance remarquable amenant pendant les premiers jours une légère poussée aiguë qui s'atténue, les démangeaisons et le prurit s'apaisent et la guérison est rapide.

Les eaux fortes de *Barèges* répondent aux mêmes indications. On y trouve outre les bains, piscine, douches générales, les douches locales filiformes, qui dirigées sur les engorgements glandulaires en amènent la résolution.

Tous les lymphatiques de la seconde enfance ou de l'adolescence qui présentent des manifestations cutanées ou ganglionnaires persistantes et qui ont besoin d'une forte excitation la trouveront à Barèges. Comme la minéralisation varie avec la source, il est de règle de commencer par les sources d'une minéralisation faible ou moyenne : Dassieu, le Fonds, Bain neuf, Polar, avant d'arriver à l'Entrée ou au Tambour qui sont les plus chaudes et les plus sulfurées.

Le bain de piscine dans lequel on reste pendant une heure à une température invariable et où l'on respire largement la vapeur sulfureuse est très efficace et ne conviendrait pas on le comprend aux jeunes enfants.

Les douches sont aussi très puissantes.

Quant à l'eau en boisson on en donne peu et on commence, comme pour les bains, par les sources faibles peur arriver progressivement aux fortes.

Lymphatisme avec engorgements ganglionnaires.

Les engorgements ganglionnaires chez les lymphatiques qui siègent à l'aine et surtout au cou où ils deviennent bientôt apparents au toucher et à la vue, constituent ce qu'on appelait jusqu'ici *les écrouelles.*

Ces écrouelles plus ou moins volumineuses s'enflammant et s'ouvrant donnent lieu à des cicatrices bridées aussi caractéristiques qu'indélébiles.

Ces ganglions du cou forment souvent des séries, des chapelets qui pénètrent profondément. On en trouve le long de la trachée, des bronches, et au hile des poumons qui constituent l'adénopathie trachéo-bronchique, bien distincte des adénopathies tuberculeuses dont il sera question plus loin.

Les eaux chlorurées sodiques déjà nommées de Salies, Salins, Salins-Moutiers, La Mouillère, etc., les eaux sulfo-chlorurées de Challes, d'Uriage ou sulfureuses fortes de Barèges, triomphent des engorgements ganglionnaires et des adénites chroniques. Par les compresses d'eaux salines, les douches locales, les applications de boues minérales, on voit ces lésions disparaître peu à peu, soit simplement, soit après des phénomènes de réaction plus ou moins vive surtout après les applicatious de boues.

Lymphatisme avec arthritisme.

L'association de ces deux diathèses est très fréquente chez les enfants, ce qui se comprend si on se rend compte que dans l'une et dans l'autre la caractéristique est un ralentissement de la nutrition. Tous les lymphatiques de cette catégorie ayant dépassé les premières années de la vie, qui sont anémiés, marqués d'acné ou de couperose, porteurs d'herpès, d'eczéma, lichens, psoriasis, ou sujets aux angines herpétiques, au catarrhe du nez, du naso-pharynx, des bronches, à des crises d'asthme, présentant de l'adénopathie consécutive aux dermatoses ou de l'adénopathie trachéo-bronchique seront adressés à la Bourboule. Les eaux les plus arsenicales qui existent et qui sont également chlorurées et bicarbonatées sont toniques, reconstituantes et capables de donner aux lymphatiques mous une excitation salutaire. Si le lymphatisme est le meilleur terrain favorable à la tuberculose, les eaux de La Bourboule sont, pour les malades de cette catégorie, le meilleur traitement préventif.

Tous ces malades s'ils sont trop jeunes pour voyager peuvent faire à la maison une cure, les eaux des sources Perrière et Choussy étant transportées et d'une conservation facile.

Lymphatisme avec dermatoses et inflammation chronique de la muqueuse des voies respiratoires.

Les lymphatiques déjà grands, les adolescents atteints de dermatoses, de bronchite chronique, se trouveront bien des stations thermales sulfureuses.

Les lymphatiques torpides sans éréthisme atteints de dermatoses anciennes iront à *Ax* qui a surtout de l'action sur l'eczéma ancien, moins sur le psoriasis, à Barèges si on veut une forte excitation modificatrice qui est la caractéristique de ces eaux ; à Bagnères-de-Luchon dont l'action stimulante convient bien aux lymphatiques torpides ayant tout à la fois des dermatoses et des affections chroniques non tuberculeuses des voies respiratoires. S'il y a des pharyngites, bronchites, de l'asthme, le humage des vapeurs sulfureuses de Luchon sera d'une grande efficacité.

Cauterets remplit la même indication mais sera préféré pour les lymphatiques où les accidents dominants seront ceux de l'appareil respiratoire.

Quant à *Eaux-Bonnes*, si approprié aux affections broncho-pulmonaires en général, comme les eaux ne sont pas assez abondantes pour répondre à tous les besoins de la balnéation il faut au lieu de les conseiller chez les lymphatiques ou les scrofuleux, les réserver pour les malades qui ont besoin de les prendre surtout en boisson.

D'autres stations en dehors de celles des Pyrénées conviennent admirablement dans ce cas. En premier lieu c'est *Saint-Honoré*, qui est véritablement une station d'enfants. Cette eau sulfureuse, un peu arsenicale, alcaline, onctueuse au toucher, convient parfaitement même aux jeunes enfants qui ne supporteraient pas les eaux des Pyrénées, dans les affections de la peau et des muqueuses : le catarrhe chronique du nez de l'espace naso-pharyngien, la pharyngite chronique simple, granuleuse, l'amygdalite, la laryngite, la trachéo-bronchite chronique, les dermatoses, surtout l'eczéma, seront des indications pour envoyer à cette station des lymphatiques jeunes à tous les degrés trop nerveux pour être soumis à la forte excitation d'eaux plus fortement sulfureuses comme les stations des Pyrénées.

Enfin *Enghien* et *Pierrefonds* par leur proximité de Paris pourront être indiquées comme stations appropriées aux lymphatiques de cette catégorie.

Les *lymphatiques* qui avec ces dispositions aux dermatoses auront aussi du rhumatisme seront préférablement dirigés à Aix-en-Savoie dont il sera question à propos du rhumatisme.

Lymphatisme avec troubles digestifs et engorgement des organes abdominaux.

M. J. Simon conseille *Royat* aux scrofuleux, aux lymphatiques qui ont à la fois des troubles du côté des voies digestives et des manifestations dermophiles, et *Saint-Nectaire* quand il y a de l'hypertrophie splénique et hépatique, de l'engorgement des glandes mésentériques. La douche d'eau pulvérisée ou en jet filiforme dirigée sur les gros ganglions avec une certaine pression, divise les tumeurs formées par les ganglions engorgés en deux parties, puis chacune de celles-ci en deux et ainsi de suite, de sorte que toute la masse disparaît plus ou moins vite pendant le traitement ou seulement après. La douche filiforme localisée sur un point est douloureuse; mais les doucheurs promènent leur jet sur les divers points de la tumeur et ainsi la font tolérer plus aisément.

L'hydrothérapie dans le *lymphatisme* et dans la

scrofule a une action certaine dont on peut tirer parti quand il s'agit surtout d'enfants capables de supporter la douche qui constitue un procédé autrement actif que les simples applications d'eau sans pression. Courtes, en pluie verticale ou en cercles, c'est-à-dire un peu excitantes, elles sont à la fois les meilleures et les mieux supportées. On a peu à se mettre en peine de l'excitabilité du système nerveux chez ces jeunes sujets qui supportent les plages septentrionales et passent l'hiver à Berck. On peut non seulement employer la douche générale, mais des douches locales pour attaquer par une sorte de massage les engorgements glandulaires, les tumeurs blanches scrofulo-tuberculeuses bien entendu quand elles ne sont accompagnées d'aucun phénomène aigu.

L'anémie, la chlorose qui se montrent avec le lymphatisme ou la scrofule trouvent dans la douche leur meilleur remède.

CHAPITRE II

TUBERCULOSES LOCALES

Il est bien établi aujourd'hui qu'il existe des tuberculoses locales, qui se cantonnent à la peau, à des ganglions, à des synoviales, une articulation, un os, un organe, sans se généraliser au poumon contrairement à la loi de Louis. Ce sont bien des tuberculoses locales, car, dès qu'elles atteignent le poumon, soit qu'elles y préexistent, soit qu'elles s'y généralisent, elles cessent à juste titre de prendre rang parmi les tuberculoses locales.

La présence du bacille suffit pour faire qualifier de tuberculeuse une lésion qui aurait pu être rapportée à toute autre cause, ainsi que je l'ai fait remarquer dans le chapitre précédent en montrant comment on avait démembré l'ancienne maladie scrofuleuse dont il ne reste plus que la diathèse. Toutes les manifestations locales de la tuberculose ont un caractère commun qui est d'être peu riches en bacilles, d'avoir une virulence plus ou moins atténuée.

Je n'examinerai dans ce chapitre que les tuberculoses locales pouvant bénéficier d'un traitement par les stations climatiques ou balnéothérapiques et je laisserai de côté, à dessein, pour le chapitre suivant, la tuberculose pulmonaire.

I. — Tuberculose cutanée

Autrefois rangées pour la plupart dans le cadre de la scrofule sous le nom de scrofulides, d'écrouelles, etc., les lésions tuberculeuses de la peau sont décrites sous les titres de : tuberculoses *ulcéreuse*, *verruqueuse*, *gommeuse* (anciennes gommes scrofuleuses), et on y ajoute le lupus vulgaire et le lupus érythémateux.

Détruire sur place les foyers tuberculeux à virulence plus ou moins atténuée est ce qu'il y a de plus urgent. On y réussit avec les caustiques liquides (chlorure de zinc, acide chromique), ou au moyen du feu (galvano ou thermocautère), ou en faisant l'ablation de toute la surface infectée. Cela fait, c'est l'hygiène, l'aérothérapie et la balnéothérapie qui rendront les plus grands services pour relever l'état général.

Traitement marin. — Les gommes et les abcès froids qui détruisent plus ou moins la peau et le tissu cellulaire ainsi que les manifestations cutanées de la tuberculose trouvent leur meilleur remède dans le traitement marin qui amène la guérison dans les trois quarts des cas, étant donné surtout qu'une intervention opportune a détruit ou enlevé le foyer. Ce n'est pas tout, il n'y a plus, chez les enfants traités à la mer, y séjournant longtemps, de nouvelles manifestations de la diathèse.

Dans le lupus, la constitution s'améliore toujours,

la lésion s'atténue quelquefois, reste stationnaire dans quelques cas et enfin dans d'autres reçoit une impulsion plus forte, et cela dans les formes rongeantes et ulcéreuses que l'atmosphère marine aggrave. (J. Simon.) Dans tous les cas l'amélioration obtenue dans l'état général permet d'intervenir utilement.

Eaux chlorurées. — Les eaux chlorurées, quand l'état de l'enfant contre-indique le séjour des plages, remplacent la balnéation marine. On constate à Salies et aux eaux analogues la résolution partielle de gommes tuberculeuses encore à la période de crudité.

Eaux sulfureuses. — Les manifestations cutanées de la scrofulo-tuberculose sont le triomphe des eaux de Barèges, Amélie-les-Bains, Luchon, Allevard, Challes et Uriage. On emploie le traitement général et local.

II. — Tuberculose ganglionnaire

A. — *Adénopathies externes.*

Indépendamment des engorgements ganglionnaires simples dont il a été question à propos du lymphatisme, il est bien démontré aujourd'hui, depuis les travaux de Villemin et de Koch que la plupart des adénopathies externes dites scrofuleuses sont de la tuberculose. On ne peut faire le départ des cas ressortissant au lymphatisme d'avec ceux appartenant à la tuberculose d'après l'état général, mais bien par un seul moyen rigoureusement scientifique : la recherche du bacille et l'inoculation expérimentale. Quand ce diagnostic n'est pas douteux, c'est de bonne heure, qu'on doit tenter la guérison par la thalassothérapie ou des eaux appropriées avant de demander l'intervention chirurgicale.

Médication marine. — Qu'il s'agisse de tuberculose monoganglionnaire ou de grappes polyganglionnaires, aboutissant ou non à des paquets polyganglionnaires formant des masses irrégulières à des degrés divers d'évolution pour lesquels la chirurgie intervient à son heure, la mer donne le plus de guérisons dans les cas où le séjour et le traitement ont été suffisamment prolongés grâce à la double action de l'atmosphère et de la balnéothérapie. Dans les cas où il n'y a que des ganglions indurés sans inflammation, sans suppuration, après quinze jours de traitement, on voit l'empâtement du tissu cellulaire qui entoure les ganglions se résoudre et s'effacer peu à peu. Les ganglions se détachent et apparaissent alors petits, indurés, mobiles, roulants et ils diminuent à leur tour plus ou moins lentement. Aussi longtemps que les ganglions restent visibles ce n'est qu'une amélioration, la guérison n'est complète que lorsqu'il faut les chercher avec le doigt parce qu'ils ne sont plus perceptibles à l'œil.

Pour les adénites suppurées, les guérisons sont plus nettes et les améliorations plus appréciables que pour les ganglions indurés. Si l'abcès a été ouvert, la marche de la guérison est plus rapide que si l'ouverture s'est faite spontanément. Dans le cas où la nature seule a fait son œuvre, on voit les fistules et les clapiers se guérir. L'abcès se vide, se déterge, le foyer se comble, les bourgeons charnus prennent un aspect franchement de bon aloi, les décollements s'emplissent, les parois contractent des adhérences définitives et les fistules elles-mêmes se tarissent d'autant mieux que l'extirpation ou l'évacuation des produits tuberculeux a été plus complète.

Les plaies qui étaient irrégulières, anfractueuses, se nettoient, les ganglions mal détachés s'éliminent, et l'action astringente de l'eau de mer est le meilleur pansement. C'est pourquoi, aux bains, on ajoute des applications d'eau de mer, des douches locales et des irrigations d'eau de mer, d'autant plus efficaces que les ganglions tuberculeux et généralement tout foyer tuberculeux ont été éliminés spontanément ou extirpés. C'est ainsi que l'organisme est préservé, le foyer étant chassé avant l'exode des bacilles.

En somme au bord de la mer les adénites engorgées s'améliorent dans une plus forte proportion qu'elles ne se guérissent, tandis que dans les adénites suppurées la guérison absolue et définitive est ce que l'on a le droit d'attendre; si l'état reste stationnaire c'est que le traitement a été trop court, il faut le recommencer jusqu'à guérison d'année en année et si possible conseiller un séjour prolongé.

On peut dans les familles aisées obtenir ce séjour prolongé toute l'année en changeant de station suivant la saison.

En somme, la tuberculose ganglionnaire trouve avant tout son traitement dans la thalassothérapie. Il faudra envoyer dès que possible sur les plage les enfants même du premier âge qui présentent des engorgements ganglionnaires de nature tuberculeuse, aussi bien ceux qui, au lieu de grosses adénopathies, ne présentent que de toutes petites glandes. La *micro-polyadénopathie*, qui est un des premiers signes de la tuberculose généralisée apyrétique des enfants, est une indication dont il sera question dans le chapitre suivant. Il est possible que dans bien des cas, chez des enfants lymphatiques, on aura affaire à de simples engorgements ganglionnaires sans qu'il y ait de bacille, mais alors encore le traitement marin est le meilleur.

Eaux chlorurées sodiques simples : Salies, Salins, etc. — Dès que le traitement marin est contre-indiqué, c'est aux eaux chlorurées sodiques qu'il faut d'abord s'adresser. Pour les jeunes enfants, Salins, Salins-les-Moutiers, Salies-de-Béarn, Besançon-La Mouillère, Bex, etc. possèdent des propriétés analogues à celles de l'eau de mer et n'ont pas l'atmosphère marine qui est un inconvénient chez les sujets nerveux, irritables. C'est ce qui fait que souvent aussi le traitement ne pourra se faire à la nouvelle station de Briscous-Biarritz ou à Balaruc, qui sont l'une au bord de l'Océan, l'autre sur les bords d'un étang alimenté par la Méditerranée. On peut dire que de toutes les tuberculoses locales, c'est la tuberculose ganglionnaire que l'on observe le plus à ces stations, et aussi celle qui en est le triomphe.

Si on fait abstraction des adénites symptomatiques d'une lésion tuberculeuse du voisinage, dans les adénopathies dures roulant sous le doigt on voit après une saison déjà, comme sous l'influence des bains de mer, les ganglions apparaître plus durs, plus roulants, à mesure que l'empâtement du tissu cellulaire diminue et s'efface. Après avoir diminué, ils disparaissent complètement ou restent stationnaires à l'état de noyaux sclérosés. Qu'on ne compte pas en finir avec une ou deux saisons, c'est pendant des années que les sujets devront retourner aux eaux chlorurées. Les ganglions ramollis, caséeux, se résorbent encore si la peau qui les recouvre n'est pas trop enflammée, sinon, ils s'ouvrent, à moins que l'on intervienne pour éviter une cicatrice désobligeante.

Dans les polyadénites, dans les cas de paquets volumineux, le premier effet des bains, des douches locales filiformes telles qu'elles sont données à la plupart des stations, est de dissocier les ganglions en amenant la résolution de l'empâtement du tissu cellulaire qui les réunit.

Pour les vieilles masses abcédées, ulcérées, pustuleuses, l'effet du traitement, comme à la mer, est d'autant plus sûr que les cavités anfractueuses auront été grattées, nettoyées, préparées enfin à une prompte réparation.

La Bourboule. — La présence de l'arsenic dans les eaux faiblement chlorurées et bicarbonatées de La Bourboule donne à celles-ci le caractère spécial d'eaux éminemment reconstituantes. Les sujets amaigris, chétifs, qui ont des phénomènes de dénutrition se trouveront à merveille de l'eau en boisson pour stimuler les mutations assimilatrices. Quant au traitement externe, il consiste surtout en bains suivis de douches locales en pomme d'arrosoir, d'une durée de cinq à dix minutes en tenant compte de l'âge, bien entendu, douches destinées à dissocier les paquets ganglionnaires et à en amener la résolution.

Eaux mères : Dax, Bex. — Le traitement est le même qu'aux stations chlorurées sodiques. Les adénites uniques ou groupées sont modifiées, dissociées par les bains, douches locales, compresses d'eaux mères. Quant aux adénites suppurées, les eaux mères augmentent l'écoulement de pus, puis les bourgeons charnus apparaissent et comblent les cavités, ulcérations, trajets fistuleux.

C'est le traitement mis en œuvre à Bex, où les eaux mères sont coupées d'eau douce dans la proportion de deux à trois parties. L'influence excitante de l'eau mère sur les adénopathies suppurées a pour effet de hâter la cicatrisation en stimulant des tissus atones.

Eaux sulfochlorurées. — Quand des enfants sont atteints d'adénites tuberculeuses suppurées s'accompagnant de plaies, fistules, ulcères lents à se refermer ou à se cicatriser, que les eaux chlorurées simples ne parviennent pas à guérir, il est indiqué de recourir aux eaux sulfochlorurées. Ces eaux qui n'avaient pas eu d'action résolutive sur les engorgements, achèvent rapidement et définitivement la cure que les eaux chlorurées ou le traitement marin ont commencée.

Barèges. — C'est ainsi qu'à Barèges, où il ne viendra à l'idée d'aucun médecin d'envoyer les sujets atteints d'engorgements ganglionnaires, l'on voit guérir plus tard ces mêmes ganglions que des eaux appropriées cependant n'ont pas empêchés d'aboutir à la suppuration. Lorsqu'il existe des abcès profonds, des décollements, des plaies ulcéreuses, de vieux abcès froids, l'action de l'eau s'exerce alors pour les modifier, les ranimer, les exciter et produire la fermeture des clapiers, des trajets fistuleux et des ulcères.

Challes. — L'eau chlorurée faible, sulfurée forte et iodo-bromurée de Challes de même s'emploie pour les adénopathies et est efficace à toutes les périodes. On fait des pulvérisations et des applications de compresses couvertes de tissu imperméable sur les glandes malades. Le succès n'est souvent appréciable que quelque temps après le traitement.

Uriage. — A Uriage, le traitement est le même avec une eau moins forte et d'une action plus délicate que la précédente.

III. — Tuberculose articulaire

Si, chez les enfants, la localisation de la tuberculose sur les os est très fréquente, elle ne l'est pas moins sur les articulations. Elle produit des lésions naguère encore attribuées à la scrofule, aujourd'hui définitivement classées dans les tuberculoses chirurgicales.

De toutes ces lésions à la fois articulaires et osseuses, la plus importante, qui est aussi celle qu'il importe le plus de découvrir et de soigner de bonne heure, c'est sans contredit la tumeur blanche de l'articulation coxo-fémurale, la coxo-tuberculose.

Ainsi que l'a démontré Lannelongue, dont les idées sont aujourd'hui généralement acceptées, c'est l'os qui est presque toujours le premier atteint. Ce n'est que secondairement que la jointure se prend.

TRAITEMENT MARIN

Indications et contre-indications. — D'une façon générale, les tuberculoses locales trouvent dans la thalassothérapie leur meilleur traitement, mais il faut faire des réserves. D'abord, il ne faut pas envoyer aux stations maritimes, même pour le simple séjour, la climatothérapie, les affections pendant qu'elles sont encore douloureuses. On courrait le risque de donner à l'économie entière une excitation générale qui retentirait sur les points malades pour y déterminer un processus inflammatoire qui ne demande que la plus légère sollicitation pour s'exaspérer.

Ce n'est qu'après que toute inflammation est passée, ou dans les tumeurs blanches absolument indolentes, que le traitement marin est bien indiqué. Alors aussi, il fait merveille quand même il y ait des altérations profondes des tissus, des abcès, des fistules, pourvu que le séjour soit suffisamment prolongé.

Est-ce à dire que les arthrites ne guérissent qu'au bord de la mer? Pas le moins du monde, mais étant donné qu'il s'agit de sujets lymphatiques auxquels la mer convient, on peut compter sur une guérison plus certaine, plus rapide et plus complète car l'effet produit sur l'état général préparera le résultat définitif.

Ce n'est pas, en effet, un mois ou six semaines de bord de mer qui pourront permettre la réparation des ravages qui ont mis plusieurs années à se produire. C'est ce qui fait que dans les sanatoria à séjour limité les guérisons sont rares, mais le fait que les améliorations y sont constantes est la preuve de ce qu'on peut obtenir en le prolongeant davantage.

Arthrites du membre supérieur. — On peut dire que d'une façon générale, toutes les arthrites tuberculeuses se trouvent très bien du traitement marin, mais il y a une distinction à faire, au point de vue de son application, entre celles qui frappent le membre supérieur et celles qui frappent le membre inférieur. Dans la première, en effet, le malade n'étant pas tenu à garder l'immobilité peut être envoyé au bord de la mer tel que, il aura l'atmosphère marine, et si son état le permet, c'est-à-dire s'il n'a pas d'accidents aigus, la balnéation.

Arthrites du membre inférieur. — Quant à celles qui frappent le membre inférieur, les plus fréquentes les coxo-tuberculoses demandent avant tout l'immobilisation dans un appareil qui assure le repos absolu des parties articulaires malades.

J. Simon insiste beaucoup sur ce point dans ses cliniques : « Je m'assure, dit-il, que mon petit malade ne pourra faire aucun mouvement avec la jointure lésée. Dans notre hôpital maritime, très peuplé, l'enfant boiteux s'échappe à chaque instant, court sans béquilles, se heurte, tombe, et les traumatismes répétés suffisent pour réveiller l'inflammation mal éteinte. » Rien n'est plus exact même dans les familles où tous les médecins exerçant aux stations de bains de mer ont été appelés à constater des accidents de cet ordre-là.

Procédés à mettre en œuvre. — Les enfants atteints de tumeurs blanches seront soumis à tous les procédés que comporte la médication marine : outre les bains quand ils sont possibles, les douches générales ou locales, quand il en existe à la station choisie, on mettra à profit les injections d'eau de mer dans les trajets fistuleux, les compresses d'eau de mer, les bains de sable même.

Air marin. — Quant à la durée du séjour dans l'atmosphère marine, il importe qu'elle soit prolongée longtemps. Si on veut en effet que l'organisme soit dans les conditions les meilleures pour se refaire ou bénéficier le plus possible de la cure marine, il faut l'y soumettre pendant de longs mois. A Berck que je cite toujours puisque c'est une succursale, on peut dire de nos hôpitaux, où les observations sont bien prises et où il s'agit de petits sujets que l'on suit depuis longtemps, les guérisons ne s'obtiennent que par un séjour dont la durée moyenne a été de quatre cent-cinquante-cinq jours, soit un an et demi. C'est ainsi qu'on obtient des résultats satisfaisants.

Certes, on n'a pas ainsi toujours un retour à l'état normal, on ne redresse pas un genou ankylosé, ni on ne fait dissoudre un séquestre intra-articulaire, mais on place alors même l'organisme dans les conditions les plus favorables à une heureuse intervention.

Coxo-tuberculose. — C'est surtout dans la coxo-tuberculose qu'il ne faut pas craindre de laisser les enfants au bord de la mer en appropriant la station à l'état de l'enfant. J'ai déjà insisté sur le choix de la plage en rapport avec les conditions générales de santé et de tempérament du sujet, je n'y reviens pas. Je constate seulement, en passant en revue les statistiques fournies par les divers sanatoria que Berck est celui où le pourcentage de guérisons est le plus élevé et je n'en vois la raison que dans le fait du séjour beaucoup plus prolongé. Il ne dépend pas en effet d'un règlement administratif mais seulement du médecin qui décide quand il faut rendre les enfants à leurs familles. Je trouve en effet pour Berck dans une période de treize ans (de 1869 à 1882) sur 619 cas de coxalgies, 397 guérisons (soit 64,3 p. 100 et 14 améliorations). Les autres cas ont été réclamés 107 (soit 17,2 p. 100) sont morts 72 (ou 11,6 p. 100) et enfin sont restés non guéris 29 (soit 4,6 p. 100). Si je considère ce qui se passe ailleurs, à Margate, à Loano, etc., où le séjour est limité à une durée de un à cinq mois, c'est le chiffre des améliorations qui l'emporte de beaucoup sur celui des guérisons définitives. A Margate par exemple, je vois pour un total de 82 coxalgies (d'août 1880 à janvier 1883), 14 cas guéris, soit 17 p. 100, et 54 améliorés, soit 17 p. 100. A Loano, sur un total de 181 cas pour une année on trouve seulement 5 p. 100 de guérisons, 88,9 p. 100 d'améliorations et 5,5 p. 100 d'états stationnaires. En Italie les enfants ne font qu'un passage de dix-huit à vingt jours.

Les coxalgiques dont la hanche est convenablement mais complètement immobilisée, n'auront le bénéfice que de l'atmosphère marine et ce sera seulement après que tout accident aigu sera passé et qu'ils pourront se servir de leur jambe sans inconvénient qu'on les fera bénéficier aussi de la balnéation en commençant par des bains de mer chauds, des douches générales ou locales, etc., avec les précautions convenables.

Eaux chlorurées sodiques. — Les eaux chlorurées sodiques fortes sont indiquées avant aucunes autres pour les enfants qui ne peuvent supporter l'atmosphère marine, mais on comprend que le traitement n'offre plus ainsi les mêmes avantages. Si on ramène à la ville l'enfant qui a fait une ou même deux saisons à Salies, Salins, Bex, etc., on retombe dans des conditions peu favorables au remontement de l'organisme surtout quand il s'agit d'arthrites du membre inférieur, de coxo-tuberculose, avec les complications amenées par la difficulté des sorties au grand air. Aussi à défaut de l'atmosphère marine, faut-il insister sur la nécessité de laisser ces enfants à une station convenable pour un séjour prolongé.

Ces eaux visent à une action locale et à une action générale. Dans les cas simples d'arthrites fongueuses non suppurées elles favorisent la résorption des fongosités.

S'il y a menace de suppuration il importe de ne pas provoquer d'accidents inflammatoires qui la détermineraient sûrement. Si elle se produit, on voit la suppuration augmenter sous l'effort de l'eau et souvent on doit interrompre tout traitement pendant quelques jours. Au bout d'un temps plus ou moins long il se produit une ankylose qui met fin à tout.

Mon ami Lavergne a vu à Salies un cas très remarquable de tumeur blanche du genou guérie avec intégrité absolue des mouvements après évacuation spontanée d'un énorme abcès intra-articulaire. Très souvent aussi, dit-il, la maladie aboutit à la production de *fistules* qui finissent par guérir, avec ou sans intervention chirurgicale, avec ou sans ablation de sequestres. Il en est de même chez les malades qui arrivent à Salies, porteurs de tumeurs blanches déjà ouvertes, et déjà fistuleuses. Dans tous ces cas, plusieurs saisons sont nécessaires pour arriver à un bon résultat.

S'il s'agit de coxo-tuberculose, plus l'état général du malade laisse à désirer, plus le sujet est anémié, fatigué, déprimé, plus Salies convient. Le traitement amène, d'une façon à peu près constante, le remontement de l'individu. De l'amélioration générale découle indirectement une grande amélioration locale, qui, du reste, se produit souvent d'emblée.

Dans les coxo-tuberculoses *sans abcès*, au bout d'un certain nombre de bains, la douleur spontanée (abstraction faite des douleurs très vives, paroxystiques, qui ne cèdent qu'à l'extension continue et qui contre-indiquent momentanément l'usage des eaux) et la douleur provoquée par la pression aux divers lieux d'élection (aine, trochanter, tête fémorale. etc.), s'atténuent et parfois même disparaissent complètement pendant la cure. Parallèlement, la contracture des muscles voisins de l'articulation tend à céder; les mouvements du membre acquièrent un peu plus d'amplitude; les attitudes vicieuses se corrigent, en partie. En examinant fréquemment et avec attention les ganglions inguinaux et les ganglions iliaques, on constate qu'ils diminuent de volume : seules les atrophies musculaires sont peu ou pas modifiées.

Lorsque la coxo-tuberculose s'accompagne d'*abcès*, si ceux-ci n'ont pas encore percé, il n'est pas rare de les voir diminuer par résorption.

Quand il y a des trajets fistuleux on les voit parfois se fermer après avoir donné davantage dans les premiers jours du traitement.

IV. — Tuberculose osseuse

La tuberculose osseuse aujourd'hui bien connue réunit toutes les formes d'ostéites chroniques désignées jadis sous les noms de caries et d'ostéites fongueuses ou scrofuleuses. Toutes ces lésions diverses au point de vue clinique aussi bien qu'au point de vue de l'anatomie pathologique, ont une cause commune : le bacille tuberculeux.

Les enfants sont plus prédisposés que les adultes à la tuberculose des os, aussi la rencontre-t-on fréquemment chez les jeunes sujets, soit qu'elle frappe les petits os des phalanges (spina-ventosa), les extrémités des os longs comme on le verra à propos des tumeurs blanches, les os plats (carie du rocher), les vertèbres (mal de Pott).

En attendant qu'on trouve le remède spécifique de la tuberculose, c'est aux conditions hygiéniques générales au milieu desquelles il vit que l'enfant menacé ou atteint de tuberculose osseuse trouvera les agents modificateurs de son état général.

Stations maritimes. — C'est surtout le séjour au bord de la mer qui agit favorablement sur les enfants quand ils sont lymphatiques et que leur nutrition a souffert.

C'est aux stations maritimes qu'il faut les envoyer à

moins que des phénomènes aigus ne contre-indiquent momentanément le séjour des plages.

S'il s'agit d'affections du membre supérieur, l'existence de l'enfant dans l'atmosphère marine sera simplifiée, s'il s'agit du membre inférieur on sera obligé de prendre des précautions pour éviter la fatigue de la région intéressée, c'est une question d'appareils appropriés. Mais en tout cas l'enfant qui n'aura pas de phénomènes aigus devra vivre sur la plage le plus possible.

La radiation solaire, l'air marin chargé de particules salines, une alimentation appropriée[1], transforment souvent très vite ces malades.

Balnéation. — Dans ces affections, le traitement balnéaire est local et général. Par celui-ci on relève la santé générale, par celui-là on agit sur les parties malades en leur imprimant une activité fonctionnelle plus grande en facilitant l'élimination des séquestres, en consolidant les cicatrices.

Eaux chlorurées. — Nous obtenons, dit Lavergne, en parlant des eaux chlorurées sodiques, de très bons résultats surtout dans la tuberculose des os longs, en particulier dans celle des os de la main et du pied. A la première période, lorsqu'il n'y a encore que de la douleur et du gonflement, les résultats favorables se traduisent par une diminution de la sensibilité à la pression, de l'épaississement du périoste et de la couche osseuse sous-jacente : l'os malade est moins volumineux. Si l'abcès est formé, mais non ouvert, on

[1] Voyez mon volume sur l'*Hygiène alimentaire des enfants* (Collection Charcot-Debove).

observe assez souvent une résorption, pourvu que les parties molles qui le recouvrent ne soient pas trop enflammées. On voit alors le tuberculome durcir et devenir plus petit. Souvent, au contraire, les bains déterminent une inflammation plus ou moins vive, et l'abcès s'ouvre si on n'intervient pas. Mieux vaut ne pas attendre l'ouverture spontanée. Le contact de l'eau salée détermine alors une réaction locale, évidemment variable avec le degré de densité du bain, mais beaucoup moins intense qu'on ne pourrait le croire. Si la lésion osseuse de laquelle émane l'abcès est superficielle, très souvent elle s'élimine avec la suppuration, devenue plus abondante. Si elle est profonde, généralement l'abcès, après avoir suppuré un certain temps, se tarit incomplètement, et aboutit à la production d'une fistule. Le trajet fistuleux est-il entretenu par un séquestre volumineux, la guérison ne s'obtient qu'au prix d'une intervention chirurgicale. Si, au contraire, le séquestre est petit, assez superficiellement placé, il finit par être éliminé sous forme de petites parcelles osseuses qui demandent à être recherchées avec soin dans les pièces du pansement pour être constatées.

Les changements survenus dans l'état général priment l'amélioration locale, et se traduisent par une augmentation de poids, un meilleur fonctionnement des voies digestives, etc.

Eaux sulfureuses et sulfo-chlorurées. — Les eaux de *Challes*, froides, très sulfureuses quoique moins excitantes que d'autres eaux analogues, par leur étonnante activité, sont indiquées ainsi que celles de *Barèges*, au moment opportun, dans les affections profondes des os, chez les sujets lymphatiques. Barèges, avant les progrès de la chirurgie moderne, était recherché pour favoriser l'élimination des séquestres, que par une intervention devenue aujourd'hui inoffensive on retire plus vite.

Les autres eaux sulfureuses, telles qu'Amélie-les-Bains, Luchon, Aix-les-Bains, sont également indiquées quoique nécessairement moins actives que Barèges. Leur action excitante sur la plaie, d'une part, sur la constitution, d'autre part, aide beaucoup à la réparation des tissus. D'autres stations sont encore moins excitantes : Eaux-Chaudes, Saint-Sauveur, etc.

Mal vertébral de Pott.

Le mal de Pott est sans contredit la plus grave des localisations de la tuberculose osseuse. Elle expose, en effet, l'enfant à une gibbosité incurable, à des abcès par congestion, à la compression de la moelle avec toutes ses conséquences, pour ne rien dire de la mort subite, fréquente s'il siège à l'articulation de la tête avec la colonne vertébrale (mal de Pott sous-occipital).

Stations maritimes. — Dans le traitement, la première condition étant remplie quand l'enfant est dans le décubitus horizontal, il en est une capitale, c'est de le faire vivre au grand air. C'est le cas de l'envoyer au bord de la mer, où, convenablement couché dans un appareil approprié, étendu sur un lit mobile, sur une voiture qui permettra de le promener et de le faire vivre sur la plage, à l'air et au soleil, on améliorera tout de suite sa santé générale.

Le séjour au bord de la mer fait merveille, quand il s'agit de petits malheureux vivant dans nos hôpitaux. On voit, sous la seule influence de la cure d'air, leur santé générale s'améliorer rapidement, les abcès se résorber, et finalement on obtient la guérison, sinon de la gibbosité quand elle est acquise, du moins de la lésion osseuse et de la santé générale. Il faut un long séjour, une année au moins ; dès lors il importe de choisir une plage où l'enfant puisse rester en toute saison. D'ailleurs il est toujours possible, si un enfant a passé la bonne saison sur les côtes de la Normandie ou de la Bretagne, de le conduire en automne à Biarritz, en hiver à Cannes, par exemple.

Quand les résultats paraissent acquis, l'enfant doit encore rester à la mer, pour assurer la guérison, et même y revenir quand elle est définitive. Il arrive, en effet, quelquefois, qu'après avoir constaté la résolution de l'abcès, on en voit un autre se produire et se guérir d'ailleurs comme le premier.

Balnéation. — Les bains de mer froids ou chauds, suivant les cas, suivant la saison aussi, quand ils sont possibles, ont une influence favorable qu'on ne doit pas méconnaître. Ils demandent nécessairement d'extrêmes précautions ; c'est, par exemple, par une mer calme qu'on les baigne, si on est au bord de la Manche ou de l'Océan. On évite encore le choc de la vague en les présentant à la mer les pieds et non le dos en avant ; on les porte dans la mer étendus, cela va sans dire, et fixés à l'aide de sangles sur une claie d'osier, une planche, ou encore installés dans un hamac que deux baigneurs tiennent par leurs extrémités. Pour les enfants qui n'ont plus à garder le décubitus dorsal et que leur corset maintient, la chose est encore plus simple.

Si le bain est impossible, on peut toujours recourir aux lavages à l'eau de mer.

En résumé, grâce à l'atmosphère marine, je n'hésite pas à dire que le traitement marin est le traitement de choix dans le mal de Pott.

Stations thermales. — A défaut du traitement marin, ce sont, en fait de stations thermales, les chlorurées sodiques qui donnent les meilleurs résultats. Au début, la balnéation a pour résultat de favoriser la guérison sans déformation. A la fin, quand l'abcès par congestion est guéri, avec ou sans intervention chirurgicale, il permet le rétablissement de la santé générale.

Les eaux n'ont aucune action sur la gibbosité pas plus d'ailleurs que les bains de mer, une fois qu'elle est constituée, mais elles peuvent la prévenir quand elles sont employées dès les premiers symptômes de la maladie.

Dans certains cas, le traitement est impraticable, sous peine de porter atteinte aux vertèbres, il vaut mieux alors laisser les enfants à la campagne, à une station appropriée, si l'on ne peut les faire bénéficier de l'air marin.

Tuberculose testiculaire.

La tuberculose testiculaire n'est pas, chez les enfants, aussi rare qu'on l'a cru jusqu'au mémoire de Julien (congrès de chirurgie, 1889).

Les eaux chlorurées sodiques, s'adressant à la santé générale, sont les premières indiquées. On enverra donc les enfants atteints de cette affection à Briscous-Biarritz, Salies, Salins, etc., ou encore aux eaux chlorurées bicarbonatées arsenicales de la Bourboule.

CHAPITRE III

RACHITISME

Les déformations si caractéristiques du rachitisme, qui sont comme la signature de cette dystrophie, et qui, il faut bien le dire, donnent un facies tout à fait spécial au petit malade, traduisent « une anomalie de la nutrition de l'enfant qui produit un accroissement excessif des tissus d'ossification avec une calcification insuffisante de ces tissus et qui entraîne, comme conséquence, les déformations passagères ou durables des diverses parties du squelette » (Bouchard).

L'observation de tous les jours montre les rachitiques guérissant par un régime bien entendu auquel on ajoute les agents hygiéniques sans lesquels la guérison est incomplète et plus lente.

Après l'allaitement naturel, qui est le meilleur traitement prophylactique de cette dystrophie de croissance, la vie au grand air, le séjour au bord de la mer, les bains de mer chauds ou froids, suivant l'état de résistance du sujet, ou les eaux minérales chlorurées sodiques, seront les meilleurs moyens de la combattre. Dans certains cas, on pourra y ajouter l'hydrothérapie.

Climatothérapie.

Les influences nerveuses, la chaleur, la lumière, jouent un rôle plus important qu'on ne croit dans les métamorphoses des principes alimentaires, qui doivent arriver à faire partie intégrante de l'organisme.

Quand le régime fournit les éléments nécessaires à l'organisme, et le phosphate de chaux aux os, il y a encore une chose à faire, c'est d'en assurer l'assimilation en activant les mutations nutritives.

C'est alors qu'apparaît l'importance de la vie au grand air, à la radiation solaire, et par-dessus tout l'influence de l'atmosphère maritime, qui joue un grand rôle chez ceux de nos petits rachitiques qui sont trop jeunes pour qu'on puisse compter sur la balnéation proprement dite. Nous verrons cependant qu'on peut donner des bains de mer dans des conditions bien déterminées même aux plus jeunes enfants.

« Le meilleur mode d'intervention, dit M. J. Simon, c'est le séjour au bord de la mer et l'hydrothérapie maritime. A moins de contre-indications formelles à l'hydrothérapie maritime et au séjour des plages, tous les rachitiques se trouveront bien de cette médication. Je n'en connais pas qui lui soit préférable. Les résultats sont rapides et des plus satisfaisants. La simple habitation des plages donne une tonicité à l'économie, aux voies digestives, à l'assimilation qui modifie rapidement les incurvations rachitiques. Vous verrez des enfants, atteints de courbure des côtes, des membres, de déformation de presque tous les os, subir une transformation si favorable que, sans appareil, avec la simple précaution de ne point aggraver les incurvations par la marche, le squelette tout entier peut reprendre, en un temps relativement très court, sa forme régulière. Le petit rachitique sera donc sur la plage pendant la plus grande partie de la journée, et, s'il supporte bien l'air marin, s'il n'est pas excité au point que son sommeil en soit troublé, il devra faire un séjour prolongé à la mer. Ce n'est pas quelques semaines, mais plusieurs mois qu'il faut le laisser là, ainsi qu'on le fait à Berck ou dans tous les sanatoria. Sous cette influence, les fonctions reçoivent une activité nouvelle, qui est quelquefois trop forte dans les premiers jours, au point que l'enfant a de l'agitation, des rêvasseries ou de l'insomnie ; mais tout cela se passe après une acclimatation de quelques jours et, à cet effet excitant des premiers jours, succède un effet tonique et quelquefois sédatif. »

Il importe surtout pour le petit rachitique que le régime restaurateur qui doit faire les frais de sa réparation organique soit continué sans relâche, quand précisément on sollicite sa nutrition défectueuse. Je n'insiste pas ici sur le régime qui a été indiqué ailleurs[1].

L'atmosphère maritime est la médication tonique et reconstituante par excellence, lorsqu'elle est bien supportée, et il me semble qu'on peut y arriver toujours quand elle est indiquée. Il faut pour cela acclimater l'enfant en ne le conduisant d'abord que quelques ins-

[1] Périer. *Hygiène alimentaire des enfants.* 1 vol. de la collection Charcot-Debove. — *L'Art de soigner les enfants malades.* — *Consultations sur les maladies des enfants.*

tants sur la plage et le reste de la journée vers les terres et au besoin changer de côte ; par exemple, quitter les plages du nord pour celles de l'ouest ou du sud. Ses étonnants effets sont surtout appréciables dans les premières années de la vie, chez ces petits organismes incomplètement achevés, dont le système nerveux est si sensible et les impressions si fortes. Et l'avantage de l'atmosphère marine sur le bain de mer, car il y en a un assurément, c'est qu'il dure non pas le temps nécessairement très court d'une ablution, mais tout le jour.

En parlant des stations climatothérapiques, j'ai insisté sur le séjour à Arcachon, à Biarritz où, au moins pendant quatre ou cinq heures en hiver, les enfants auront la jouissance du soleil, tandis qu'ils ne le verront que par intermittences dans nos villes du nord ou du centre. Pour ceux qui sont faibles et auxquels il faut un ou deux degrés de plus de chaleur, je recommande la station incomparable de Cannes qui, suivant l'expression de Weber, « est un des plus beaux points de l'Europe » et où ceux de ces petits malades qui seront capables de se baigner pourront le faire à peu près toute l'année. A Costebelle, ce petit village qui fait partie de la station médicale d'Hyères, les petits rachitiques seront aussi très bien pour l'hiver. Où qu'ils soient, ces petits malades devront vivre dehors le plus possible, c'est-à-dire autant que la température le permettra, et il importe d'autant plus de leur choisir une station abritée qu'ils sont souvent condamnés à une immobilité relative par l'état de leurs jambes.

Balnéation marine. — Après le séjour à la plage, le *bain de mer chaud* sera le meilleur mode de balnéation des petits rachitiques qui, en raison de leur faiblesse, de leur jeune âge ou de la rigueur du climat, ne pourront être soumis aux bains froids.

Le bain de mer chaud, qui commence à se répandre un peu partout, rappelle singulièrement le bain d'eaux chlorurées chaudes naturelles. Quelle différence y a-t-il en effet entre le bain de Salies, Salins, de Kreuznach, et celui que l'on peut faire avec de l'eau de mer, chauffée au même point? Il importe de ne pas porter l'eau à plus de 33°. Dans ces conditions, l'enfant a un bain qui sera meilleur que celui qui serait donné à la ville avec des sels transportés, car ce qui ne se transporte pas et qu'il faut aller chercher au bord de la mer, c'est l'air marin.

Un avantage des bains chauds, c'est qu'on peut les donner plus longs. Ce n'est plus quelques secondes, mais quelques minutes et jusqu'à une demi-heure que les bains de baignoire pourront durer.

Quand l'état de l'enfant le permet, après cette préparation par le bain chaud, tiède, donné à la maison, on commence les *bains de mer froids*, à la condition que la température extérieure s'y prête. Ces bains seront donnés avec les précautions que j'ai indiquées pour les petits lymphatiques. Ce seront d'abord de simples immersions rapides du corps tout entier. Si on a acclimaté l'enfant à l'atmosphère essentiellement tonique des plages normandes ou bretonnes, on peut être sûr qu'il retirera un effet plus sûrement modificateur de ces bains à la lame que de ceux qui lui seraient donnés dans les eaux calmes de la Méditerranée.

M. J. Simon donne les conseils suivants qui résument bien le traitement maritime pour le petit rachitique :

« La saison est-elle chaude, faites tous les matins des lotions d'eau de mer à la température de la chambre. La réaction étant démontrée excellente, plongez l'enfant dans des bains d'eau de mer à la maison, puis, dans les plus beaux jours, portez-le à la mer et faites-lui des immersions rapides.

« Appliqué à des enfants si jeunes, si délicats, ce traitement doit être modifié suivant la promptitude et l'énergie de leur réaction à l'eau froide.

« Ceux qui ne peuvent se réchauffer même après les simples lavages à l'eau de mer, qui, après cette sorte de douche marine, paraissent éprouver un sentiment de fatigue, ceux-là doivent abandonner l'eau froide et se contenter de bains de mer tièdes. Comptez d'ailleurs beaucoup sur l'air vivifiant et salin qu'on respire sur les plages, comptez, dis-je, tout autant sur cet élément de respiration que sur l'emploi de l'eau de mer. Si, malgré ces précautions, le petit rachitique ne peut supporter ni l'eau de mer, ni le voisinage de la mer ; si, surtout, il présente des contre-indications formelles à l'hydrothérapie maritime, vous aurez recours aux eaux chlorurées, sulfuro-chlorurées, et enfin sulfureuses et arsenicales. »

Les succès obtenus par la médication marine à Berck, où l'expérience est faite en grand comme dans les hôpitaux marins, où les rachitiques sont traités par l'air salé et les bains, quand ceux-ci sont possibles, prouvent que l'on pourrait s'en tenir là. Mais il y a des enfants qui ne doivent pas aller à la mer, nous l'avons vu à propos des contre-indications générales à la médication marine, ceux-là on les enverra à une station chlorurée sodique.

Stations thermales.

Lorsqu'il y a des contre-indications au traitement maritime, mais non au traitement thermal, le petit rachitique est réclamé par les eaux chlorurées sodiques fortes de Salies-de-Béarn, Briscous-Biarritz, Besançon, La Mouillère, Salins-du-Jura, Salins-les-Moutiers, Bex, etc., qui donnent souvent des résultats inespérés.

A. Robin a montré que les bains chlorurés sodiques diminuent la désintégration des organes riches en phosphore. Ils augmentent le coefficient d'oxydation et sollicitent ainsi les mutations nutritives.

Aux eaux de *Salies* et de *Briscous-Biarritz*, mon ami le Dr Lavergne a vu souvent des enfants ne voulant et ne pouvant pas à leur arrivée se tenir sur leurs jambes commencer à marcher au bout de 10, 12, 14 bains salés, retrouver la gaieté et l'entrain, avoir meilleur appétit. Les os de ces mêmes enfants se redressent et cela d'autant plus vite que la maladie est plus récente. Les courbures des os autres que les os des membres sont les plus rebelles. Le travail de la dentition, généralement retardé, subit une accélération rapide.

Les eaux de *Salins*, moins fortes que celles de Salies, leur deviennent sensiblement égales s'il s'agit du titre de minéralisation, grâce à l'addition d'eaux mères.

Celles de *Salins-les-Moutiers*, plus faiblement minéralisées, sont légèrement gazeuses et à ce titre plus facilement acceptées en boisson, ce qui n'est pas à dédaigner lorsqu'il est utile de donner l'eau à boire au petit rachitique.

Hydrothérapie.

L'hydrothérapie, par la stimulation qu'elle imprime à la nutrition, est indiquée au même titre que la radiation solaire, l'air pur ozonisé de la mer ou des altitudes moyennes ensoleillées.

CHAPITRE IV

ARTHRITISME

Les enfants chez lesquels apparaissent de bonne heure des symptômes de la diathèse arthritique ou *bradytrophique* ainsi qu'a proposé de la nommer M. Landouzy en raison de la lenteur des métamorphoses nutritives, doivent être traités de bonne heure, et je le dis toute suite, ils seront guéris plus sûrement que par les drogues. Si on accepte la définition que Bouchard a donnée de la diathèse qu'il considère comme « un trouble permanent des mutations nutritives qui prépare, provoque et entretient des maladies différentes comme formes symptomatiques, comme siège anatomique, comme processus pathogénique », on devra dès que l'on surprendra l'apparition d'une de ces manifestations, combattre le vice de nutrition auquel ressortit la diathèse.

Que l'arthritisme se manifeste par des traits plus ou moins accusés, la diathèse est là avec le trouble nutritif héréditaire ou acquis qui l'engendre et qui, aussi longtemps qu'il subsistera, pourra reproduire la même manifestation ou une autre maladie appartenant au même groupe quoique sensiblement différente.

Les enfants issus d'un père goutteux, asthmatique, eczémateux, ou d'une mère atteinte de migraine, de lithiase biliaire, d'obésité, ont dès leurs jeunes années des éruptions eczémateuses ou impétigineuses, prurigineuses, des sueurs faciles de la face et du cou, des catarrhes des yeux et du nez, du coryza, du faux croup, des laryngites, des bronchites fréquentes, intenses mais de courte durée, des convulsions, de l'urticaire, des digestions imparfaites, une impressionnabilité extrême aux variations de température, donnant lieu à des maux de gorge fréquents. Plus tard se manifeste une grande mobilité de caractère, du nervosisme, des épistaxis, etc., d'autres fois alors aussi se montrent des accidents plus nets : accès de migraines, d'asthme, de coliques hépatiques ou néphrétiques. Ce sont là des accidents qui se ressemblent peut-être par leur peu de durée, mais en tout cas par leur réunion ou leur alternance chez le même sujet et leur commune origine qui est pour Bouchard un retard de nutrition.

Le rôle du médecin sera de solliciter la nutrition en stimulant l'activité des grands appareils qui sont au service de cette fonction la plus importante de toutes chez l'enfant qui doit malgré tout continuer à se développer.

La vie et l'exercice au grand air, dans une atmosphère pure et riche, l'hydrothérapie, l'été venu une saison à une station appropriée et quelquefois les bains de mer, tels seront les adjuvants du régime qui a dans l'espèce un rôle capital[1].

[1] J'ai traité la question du régime alimentaire dans un volume spécial : *Hygiène alimentaire des enfants*, 1 vol. de la collection

Climatothérapie.

Quand on a pourvu le petit arthitique d'un régime approprié à ses besoins, il faut lui donner l'air pur le *pabulum vitæ* comme l'appelaient les anciens.

L'oxygène qui est indispensable aux actes chimiques de la nutrition se trouve il est vrai partout en des proportions plus ou moins normales et pourvu que le rang soit normal, que le système nerveux, les voies respiratoires et l'appareil circulatoire soient normaux, les tissus en recevront la quantité qui leur est nécessaire. Si l'enfant est placé dans des endroits élevés comme c'est le cas pour ceux qui sont envoyés à des stations d'altitude où la pression atmosphérique est moindre qu'au bord de la mer par exemple, il fait naturellement et sans s'en douter des inspirations plus profondes et plus fréquentes qui en même temps qu'elles lui apportent la ration d'oxygène normalement exigée, le dépouillent plus rapidement de l'acide carbonique grâce à cette suractivité de la respiration. C'est le système nerveux qui modère la consommation de l'oxygène par les tissus, comme il règle l'activité des échanges nutritifs et c'est en stimulant le système nerveux que nous obtenons une suractivité des fonctions dans les maladies à nutrition retardante.

Pour un arthritique, pour un rhumatisant l'humidité est le plus grand inconvénient d'un climat.

Charcot-Debove. Je rappelle seulement ici que le régime de l'arthritique comporte surtout une diminution légère de la matière azotée et une augmentation sensible des alcalis par le moyen des légumes verts et des fruits.

Ils sont, disent-ils, de « vrais baromètres ». Ils prévoient la pluie et surtout la neige par les douleurs et le malaise qu'ils éprouvent quand le temps se gâte. Il faut donc éviter pour les arthritiques les climats humides et surtout les climats humides et froids, car nous savons que si un froid passager contracte les vaisseaux, le froid prolongé les paralyse, produisant ainsi une stase capillaire.

Les jeunes arthritiques devront donc fuir les régions froides et humides et émigrer vers les stations sèches et ensoleillées du littoral méditerranéen où ils trouveront tout à la fois l'air sec qui leur convient et la radiation solaire qui a une influence certaine sur la nutrition, et nous savons qu'elle s'exerce surtout dans les stations du bord de la mer où le ciel est pur et qui jouissent d'une grande luminosité. Ces enfants auront là la faculté de vivre au dehors une bonne partie de la journée et de faire ainsi l'exercice compatible avec leur besoin de mouvement et la nécessité de solliciter les mutations nutritives.

L'air marin, à lui seul, augmente l'urée et diminue l'acide urique, d'où l'utilité pour les enfants à prédisposition goutteuse ou graveleuse de séjourner au bord des plages, mais ils devront n'y faire qu'un exercice modéré, car le travail musculaire poussé jusqu'à la fatigue augmente l'acide urique sans augmenter l'urée. Le prédisposé au diabète a besoin de l'effet stimulant qu'il trouve dans l'air vif et froid du bord de la mer et des stations élevées.

Ceux qui seront nerveux et qui ne pourront supporter l'air marin dont l'influence excitante serait pour eux trop vive iront à Hyères par exemple, où, s'ils peuvent être abrités du vent, ils auront tous les avantages du climat méridional sec et chaud sans une excitation trop forte.

Jai signalé comme un climat échappant à l'excitation de la mer le village du Cannet près de Cannes. A Nice, Menton, comme à Saint-Raphaël et à Hyères, on trouvera à une petite distance de la mer des points abrités où l'influence de l'atmosphère marine ne se fera pas sentir puisque nous savons qu'elle ne s'exerce guère après une altitude de 30 mètres et une distance de 500 mètres environ.

En été au lieu de ces stations maritimes du midi où la chaleur serait non plus un avantage, mais un inconvénient, on indiquera aux jeunes arthritiques les plages toujours sèches mais fraîches des côtes de Normandie et de Bretagne en désignant plutôt celles qui sont sablonneuses toujours dans le but d'assurer à l'enfant la vie au dehors où sa nutrition trouve la stimulation dont elle a besoin. Je signale encore sur les bords de l'Océan les stations plus chaudes depuis Royan jusqu'à Biarritz.

Certaines familles qui ont besoin des Pyrénées choisissent plutôt Arcachon ou Biarritz qui sont sur leur route et qui sont d'ailleurs d'excellentes stations de printemps et d'automne.

Si au lieu d'excitation on veut, pour des arthritiques plus ou moins névropathes, de la *sédation*, on préférera à ces stations maritimes la campagne, les localités éloignées de la mer, le voisinage des forêts.

Voilà pour les stations de plaine. S'il s'agit de chercher l'altitude, les Pyrénées, les Vosges, l'Auvergne, les Alpes et les nombreuses stations climatiques des montagnes de la Suisse, dont j'ai signalé les plus connues, ne laisseront que l'embarras du choix.

Stations thermales.

Le choix d'une station thermale pour un enfant qui a quelques attributs du tempérament arthritique et non encore une affection bien caractérisée du groupe qui constitue l'arthritisme, est chose malaisée.

Aussi, plutôt que des eaux à minéralisation riche, on conseillera soit des stations de la classe des indéterminées ou des alcalines et sulfatées légères : Néris, Plombières, Luxeuil, Bagnères-de-Bigorre, Louèche, soit des eaux plus excitantes où l'on peut faire de la sédation en modifiant la durée du bain comme à la Bourboule ou à Saint-Sauveur.

Bains de mer.

Les bains froids, en particulier les bains de mer froids, augmentent l'urée et l'acide carbonique, mais ils ont l'inconvénient d'augmenter l'acide urique, aussi ne conviendraient-ils pas aux enfants de goutteux. Dans la dyscrasie acide les bains de mer pourront être utiles car en augmentant la production de l'acide carbonique ils doivent être considérés comme facilitant les oxydations; on les conseillera aussi alors dans la lithiase biliaire, dans l'obésité, comme stimulants nerveux modificateurs qui activent les mutations nutritives et empêchent cette disposition de devenir une maladie confirmée.

Les bains de mer chauds qui augmentent l'urée sans augmenter l'acide urique comme l'air marin sont préférables dans la disposition à la gravelle, à la lithiase biliaire, à l'obésité même.

Hydrothérapie.

Modifiant la nutrition par l'intermédiaire du système nerveux, l'hydrothérapie est indiquée dans la diathèse arthritique. Elle est un excellent moyen d'augmenter la production de l'acide carbonique et par conséquent de faciliter les oxydations. L'application du procédé dépendra de la variété de forme que revêtira l'arthritisme.

Chez l'arthritique simple la douche froide sera donnée avec ou sans préparation par la douche chaude.

Chez l'arthritique nerveux on évitera les applications de calorique et on donnera la préférence au drap mouillé et aux douches froides très courtes.

Chez les arthritiques lymphatiques les douches froides excitantes seront d'autant plus indiquées que l'on n'a pas à redouter chez ces sujets à nutrition languissante une stimulation trop énergique.

CHAPITRE V

OBÉSITÉ ET DIABÈTE

I. — Obésité

L'obésité ou polysarcie, ainsi que le prouvent déjà ses relations héréditaires et ses liens de parenté avec d'autres maladies du même groupe morbide, appartient à la diathèse arthritique ou oligotrophique. « Il a régné pendant longtemps un préjugé touchant l'obésité, dit Bouchard, on y voyait une difformité, tout au plus une infirmité ; on n'y soupçonnait pas une maladie. De là, le dédain des médecins qui répugnaient à abaisser leur science pour la mettre au service de la coquetterie ou de la mode. Cette science était une ignorance mais les médecins étaient excusables parce que le plus souvent c'est pour des raisons futiles et non pour rétablir une santé troublée que les malades réclament l'intervention thérapeutique. Mais l'obésité est réellement une maladie, car elle amène l'impotence et la stérilité, car elle est un élément d'aggravation souvent mortel dans les maladies aiguës, car elle occupe une place dans un groupe d'affections auquel personne ne refusera le nom de maladie. » Toutefois il est bon d'ajouter que l'obésité est conciliable parfois avec les apparences de la santé.

L'obésité s'observe de bonne heure chez l'enfant même dans la première enfance. Comby a pris cinq observations d'enfants obèses qui avaient des parents, des grands parents obèses. J'ai observé plusieurs cas le *chlorose des géants*, cette variété d'obésité difficile à empêcher, plus difficile encore à guérir, qui est caractérisée par une étroitesse congénitale de tout le système vasculaire. Il y a chez ces obèses une disproportion entre l'appareil qui distribue l'oxygène et ceux qui le consomment, d'où résulte l'anémie qui accompagne cette apparente prospérité.

Toutes les causes qui empêchent les oxydations peuvent dès lors être considérées comme produisant l'obésité qui a dès lors sa place à côté de la lithiase biliaire et des autres maladies ayant pour caractère l'insuffisance des mutations nutritives. C'est pour cela qu'on retrouve dans les ascendants des enfants obèses non seulement l'obésité, mais le diabète, la goutte, l'asthme, la gravelle, l'eczéma, la dyspepsie, les rhumatismes, les névralgies, les hémorroïdes.

Chez l'enfant obèse, la graisse envahit tout, même le sang. Ritter de Nancy a trouvé quatre fois plus de graisse dans le sang d'individus obèses que chez des sujets dans des conditions normales.

Deux grandes indications se partagent le traitement hygiénique de cette affection. L'un qui consiste dans une modification convenable du régime alimentaire, de laquelle je n'ai pas à m'occuper ici, et dont j'ai traité ailleurs [1]; l'autre qui est tout entière dans cette formule : accélérer les mutations nutritives. Ces moyens sont d'autant plus utiles à mettre en œuvre qu'ils sont inoffensifs, tandis qu'il serait dangereux de vouloir traiter un enfant obèse comme un adulte et que leur efficacité n'est pas douteuse.

Climatothérapie.

S'il s'agit d'activer les métamorphoses que subit la matière dans l'organisme, la vie au grand air, à la radiation solaire, aidée ou non de l'atmosphère marine, rendra déjà un grand service quand il s'agit d'un jeune enfant pour lequel il est difficile de faire plus.

Le petit obèse lymphatique ou scrofuleux, le petit arthritique non excitable qui pourront séjourner longtemps au bord de la mer pour subir l'influence tonifiante et excitante de l'atmosphère marine y trouveront la meilleure médication que l'on puisse opposer à leur disposition à l'obésité. Là ils subiront l'influence d'un air plus vif, plus chargé d'ozone, qui est encore plus oxydant que l'oxygène et qui se dégage surtout par le clapotage de la vague sur les rochers. Là le soleil, dont la radiation est d'autant plus puissante que le ciel est plus pur, exerce son influence et par la chaleur et par la lumière pour activer la nutrition.

Pour les enfants nerveux, irritables, qui ne pourraient supporter le bord de la mer, on choisira une

[1] E. Perier. *Hygiène alimentaire des enfants*, 1 vol. de la collection Charcot-Debove.

station continentale de plaine, sèche et ensoleillée, ou mieux un séjour d'altitude. Nous avons vu que l'altitude favorise la soustraction de l'acide carbonique du sang, que sur les montagnes l'ozone est augmenté et la radiation solaire plus intense. On choisira une station où le ciel soit pur, sans nuages, pour ne rien perdre de cette influence que l'on recherche, du soleil et de l'air pur.

Stations thermales.

S'il s'agit de stations thermales pour les enfants ayant dépassé trois ou quatre ans, on pourra choisir Brides, Châtel-Guyon, Miers, chez nous ; et à l'étranger, Marienbad, Kissingen, etc., où les obèses constipés trouveront une eau capable d'exciter les fonctions du foie.

Les sels neutres accroissent la production de la bile ainsi que Rohring l'a démontré par des expériences concluantes.

Les eaux qui, comme Carlsbad, allient le carbonate de soude au sulfate de soude, ont un double effet, dit Legendre : celui de favoriser, en alcalinisant le sang, la dissolution interstitielle et la combustion de la graisse. Chez les enfants dont l'obésité s'accompagne de lymphatisme, d'anémie, de débilité, les eaux sulfatées sodiques seraient quelquefois trop affaiblissantes, on recourra aux chlorurées sodiques telles que Salies, Salins, Salins-les-Moutiers, etc.

Bains de mer. — Les bains de mer, soit froids, soit chauds, comptent parmi les moyens les plus efficaces dont nous disposons pour activer les mutations nutritives en agissant sur le système nerveux. Donnés à propos, en les faisant suivre de stimulations cutanées périphériques ils auront une influence certaine dont on appréciera la valeur si on se reporte à ce qui a été dit dans ce volume sur l'action des bains de mer.

Hydrothérapie. — Il y a des enfants obèses, surtout des petites filles déjà grandes, où la dominante n'est pas précisément le lymphatisme, bien qu'elles soient pâles, bouffies, mais l'anémie. A cette anémie se joint une excitabilité nerveuse particulière, des migraines, des crises de nerfs ébauchées, qui préludent à l'hystérie, etc. A ces enfants il ne faut pas la mer, souvent même on ne trouve pas utile de conseiller une station thermale, car l'hydrothérapie suffit. Activant la circulation et l'oxygénation du sang, imprimant une activité plus grande aux phénomènes cellulaires, tout en régularisant les fontions nerveuses, l'eau froide convenablement administrée est souvent, quand il n'y a pas de contre-indications du côté du cœur, le meilleur remède auquel on ajoutera, cela va sans dire, les autres moyens excitants de la nutrition : stimulation cutanée périphérique, climat d'altitude, sans oublier le régime et un exercice suffisant.

Les applications chaudes, le maillot sont employés pour produire la sudation tandis que les applications froides agissent en activant les combustions et en produisant une action névrosthénique.

II. — Diabète

Que le diabète soit rare chez l'enfant, tout le monde en convient, mais il existe, il est même très grave, car il revêt la forme maigre à marche rapide, et les médecins qui l'ont rencontré le plus souvent sont ceux qui l'ont le plus cherché, ceux qui, pensant à la possibilité de surprendre le début de cette affection ont examiné les urines dans chaque cas, où il était possible de la prévoir. J'ai pour mon compte vu plusieurs cas, et j'ai en ce moment en traitement un petit garçon de trois ans chez lequel j'ai reconnu la maladie, le jour même où son père, diabétique depuis de longues années, devait succomber dans le coma, quelques heures plus tard.

Si le diabète véritable est rare, la glycosurie passagère l'est bien moins et, sans parler de celle qui est fréquente chez les petits obèses, il n'est point rare de découvrir du sucre dans des urines d'enfants dyspeptiques ou nerveux.

Outre le régime qui, pour l'enfant comme pour l'adulte, est la base du traitement de la glycosurie sinon du diabète en tant que maladie résultant d'une nutrition viciée, il importe d'activer les mutations nutritives, sachant que la cause primordiale de l'hyperglycémie est le ralentissement de la nutrition et le défaut d'utilisation du sucre par les tissus. Pour cela il faut compter sur les stimulants physiques du système nerveux parmi lesquels le climat, l'hydrothérapie.

quelquefois les bains de mer froids ou chauds, plus souvent des stations thermales appropriées sont appelés à jouer un rôle non pas seulement hygiénique mais véritablement thérapeutique.

Climat. — Le petit diabétique devra vivre dans un air vif et sec plutôt que sédatif ou humide, voire même froid s'il offre une résistance suffisante. Les stations d'altitude, les stations de plaine ensoleillées dans le voisinage du littoral méditerranéen si l'enfant ne peut supporter la mer, et sur la plage même de nos stations maritimes s'il n'est point trop nerveux et excité par l'atmosphère marine. L'action de l'air salé qui se fait sentir d'autant mieux que l'on vit près de la côte et qui est nulle déjà à une distance de 500 mètres et à une altitude de 50, s'ajoute pour ceux qui ne peuvent bénéficier à la radiation solaire.

Bains de mer. — Chauds ou froids selon l'âge et la force de résistance de l'enfant, les bains de mer sont également indiqués. Ils viennent en aide à l'air marin, dans une certaine mesure et le fait est scientifiquement démontré par les recherches de Rohrig et Züntz qui ont constaté l'augmentation de l'acide carbonique sous leur influence.

Eaux minérales. — Le traitement hydrominéral pivotera autour des eaux alcalines simples, comme Vals, Vichy, Carlsbad, ou des eaux alcalines et arsenicales comme la Bourboule, ou des eaux bicarbonatées chlorurées comme Saint-Nectaire, ou enfin dans d'autres cas il comportera plutôt les eaux chlorurées sodiques simples : Salins, Salies-de-Béarn, etc.; enfin chez les sujets anémiques, les eaux ferrugineuses.

Soit un enfant atteint de diabète vrai, avec glycosurie permanente, c'est un enfant de huit ou douze ans, période où la maladie est plus fréquemment observée que dans la première enfance ou que dans l'adolescence.

Ce petit diabétique est gras, prospère, sa nutrition et ses forces n'ont pas souffert, on ne redoute pour lui aucune complication, on peut l'envoyer aux eaux alcalines avec profit et on choisira Vals, pour un enfant jeune, Vichy pour un adolescent, ou Carlsbad.

Sous l'influence des eaux alcalines, le sucre diminue, et la santé générale s'améliore, ce qui s'accuse par un relèvement du poids. Ce résultat a été expliqué de deux façons, par ce fait que les acides gras qu'on veut substituer au sucre ne se brûlent bien que dans un milieu alcalin et par l'action générale que les eaux alcalines exercent sur la nutrition. Quoi qu'il en soit de ces explications, le fait demeure et ces eaux sont le plus utiles dans les cas où elles sont bien indiquées.

Pour le diabète à glycosurie passagère, qui est lié à la dyspepsie gastro-intestinale avec un foie paresseux, une cure aux eaux alcalines est aussi tout à fait indiquée quand on connait l'action toute-puissante des eaux de Vals, Vichy ou Carlsbad pour décongestionner le foie et activer ses fonctions.

Les enfants scrofuleux ou tout au moins lymphatiques, menacés ou atteints du diabète iront aux eaux alcalines chlorurées de Saint-Nectaire, de Salies, ou des autres stations chlorurées sodiques, ou aux eaux reconstituantes de La Bourboule.

Si l'anémie complique le lymphatisme : les eaux à

conseiller seront les eaux ferrugineuses de Forges, Luxeuil, Bussang, Spa, etc.

Le petit névropathe, qui présente du sucre dans ses urines d'une façon accidentelle et qui sera peut-être plus tard un diabétique, a besoin de douches graduellement froides le matin. Les douches écossaises, données le soir, ramèneront le calme et le sommeil perdus. L'hydrothérapie faite à domicile sera déjà quelque chose, mais faite dans un endroit élevé et sain, à une station Alpestre par exemple, elle sera d'autant plus efficace qu'elle comportera un changement d'air et le séjour à une certaine altitude. Cet enfant d'autre part supporterait mal le bord de la mer, mais il pourra vivre à quelque distance de la plage, à Hyères, au Cannet, ou sur les hauteurs accidentées du voisinage des stations méditerranéennes.

Le petit diabétique, trop faible, trop émacié pour qu'on ose l'envoyer aux eaux, bénéficiera toujours d'un changement d'air. Les stations d'altitude, comme Saint-Moritz en Suisse (où il y a aussi une source ferrugineuse), sont ce qu'on peut conseiller de meilleur dans la bonne saison.

En hiver, un séjour prolongé dans le midi : à Nice, Cannes, Menton, Biarritz, etc., sera le meilleur moyen d'activer la nutrition et d'entretenir les forces lorsqu'on n'aura plus guère à compter sur une guérison.

Hydrothérapie. — On active aussi les mutations nutritives par l'hydrothérapie. L'enfant a-t-il une peau sèche fonctionnant mal, on pourra employer pour lui la douche écossaise, dans le cas contraire la douche froide à jet brisé, d'une certaine force et très courte.

Mais si la douche froide très courte est utile aux petits diabétiques, on se souviendra qu'elle leur deviendrait au contraire nuisible s'ils étaient soumis à un froid trop vif ou trop longtemps prolongé. On sait que dans ces cas il se produit de l'hyperglycémie chez les chiens en expérience. A titre de puissant révulsif et névrosthénique l'hydrothérapie a un rôle important dans cette affection.

CHAPITRE VI

RHUMATISME

Le rhumatisme est assez fréquent chez les enfants sous sa forme aiguë, fébile ; plus rarement on rencontre le rhumatisme chronique qui affecte les apparences du rhumatisme noueux de l'adulte conduisant à une infirmité incurable.

I. — Rhumatisme articulaire aigu

Bien distinct du rhumatisme chronique, le rhumatisme articulaire aigu est une maladie infectieuse dont le microbe n'a pas encore été isolé et cultivé. Il est traité sur place et n'est tributaire ni des stations thermales ni des bains de mer. Pendant la convalescence et après la guérison on sera conduit pour éviter le retour de la maladie, à envoyer les enfants pendant la mauvaise saison à des stations dont la température constante et le climat sec seront les meilleurs préservatifs. Les localités du littoral de la Méditerranée seront alors une précieuse ressource. S'il y a une lésion valvulaire qui souvent passe longtemps méconnue chez l'enfant par le peu d'importance des symptômes fonctionnels, on laissera les stations d'altitude et on conseillera les pays plats ou élevés de 300 à 500 mètres au-dessus du niveau de la mer.

II. — Rhumatisme chronique déformant

Le rhumatisme chronique progressif ne frappe guère que les enfants déjà grands se fixant soit sur les grandes articulations, soit, plus rarement, sur les petites. C'est une affection dyscrasique ayant un lien d'origine avec les diverses maladies de la nutrition.

Stations climatiques. — Il est de toute importance d'éviter pour les petits malades les localités froides et humides. Ce qu'il faut, dans la mauvaise saison, c'est une station sèche, ensoleillée, chaude, où l'enfant puisse prendre chaque jour de l'exercice au dehors.

Stations thermales. — Qu'il s'agisse de rhumatisme polyarticulaire progressif tendant à se généraliser ou de rhumatisme chronique partiel qui se cantonne dans un petit nombre de jointures, les stations thermales qui sont le plus favorables sont celles dont les eaux sont chaudes, chlorurées, sulfureuses ou arsenicales à plus ou moins forte minéralisation, suivant la caractéristique constitutionnelle des sujets.

Pour les enfants qui n'ont pas de complication organique il y aura avantage à faire appel aux eaux convenablement adaptées à leur état, et de tenir compte, dans le choix d'une station, des indications telles que le lymphatisme, la débilité, la dyspepsie, le nervosisme, etc.

A. — *Rhumatisme chronique chez les enfants lymphatiques ou scrofuleux.*

Qu'il s'agisse de rhumatisme polyarticulaire progressif tendant à se généraliser ou de rhumatisme chronique partiel qui se cantonne à un petit nombre de jointures, les stations thermales qui sont les plus favorables sont celles dont les eaux sont chaudes, chlorurées, sulfureuses ou arsenicales, à plus ou moins forte minéralisation suivant les sujets.

Chez les enfants lymphatiques scrofuleux M. J. Simon commence le traitement du rhumatisme chronique par *Bourbonne*, dont les eaux chlorurées sodiques fortes sont à une température de 50 à 65° qui les destine d'une façon toute spéciale au traitement de toutes les affections articulaires en même temps que leur action excitante et tonique convient parfaitement à la débilité du sujet.

Les douches chaudes données après le bain, sur une sorte de lit, sont très actives.

Les eaux similaires, bien que pour quelques-unes du moins (Salies, Salins) plus riches en principes minéralisateurs, n'ont pas la même action qui est due, sans doute, en partie, à la température élevée des eaux de Bourbonne. On peut aussi, dans ce cas, conseiller, quand on veut éviter des déplacements considérables, suivant la résidence des familles, les eaux de Balaruc, Lamothe, ou encore Uriage, Wiesbaden, etc.

B. — *Rhumatismes chroniques chez des sujets très débilités, mais non excitables.*

Les enfants débilités, mais non excitables, pour lesquels des eaux comme Bourbonne seraient restées inefficaces, se trouveront bien des eaux sulfureuses qui sont excitantes.

Aix, en Savoie, contient beaucoup de glairine qui la rend onctueuse, mais en somme peu de principes minéralisateurs. Il paraît que le secret de son action est dans la façon dont est conduit le traitement qui consiste surtout dans la douche avec massage, suivie de sudation. Le climat très chaud d'Aix, même au mois de septembre, est une condition favorable au traitement des rhumatisants.

Les eaux de *Cauterets*, qui peuvent être employées à l'intérieur, sont avantageuses pour les petits rhumatisants qui ont des granulations à la gorge ou des affections chroniques des voies respiratoires nécessitant aussi un traitement et qui n'ont pas de disposition à la diarrhée.

Bagnères-de-Luchon convient aussi au petit rhumatisant, non excitable, plus ou moins lymphatique, qui y pourra suivre avec profit son traitement exclusivement externe, à la condition d'y être envoyé dans les mois chauds de juillet et août, Luchon étant dans la montagne.

Les rhumatismes des enfants trouveraient à Barèges une eau par trop excitante qui sera plus utilement employée pour les arthrites fongueuses, tuberculeuses.

Les eaux hydrosulfurées calciques tièdes de Saint-Honoré, dans la Nièvre, sont également à conseiller. Les eaux sulfureuses calciques froides d'Enghien et de Pierrefonds, convenablement chauffées, donnent encore d'assez bons résultats et sont une ressource pour les enfants de la capitale, auxquels il serait impossible de conseiller un déplacement considérable.

C. — *Rhumatismes avec troubles digestifs.*

Pour le rhumatisme articulaire, plus douloureux qu'exsudatif, le rhumatisme musculaire, les névralgies, s'accompagnant de dyspepsie, surtout si on craint l'action des eaux sulfureuses, dont on connaît l'effet irritatif sur les voies digestives, on s'adressera à Plombières. Ces eaux qui, on l'a vu, ont un peu de tout, sont en somme à minéralisation faible (30 centigrammes), ce qui ne les empêche pas d'être actives. Leur thermalité, qui varie suivant les sources de 11 à 70°, permet d'obtenir soit des effets excitants, soit des effets sédatifs. Les petits arthritiques qui, avec des manifestations douloureuses peu accusées et de la dyspepsie, ont du névrosisme, trouveront dans l'eau très gazeuse, légèrement chlorurée et arsenicale de *Royat*, dans ses bains d'eau courante et enfin dans sa température douce des conditions plus favorables à leur rétablissement que dans les eaux purement bicarbonatées de Vichy, qui sont trop débilitantes pour les enfants.

Citons encore les eaux de Dax, Ragatz et Louèche en Suisse, Teplitz en Bohême, Bath en Angleterre.

D. — *Rhumatisme chronique avec chlorose franche.*

Dans le rhumatisme chronique avec chlorose, c'est à *Luxeuil* que l'on enverra les enfants. Ils trouveront à cette station non seulement les sources ferrugineuses et manganésiennes froides, faiblement minéralisées : *le Temple*, *le Puits romain*, mais encore une douzaine de sources thermales parfaitement appropriées à cette catégorie de rhumatisants. Leur action excitante d'abord, puis sédative et décongestionnante convient tout à fait pour relever la nutrition, tout en calmant le système nerveux en révolte, et si on y ajoute l'usage interne des sources faiblement ferrugineuses, on obtient en même temps un relèvement de la nutrition et on fait la cure de l'anémie en même temps que celle des manifestations rhumatismales.

Luxeuil est en définitive la station des petits rhumatisants anémiques et névropathes. Mais ces indications peuvent être également remplies à *Bagnères-de-Bigorre* où il y a des sources ferrugineuses, des eaux sulfureuses et des sulfatées calciques.

Les eaux sulfureuses sont fort bien représentées, puisque la source de la Bassère est une des plus riches des Pyrénées.

Quant aux sources sulfatées calciques, elles sont extrêmement nombreuses et de températures diverses de 33 à 49°, étant d'autant plus excitantes qu'elles sont plus chaudes. Le *Foulon* et le *Salut*, réputées sédatives, sont à préférer pour les bains de ces petits malades qui prendront à l'intérieur les eaux reconstituantes des sources ferrugineuses.

Les petits rhumatisants de dix à quinze ans, qui auraient en même temps de la bronchite chronique, trouveraient dans la source froide de la Bassère, qui, ainsi qu'on le sait, se transporte et est souvent conseillée à domicile, leur meilleur traitement.

Pour les petits rhumatisants chroniques doublés de nervosisme, on conseillera les eaux bicarbonatées mixtes chaudes de *Néris*.

CHAPITRE VII

ANÉMIES ET CHLOROSE
FIÈVRES INTERMITTENTES CHRONIQUES

Les mots *chlorose* et *anémie* ne sont point synonymes.

La chlorose est une anémie spéciale liée à l'évolution qui frappe plus particulièrement les filles vers l'âge de la puberté, tandis que l'anémie proprement dite est un symptôme fréquemment observé à toutes les périodes de l'enfance et qui est commune à un grand nombre de maladies.

I. — Anémies

En dehors des rares cas d'anémies spéciales (anémie pernicieuse ou maladie de Biermer, et anémie pseudoleucémique), l'anémie vulgaire résulte soit d'une hygiène défectueuse, accompagnant alors la dyspepsie, soit d'une maladie aiguë ou chronique. C'est l'anémie acquise ; mais elle peut être congénitale chez les enfants issus de parents syphilitiques ou tuberculeux.

Suivant leurs causes, les anémies comportent un traitement différent que l'on complétera utilement par le séjour à une station climatothérapique, lequel sera, suivant les cas, le bord de la mer, la campagne, ou une localité élevée; par les bains de mer, l'hydrothérapie ou enfin une station hydrominérale appropriée.

A. — *Anémie simple commune.*

J'appelle ainsi cette anémie vulgaire qui frappe les enfants de la ville, éprouvés par un mauvais régime, la croissance rapide, la sédentarité et le surmenage, etc. Cette sorte d'anémie sera déjà améliorée par un redressement des conditions d'hygiène défectueuse auxquelles s'ajoutera le changement d'air : au bord de la mer, à la campagne ou dans les montagnes. Les stations élevées des Alpes, des Pyrénées ou de l'Auvergne, les plages fraîches, si l'atmosphère marine est bien supportée, suffisent alors souvent à modifier ces états qui s'éternisent, malgré un bon régime et une médication tonique appropriée. On enverra au bord de la mer les anémiques qui ne seront pas avec cela arthritiques ou par trop nerveux, irritables. De même, on enverra au bord de la mer ces petites filles qui, arrivées au moment de la puberté, auront de la peine à être réglées. Ont-elles, au contraire, des pertes trop considérables? La mer alors est nuisible, on les enverra dans les montagnes de préférence. S'agit-il d'enfants déjà grands, capables de supporter le fer? on les enverra, à moins de contre-indication, à une station ferrugineuse. Les eaux ferrugineuses bicarbonatées de Bigorre, de Bussang, La Malou, Montrond, Orezza, Pyrmont, répondent aux principaux besoins des malades, et, s'ils ne supportent pas ces eaux à cause de l'acide carbonique, on pourra recourir aux eaux de La Bauche, Luxeuil, Forges, Rennes, etc.

Deux sources ferrugineuses et manganésiennes font de *Luxeuil* (Haute-Saône) une excellente station pour le traitement des jeunes anémiques. Ces eaux, essentiellement reconstituantes, contiennent 12 à 15 milligrammes de fer et 6 à 8 milligrammes de manganèse par litre, justifiant ainsi le choix que l'assistance publique a fait de cette station pour y envoyer chaque année une quarantaine d'enfants.

J'ajoute que le climat doux et agréable de Luxeuil, protégé du côté nord par les derniers contreforts des Vosges, sur lesquels elle est située à une altitude de 404 mètres, en font une véritable station climatothérapique.

Les eaux ferrugineuses froides de *Forges*, conviennent parfaitement aux anémiques qui sont entachés de lymphatisme, et à ceux qui ont des épistaxis fréquentes. Elles produisent des effets sthéniques et reconstituants, sans exciter le système nerveux.

La station de *Bagnères-de-Bigorre* offre, à côté d'eaux sédatives qui se recommandent aux petits arthritiques et aux nerveux, des sources ferrugineuses parfaitement convenables pour des enfants qui ont besoin, avec le médicament reconstituant, fer ou arsenic, d'un modérateur des nerfs et d'un calmant de douleurs névralgiques et rhumatismales.

Spa, qui est à peu près la seule station de la Belgique justement célèbre, est située dans un pays très sain, au pied d'une montagne escarpée qui la protège contre les vents du nord. Son eau guérit rapidement l'anémie résultant d'hémorragies passives, mais ne saurait convenir qu'aux enfants grands et aux adolescents.

En dehors de la saison des eaux, les enfants, assez grands pour supporter l'hydrothérapie froide, se trouveront bien d'y être soumis. C'est, dit Dujardin-Beaumetz[1], « la médication tonique par excellence, comme régénératrice des globules sanguins ». C'est la douche d'eau froide de très courte durée que l'on devra employer, s'il n'y a pas, bien entendu, de lésion organique. « Quelle que soit la cause de l'anémie, dit Béni-Barde, le traitement hydrothérapique est le meilleur moyen de la combattre. » On sait que Winternitz, confirmant les résultats de Thermes sur l'augmentation du nombre et de la valeur physiologique des hématies, a noté non seulement l'augmentation des globules rouges, mais des leucocytes, quoiqu'en de moindres proportions, et une augmentation de l'hémoglobine.

B. — *Anémie des enfants nerveux ou arthritiques.*

Les petits anémiques nerveux ou arthritiques se trouveraient mal des stations maritimes excitantes du nord; il leur vaut mieux une station sèche, d'altitude moyenne où ils aient le bénéfice de l'air et de la radiation solaire sous l'action également tonique mais pour eux trop excitante des plages.

S'il s'agit d'une station thermale, Bagnères-de-Bi-

[1] *Hygiène thérapeutique.*

gorre, qui offre tout à la fois des sources ferrugineuses, arsenicales et sédatives, est bien indiquée pour eux.

C. — *Anémie chez un enfant menacé de rachitisme.*

Les petits enfants menacés de rachitisme ont de bonne heure des signes révélateurs qui, dès l'âge de quinze ou dix-huit mois, comportent un traitement hygiénique dans lequel une part est à faire à l'intervention hydrominérale. Le meilleur mode de traitement consiste alors dans le séjour au bord de la mer et l'hydrothérapie maritime, les bains de sable chaud, etc. (voyez *Rachitisme*).

D. — *Anémie du lymphatisme, de la scrofule et de la tuberculose.*

Il est on ne peut plus important de distinguer l'anémie vraie des fausses anémies qui masquent d'autres affections, par exemple une tuberculose latente pour laquelle il est entendu qu'on ferait fausse route au détriment du malade, si on l'envoyait aux eaux ferrugineuses. L'anémie du lymphatisme et de la scrofule se guérit au contraire à la mer.

E. — *Anémie syphilitique.*

Dans l'anémie syphilitique, les conditions adjuvantes au traitement spécifique seront une station climatique chaude en hiver, qui sera choisie parmi celles du littoral français de la Méditerranée; une station thermale sulfureuse telle que Saint-Honoré, dans les cas simples, Luchon et surtout Challes dans les cas de syphilis invétérée tardive. Cette dernière station fait merveille dans la syphilis des scrofuleux que Ricord appelait « le scrofulate de vérole ».

L'*hydrothérapie*, suivant l'état de résistance des petits sujets, consistera en bains chauds ou tièdes dans la syphilis des nouveau-nés, plus tard en d'autres procédés plus toniques ou diaphorétiques : maillot, drap mouillé, etc., et enfin les douches en pluie ou en jet brisé pour les enfants grands. Chez les petits, ce sera un moyen d'activer les fonctions de la peau et dès lors la pénétration du mercure administré en frictions, et quand on pourra employer les procédés toniques, l'eau froide par son action asthénique reconstituante relèvera la santé, combattra efficacement la diminution globulaire et activera les mutations nutritives. Enfin, il ne faut pas oublier que les procédés diaphorétiques ont une action dépurative qui se traduit par une poussée de vérole dans les cas de syphilis acquise dont le diagnostic est encore douteux.

F. — *Anémie pernicieuse.*

Dans la maladie de Biermer, rare d'ailleurs chez l'enfant, l'eau de La Bourboule, donnée sur place ou à la source, quand le petit malade est en état de voyager, sera la base du traitement tonique et reconstituant par excellence.

G. — *Anémie splénique.*

L'anémie splénique se montre à un âge (six mois à un an et demi) où il est difficile de conseiller une station thermale. Toutefois, on sait que cet état accompagne ou précède souvent le rachitisme et que, dans ce cas, lorsqu'un enfant a déjà deux ans, on peut l'envoyer aux eaux chlorurées sodiques ou au bord de la mer dans des conditions appropriées à son état et à son tempérament. Si la question d'une station se pose, les eaux arsenicales si puissamment reconstuantes de La Bourboule sont plus indiquées que les eaux ferrugineuses.

II. — Chlorose

La chlorose, dit Luzet[1], est une anémie de la puberté préparée par une tare héréditaire, latente ou exprimée par des hypoplasies organiques, anémie occasionnée par toutes les conditions susceptibles de rompre l'équilibre entre la formation globulaire demeurée normale et la déglobulisation, qui est exagérée. Il en résulte une perte d'hémoglobine telle que les globules néoformés sont incapables d'acquérir la taille et la résistance des globules normaux.

A. — Quand on a réglé l'alimentation qui sera le régime

[1] Luzet, *La Chlorose*, 1 vol. de la collection Charcot-Debove. Paris, Rueff, 1892.

lacté, le régime mixte ensuite, et enfin le régime normal mais essentiellement simple et de digestion aisée, donné le fer, assuré la digestion, le repos, etc., on conseillera la vie à la campagne.

« Le séjour à la campagne est préférable à celui de la ville, dit Hayem, mais il n'est pas curateur, surtout lorsqu'il s'agit de l'anémie chlorotique. Certains parents s'imposent le séjour à la campagne pendant de longs mois et rentrent dans leur foyer, découragés de n'avoir pu améliorer l'état de leur fille chlorotique. C'est qu'en pareil cas, le grand air n'est qu'une condition accessoire et adjuvante du traitement. »

Le bord de la mer n'est indiqué que lorsqu'il n'y a pas un élément nerveux prononcé. Ce qui vaut le mieux, c'est une *cure d'air prolongée* à une station d'altitude de 1,000 à 1,200 mètres. Saint-Moritz, dans l'Engadine, à 1,850 mètres, convient à la fois à titre de station d'altitude et de station ferrugineuse. La Bourboule, de même, est une station d'altitude et une station d'eau arsenicale. Spa convient à la fois comme station ferrugineuse et comme station hydrothérapique.

L'*hydrothérapie* est d'autant plus utile qu'il y a souvent dans la chlorose un élément nerveux.

L'eau froide appliquée sur les terminaisons nerveuses périphériques de la peau a, ainsi qu'il a été dit au chapitre IV de la première partie, une action réflexe sur l'hématopoïèse, elle excite les fonctions de la peau, les fonctions respiratoires, active l'assimilation, les combustions cellulaires et, en un mot, donne un coup de fouet à la nutrition tout entière.

La douche froide mobile en pluie ou en jet brisé courte (cinq secondes), avec ou sans préparation par une application chaude, suivant le degré de résistance des sujets; le drap mouillé, la piscine froide, sont les procédés les meilleurs à employer comme étant les plus toniques, les plus capables de produire la révulsion hydrothérapique.

Le traitement doit, pour réussir, être longtemps prolongé. Il sera d'autant plus efficace qu'il sera mis en œuvre à la campagne ou mieux, à une station d'altitude où la malade trouvera avec la douche, de l'air, du soleil, de la lumière, de la distraction et du repos physique et moral, avec un régime approprié. Gérardmer, Divonne, Champel, etc., répondront à ces indications. Saint-Moritz, Spa, Bussang, qui sont des eaux ferrugineuses, de même, ayant des installations hydrothérapiques parfaites.

Les *bains de mer* sont inefficaces ou nuisibles; le bord de la mer lui-même n'est favorable que dans des conditions déterminées chez les sujets non excitables.

B. — Dans la *chlorose dyspeptique*, dont le mot a été créé par Hayem, le même traitement hygiénique est indiqué.

C. — Dans le *chlorobrightisme* de Dieulafoy, où le masque de la chlorose cache une affection brightique, le traitement hygiénique est identique, mais la base en est le régime lacté que l'on peut faire suivre dans une des nombreuses stations de moyenne altitude qui couvrent les montagnes de la Suisse.

III. — Fièvres intermittentes chroniques

Les enfants qui ont la fièvre intermittente, moins résistants que l'adulte, deviennent rapidement cachectiques s'ils ne sont pas soignés de bonne heure, soit que la fièvre intermittente ait été méconnue, soit qu'elle n'ait pas été traitée avec assez de promptitude et d'énergie. L'*hydrothérapie* simple ou maritime doit être tentée dès le début, dit M. J. Simon, qui conseille de faire choix d'une plage privée d'émanations palustres et du mélange d'eau douce et d'eau salée, si propre à produire des effluves malariques.

La fièvre intermittente est, dit-il, endémique sur un grand nombre de plages où la végétation est luxuriante ; mieux vaut donc, dans l'espèce, choisir une plage aride et sèche. Nous avons soigné ensemble une petite fille qui avait contracté des accès non douteux au Parc-Monceau et qui fut reprise à Trouville, où on l'avait conduite après qu'elle n'avait plus eu d'accès depuis longtemps.

Quand le changement d'air n'a pas suffi, quand l'hydrothérapie simple ou maritime n'a pas modifié l'état anémique du jeune sujet, c'est aux eaux arsenicales fortes de La Bourboule, ou faibles de Royat, Plombières, que l'on doit recourir.

M. J. Simon recherche en Royat l'action combinée sur les voies digestives et sur le sang et les forces, mais il préfère avant tout Plombières. C'est par là qu'il commence.

Il est des sujets qui n'ont pas de gros foie, ni de grosse rate, dont l'anémie est le fait dominant, l'hydrothérapie simple ou maritime n'a pas donné tout ce qu'on en attendait, ou une contre-indication à l'eau froide ne permet pas de tenter ces moyens ; on recourra aux stations reconstituantes, aux eaux chlorurées de Bourbonne, Salins-Jura, Salins-les-Moutiers, Salies-de-Béarn, La Mouillère-Besançon ou aux eaux sulfureuses de Luchon, Aix, Cauterets ; ou, si l'anémie domine sans affaiblissement notable, aux eaux de Luxeuil, Forges, Spa.

L'*hydrothérapie* convenablement appliquée agit très favorablement pour relever la santé des enfants qui ont été frappés par le paludisme chronique. Favorisant les mouvements d'assimilation et de désassimilation, permettant ainsi de réparer les pertes de l'économie et de ranimer la résistance organique, elle agit pour reconstituer l'économie. C'est à la douche froide et courte qu'il faut donner la préférence. C'est aussi par la douche froide courte sur la région splénique qu'on diminuera le gonflement de la rate et du foie.

CHAPITRE VIII

MALADIES CHRONIQUES DE LA MUQUEUSE DES VOIES RESPIRATOIRES

Les inflammations chroniques de la muqueuse aérienne sont très fréquentes chez les enfants. Elles ont pour siège les fosses nasales, le larynx, la trachée, les bronches, qui appartiennent exclusivement à l'appareil respiratoire, et le pharynx qui est une région commune aux voies aériennes et à l'appareil digestif. Les ganglions lymphatiques trachéo-bronchiques sur lesquels retentissent les inflammations aiguës ou chroniques du voisinage, ou les maladies générales sont aussi le siège d'engorgements qui relèvent du même traitement hydrominéral ou climatique.

Les affections chroniques des fosses nasales seront examinées plus loin avec les maladies spéciales de la gorge (voy. ch. XIV); il sera question ici des bronchites, de la coqueluche, de l'asthme, de l'emphysème pulmonaire et de l'adénopathie trachéo-brachique. La phtisie, constituera un chapitre à part en raison du traitement climatique spécial qu'elle comporte.

L'inflammation subaiguë ou chronique de la muqueuse du pharynx si fréquente chez les petits lymphatiques de nos grandes villes, s'accompagne souvent d'hypertrophie des amygdales, de granulations (pharyngite granuleuse), de végétations adénoïdes, de coryza postérieur, qui retentit sur l'appareil digestif, qui s'étend au larynx, à la trachée et aux bronches.

Très communs chez les enfants, c'est en automne et en hiver que se manifestent ces états.

Les *bronchites chroniques* se produisent avec des récidives qui se perpétuent chez certains enfants, jusqu'à la bonne saison et guérissent alors pour revenir avec le mauvais temps. Dans la plupart des cas elles sont entretenues par une affection chronique du poumon, de la plèvre ou des ganglions trachéo-bronchiques tour à tour effet et cause de nouvelles poussées de bronchite. C'est, dit Le Gendre, « par la persistance d'un agent infectieux au fond des bronches dilatées que s'explique la reviviscence périodique de la bronchite chez des sujets ayant eu de la bronchectasie à la suite d'une coqueluche prolongée, d'une broncho-pneumonie de longue durée ». Que la bronchite chronique s'établisse d'emblée ou qu'elle soit la résultante d'inflammations aiguës répétées, elle est souvent le partage des enfants déjà sous le coup de la diathèse arthritique ou du lymphatisme. Elle s'associe alors aussi avec l'asthme, l'emphysème, elle accompagne les affections du cœur et le mal de Bright, suivant les phases de ces maladies. D'autres fois elle succède à la rougeole, à la grippe, à la fièvre typhoïde, à la bronchopneumonie et elle est d'autant plus tenace et aussi d'autant plus grave qu'elle atteint les enfants mal nourris, athrepsiques, les rachitiques, les scrofuleux, les débilités.

La forme *pseudo-membraneuse* déjà rare chez l'adulte l'est encore plus chez l'enfant et comporte les mêmes *agents hygiéniques et thérapeutiques.* Quel que soit le début, d'emblée ou à la suite d'une série d'accidents aigus, on voit les bronchites qui atteignent les petits sujets prédisposés par une de ces causes ou par plusieurs conditions réunies, s'installer avec persistance se perpétuer et finir par revêtir le caractère chronique.

Ces bronchites, pour n'être ni aussi fréquentes, ni aussi menaçantes que chez l'adulte, n'en sont pas moins un sujet de sollicitude pour les familles et pour le médecin, surtout quand l'amaigrissement, les sueurs, les troubles généraux de la santé arrêtent les enfants dans leurs sorties qui ont une si grande importance au point de vue de leur hygiène sans compter les craintes qu'ils inspirent au point de vue de la tuberculose

Après la coqueluche, on observe à peu près fatalement une bronchite chronique avec hypersécrétion catarrhale, de l'emphysème, de l'adénopathie trachéobronchique simple dont J. Simon s'est attaché à montrer la fréquence et qu'il a soin de distinguer de la forme tuberculeuse.

L'*emphysème* qui constitue chez l'enfant une complication des bronchites de longue durée et en particulier de la coqueluche, au lieu d'être isolé et indépendant comme chez l'adulte doit avoir sa place à côté des affections qu'il accompagne et qu'il complique.

Dans la plupart des cas, ces affections comportent les mêmes prescriptions, s'il s'agit de stations climatothérapiques ou thermales, aussi ai-je voulu à dessein les grouper comme c'est d'ailleurs le cas dans la clinique.

Climatothérapie.

Soit sur un enfant qui au sortir de l'hiver, relève d'une série de bronchites à répétition, ou qui a dû rester enfermé longtemps pour une coqueluche, qui présente des accès asthmatiformes ou des signes physiques indiquant qu'il est sous le coup d'accidents trachéo-bronchiques, nous ne laisserons pas cet enfant s'étioler à la ville, mais nous l'enverrons dès que possible à *Arcachon*. Là il respirera l'air balsamique, chaud et modérément humide qu'il trouvera dans la forêt de pins qui couvre les dunes, en même temps que des abris contre le vent.

Biarritz conviendra également et d'autant mieux que la toux étant bien passée, les enfants pourront avoir alors des bains chlorurés, comme à Salies, depuis le nouvel établissement de Briscous-Biarritz. Ces eaux auront une influence d'autant plus heureuse qu'il s'agira d'enfants lymphatiques ou scrofuleux chez lesquels les inflammations de la muqueuse des voies aériennes prennent si volontiers une allure chronique.

Au lieu d'être à la fin de l'hiver est-on au commencement de la mauvaise saison? On redoutera pour ces petits malades l'alternative de les garder à la maison pendant de longs mois ou de les laisser sortir timidement au risque de les voir s'enrhumer sans cesse et entretenir leur état qui se perpétue par un cercle vicieux où l'adénopathie est tour à tour effet et cause de nouvelles poussées de bronchite. Dès lors, on les enverra dans une station du midi en un endroit chaud, sans trop de vent, où pendant trois ou quatre heures par jour, ils auront le bénéfice de sorties régulières au dehors à la radiation solaire. Là ils auront tout à la fois le moyen de guérir et d'éviter les chances de refroidissement.

Le froid humide accompagné du vent et de brusques variations de température, est la condition la plus favorable pour entretenir, réveiller ou produire de toutes pièces ces bronchites interminables qui deviennent chroniques et engendrent cet emphysème, curable et aussi parfois définitif dont je parlais plus haut, et de l'adénopathie qui sera longue à se dissiper. Au contraire, le séjour dans une atmosphère chaude, modérément humide, s'il y a peu de sécrétions bronchiques, ou plus sèche s'il y a beaucoup de sécrétions, sera ce qui conviendra le mieux. Dans un cas, ce sera Pau, Arcachon, Biarritz avec leur climat chaud et humide, Madère si on veut une température très chaude ; dans l'autre, ce sera Hyères, Cannes, Nice, Menton, Beaulieu, etc.

L'été venu, ces enfants, outre le séjour et le traitement qu'ils pourront faire à une station thermale appropriée, seront envoyés à la campagne à une station indifférente de faible altitude.

L'*emphysème* compliquant la bronchite chronique ou reliquat de coqueluche, exclut les stations d'altitude. Il se trouvera bien en été des stations chaudes, humides ou sèches suivant les cas. En général, les indications sont les mêmes que pour la bronchite chronique.

L'*asthme* qui s'accompagne de catarrhe, de bronchite

simple sans affection du cœur, comporte des climats secs, s'il y a une sécrétion abondante, et réciproquement une station légèrement humide dans le cas contraire.

Par un changement d'air dans un climat réunissant les conditions appropriées à chaque cas, non seulement améliorera-t-on l'état local et préservera-t-on l'enfant de nouveaux accidents mais encore on agira sur sa santé générale pour la relever.

Eaux minérales, — Chez les sujets lymphatiques ou scrofuleux, ou même arthritiques, atteints de pharyngites chroniques, les soins à domicile comporteront entre autres des pulvérisations avec de l'eau de Challes ou de Cauterets et de l'eau arsenicale faible du Mont-Dore, pour les petits enfants, ou forte de la Bourboule, pour les grands, alternée de quinze en quinze jours avec une eau sulfureuse comme celle de Saint-Honoré, Eaux-Bonnes, Enghien. Ces eaux sont données dans du lait chaud.

Pour les petits enfants de deux à cinq ans je donne pendant quinze jours le matin à jeun un demi-verre à Bordeaux d'eau du Mont-Dore réchauffée avec un peu de lait bouillant, et pendant les quinze jours suivants, une tasse de lait d'ânesse et ainsi de suite, en alternant pendant deux mois.

Pour les enfants ayant dépassé cet âge, je donne de la même façon des Eaux-Bonnes ou de l'eau d'Enghien.

Arrive la saison des eaux, où faut-il les envoyer?

Dans la plupart des cas, ces enfants, qui sont tous plus ou moins entachés de lymphatisme, se trouveront bien des eaux sulfurées sodiques. Pour les petits enfants de quatre à sept ans, et même jusqu'à dix ans, M. J. Simon préfère l'eau faiblement arsenicale et chlorurée du Mont-Dore, dont la vapeur respirée dans des salles d'inhalation parfaitement comprises lui paraît une médication hors pair.

Les eaux du Mont-Dore jouissent en effet de propriétés remarquables contre toutes les inflammations de l'arbre aérien.

Comment agissent ces eaux? Nul ne l'expliquera d'une façon satisfaisante, et l'analyse encore moins. Il faut attribuer une certaine action à la composition de l'eau, à sa température de (39 à 45°) et au mode de l'administrer. A ce propos, disons que les inhalations jouent un rôle des plus importants. Elles sont faites dans de grandes salles où pénètre la vapeur de 28 à 32°.

« Je considère le Mont-Dore comme une station d'enfants, » dit J. Simon, « je n'hésite pas à vous affirmer que jamais je n'ai observé d'accident par l'emploi de ces eaux, et que toujours j'ai obtenu des résultats très remarquables non seulement dans le traitement des bronchites chroniques, des amygdalites, des pharyngites, mais encore dans la bronchorrhée, dans l'emphysème et l'adénopathie bronchique. »

Presque tous les enfants qui ont eu des bronchites généralisées, des bronchites capillaires, des bronchopneumonies, des pneumonies, dit le Dr Jules Simon, conservent, longtemps après leur maladie, une prédisposition à contracter des inflammations de l'arbre aérien. Pour les faire cesser, adressez-vous à l'eau du Mont-Dore, à domicile en premier lieu et aux sources dans la belle saison. « Mon expérience est faite et bien faite par rapport aux vertus de ces eaux, que je considère comme une des plus grandes ressources dont on puisse disposer dans le traitement des maladies chroniques des voies respiratoires chez les enfants. »

Pour les enfants nerveux sujets à de l'éréthisme vasculaire et à des poussées congestives, il y a une eau sédative par excellence à une altitude moyenne, dans une vallée paisible, c'est l'eau d'*Allevard*.

Il y a à Allevard, au grand complet, tous les modes d'administration de l'eau et, outre des salles d'inhalation analogues à celles du Mont-Dore et de La Bourboule, il y a des salles d'inhalation froide.

Cette eau arrive en un jet qui va se briser au plafond de la pièce et retombe en pluie sur une série de vasques abandonnant ainsi 95 p. 100 de son gaz à l'air. En séjournant dans ces salles, on respire, à la température normale, de l'acide sulfhydrique et du soufre naissant mitigé de façon à ne pas produire d'excitation trop forte et calmer l'irritation des voies respiratoires.

Dans certains cas, où on voudra réunir les propriétés des eaux arsenicales et sulfureuses, on aura pour les jeunes enfants une station aussi accessible que parfaitement adaptée à leurs besoins, c'est *Saint-Honoré*. Sulfureuses, douces, comme celles d'Allevard, et légèrement arsenicales, ces eaux sont situées dans un climat doux, sans brusques variations ce qui peut être une condition importante pour certains petits malades faibles. Elles sont administrées non seulement en douche de toute espèce, piscine à eau courante à 27° pour les maladies auxquelles elles conviennent sous ces diverses formes, mais en boisson, en pulvérisations et surtout en inhalations froides particulièrement indiquées pour nos petits malades qui les supportent parfaitement et leur température peu élevée, 22 à 31°, permet de les employer même chez des enfants légèrement fébricitants. L'appétit revient sous leur influence en même temps qu'il se produit une irritation passagère des voies respiratoires et au contraire une sédation du système nerveux et une action tonique générale due sans doute à la faible quantité d'arsenic de ces eaux.

Les eaux hydrosulfurées calciques froides agissent favorablement dans le sens des eaux d'Allevard ou de Saint-Honoré, qu'elles suppléent dans les affections chroniques des voies respiratoires pour nos jeunes enfants de la capitale. Elles sont généralement bien digérées; après une excitation de courte durée elles amènent une atténuation du catarrhe. Ce sont en somme des eaux efficaces qui ne produisent pas d'hémoptysie et qui peuvent être maniées sans danger.

Les eaux de *Pierrefonds* sont analogues aux eaux d'Enghien et comme composition et comme action.

Leurs indications sont les mêmes.

Chez les enfants manifestement scrofuleux, c'est *La Bourboule* qui est indiquée, comme pour les sujets chez lesquels la scrofule s'accompagne d'arthritisme.

Ce n'est que pour les enfants qui ont dépassé sept à dix ans que M. J. Simon se décide, quand l'état des voies digestives ne s'améliore pas, à envoyer à des eaux plus puissantes. Alors pour des enfants lymphatiques, non excitables, il conseille soit les Eaux-Bonnes, soit Cauterets.

L'extrême activité des eaux de la source vieille

d'Eaux-Bonnes exige que les enfants la prennent au début, au moins par cuillerée à bouche. Même à ces doses, en apparence dérisoires quand il s'agit non d'une potion, mais d'une eau minérale, il se produit une grande excitation des circulations sanguine et lymphatique, du système nerveux, des sécrétions de la muqueuse aérienne. Elles excitent l'appétit et l'activité des fonctions digestives au point d'amener une diarrhée qui oblige souvent à suspendre momentanément la cure, et quelquefois aussi de la constipation. Le pouls s'élève, le visage se colore, un accroissement de l'énergie musculaire et aussi une certaine agitation et de l'insomnie se produisent. Il y a une excitation des fonctions rénales et cutanées, mais c'est sur la muqueuse des voies aériennes qu'elles semblent avoir une action élective car la stimulation qu'elles y produisent est tout à fait remarquable. Le petit malade tousse, ses râles augmentent et en attendant que le bénéfice de la cure se fasse sentir, il semble qu'il y ait plutôt aggravation.

Ce n'est que peu après que cet éréthisme dû à l'activité des eaux se dissipe et que l'orage s'apaise. Mais on comprend, en présence de cet étonnant effet, combien il importe de ne pas envoyer à un pareil endroit un petit sujet, déjà nerveux, pour lequel on craindrait une hémoptysie ou une poussée congestive.

Il ne faudra donc pas envoyer à Eaux-Bonnes des enfants fébricitants, excitables, avec tendance à la congestion, mais les jeunes sujets de sept à dix ans et au-dessus, lymphatiques qui n'ont pas été débarrassés au Mont-Dore ou à Allevard d'une affection catarrhale de la muqueuse des voies aériennes.

A Eaux-Bonnes, ainsi que je l'ai dit en parlant de cette station, il n'y a d'eau que pour l'administrer en boisson et pour l'exportation. Si on veut un traitement à la fois externe et interne pour un enfant que peut-être les Eaux-Bonnes exciteraient trop, on recourra à *Cauterets*. Il y a là un débit de plusieurs millions de litres d'eau par jour, d'une température élevée, qui varie de 39° (La Raillière) à 53° (Les Œufs).

On trouve à Cauterets toutes les ressources modernes de la médication thermale.

Les eaux de *Luchon* sont également indiquées.

Bronchite chronique chez les sujets arthritiques. — Les enfants nerveux, excitables, atteints de bronchite avec éréthisme ou poussées aiguës, pour lesquels on peut craindre une congestion, ne seront pas envoyés aux eaux sulfureuses. Les eaux du Mont-Dore, de Royat, de La Bourboule, d'Ems, de Weissembourg sont plutôt indiquées.

Le Mont-Dore est indiqué généralement pour tous ces petits malades qui ne peuvent être envoyés aux Pyrénées.

Royat se recommande à ceux dont il faut stimuler l'organisme en le tonifiant par le fer et l'arsenic que cette eau contient en faible quantité, il est vrai.

Si on remarque la quantité considérable d'acide carbonique qui est contenu dans l'eau de Royat, on comprend que cette eau puisse convenir chez ceux de ces petits malades qui sont plus ou moins dyspeptiques.

Les eaux bien plus puissantes de la Bourboule se recommandent par leur influence favorable sur l'assimilation. Les arthritiques, à la nutrition ralentie, y trouvent un excitant en même temps qu'un tonique de premier ordre.

Le catarrhe chronique du naso-pharynx et la bronchite chronique greffés sur la diathèse arthritique; telles sont les véritables indications de La Bourboule. Toutefois il est entendu qu'on n'y enverra pas ces mêmes malades menacés d'état congestif, ou atteints de tuberculose éréthique.

Les arthritiques éréthiques trouveront à Ems, avec une eau alcaline douce, légèrement chlorurée, et de ce fait tonique, un climat sédatif, doux, humide, qui convient aux affections des voies aériennes, tant qu'il n'y a pas de tendance à l'inflammation aiguë ou à l'hyperhémie.

Ces mêmes malades pourront aussi être dirigés à Weissembourg, en Suisse, qui revendique le traitement des maladies respiratoires et où, indépendamment du bénéfice des eaux sulfatées calciques, ils auront celui d'une altitude de 874 mètres, dans une atmosphère pure, humide, ensoleillée, sédative, et d'un régime hygiénique méticuleusement dirigé par les médecins de la station qui y attachent une grande importance.

L'*hydrothérapie* est un excellent préservatif des bronchites, des laryngites, pharyngites, rhinites, et en général de toutes les affections aiguës ou chroniques dont le refroidissement est la cause tout au moins déterminante chez les sujets prédisposés par une susceptibilité particulière tenant au lymphatisme ou à l'arthritisme.

Quand on redoute l'eau froide d'emblée chez des enfants qui ont été élevés trop douillettement il faut recourir aux applications d'eau chaude préalables. Une fois le sujet rompu aux pratiques hydrothérapiques, s'il les continue sans arrêt, il est fort probable qu'on lui évitera pour l'avenir les amygdalites, les pharyngites et les bronchites aiguës ou subaiguës auxquelles il paie un tribut régulier, prévu, dès qu'arrive la mauvaise saison.

Dans la bronchite chronique sous l'influence de la douche froide ou écossaise, on voit tous les symptômes s'amender : la sécrétion bronchique un peu exagérée d'abord diminue et se tarit, la respiration devient plus facile et l'activité des combustions respiratoires est augmentée. Les petits débilités, ceux qui ont une mauvaise nutrition se trouveront fort bien de l'hydrothérapie appliquée avec prudence et méthode.

CHAPITRE IX

TUBERCULOSE CHRONIQUE

Curabilité de la tuberculose. — Aujourd'hui que nous sommes tous d'accord sur l'impuissance des drogues à guérir la tuberculose (car, que reste-t-il de tous les prétendus spécifiques qui ont vu le jour depuis vingt ans? la créosote et encore son action est-elle bien démontrée?) aujourd'hui dis-je, on comprend d'autant mieux l'importance d'utiliser les agents hygiéniques qu'il n'y a plus à douter de la curabilité de cette affection.

Il est hors de doute, d'une part, que les prétendus remèdes de la tuberculose n'ont jamais guéri un seul phtisique et d'autre part que cette maladie peut guérir. Ce résultat s'obtient par des moyens hygiéniques.

Fréquence de la tuberculose infantile. — Et d'abord la tuberculose pulmonaire chronique est-elle fréquente chez l'enfant? On a prétendu qu'elle était exceptionnelle, ce qui est vrai si on s'attend à trouver chez les enfants très jeunes la phtisie chronique avec ses trois périodes demeurées classiques, d'induration, de ramollissement et d'excavation, que l'on voit déjà devenir commune à huit ans (Cadet de Gassicourt) et dans l'adolescence. Mais ce qui est fréquent, dans la première enfance, chez les nourrissons eux-mêmes, c'est la tuberculose généralisée, chronique, apyrétique qu'on ne reconnaît souvent pas avant que le petit malade ne soit emporté par une méningite, une broncho-pneumonie ou une adénopathie trachéo-bronchique aiguë, Cette forme si bien mise en évidence par Landouzy et Queyrat et par Aviragnet est très fréquente puisque d'après ces auteurs elle frapperait le quart ou même le tiers de la *population hospitalière* au-dessous de deux ans.

La tuberculose chronique des enfants qui prend la forme de celle de l'adulte, vers la puberté et dans l'adolescence, est la seconde forme qui m'intéresse ici.

Climatothérapie. — De tous les moyens dont l'hygiène dispose, le meilleur et aussi le plus simple se résume dans un mot : l'*aérothérapie.* Le temps est passé, et pour toujours espérons-le, où on emprisonnait le pauvre phtisique dans sa chambre fermée à la lumière et à l'air aussi bien qu'à l'espérance. Aujourd'hui le vent de liberté qui souffle sur les malades comme sur les bien portants, ouvre portes et fenêtres, même la nuit, à ces déshérités de la santé, et commence par les arracher ainsi aux dangers de l'air confiné, dont la toxicité a été démontrée par d'Arsonval après avoir été constatée par tout le monde. Quel service n'a-t-on pas rendu enfin, non seulement au malade, mais à son entourage ! Voyez, à présent qu'on lave le parquet pour ne pas soulever de poussière par le balayage et que chaque malade a dans sa poche un crachoir désinfecté pour empêcher le bacille de Koch de se propager aux assistants et visiteurs du malade, à quels dangers on était exposé quand on entrait auprès d'un tuberculeux calfeutré dans sa chambre où seuls les bacilles pouvaient d'autant mieux prospérer que le malade, lui, déclinait sans arrêt.

« Les résidences favorables aux phtisiques, dit Daremberg, doivent être baignées de soleil l'hiver et protégées du soleil l'été. » Il y a loin de là aux anciens errements ! Nous voulons que les petits tuberculeux ou même les enfants simplement menacés émigrent, s'ils ont le triste privilège d'habiter la ville, dans un endroit où ils puissent déployer au grand air du dehors toute l'activité compatible avec leur âge. Ecoutons comment parlait Peter : « Faire de l'enfant un petit paysan, changer la vie urbaine pour la vie agreste, la vie dans les chambres par la vie dans les champs, la privation de soleil par l'exposition au soleil, la crainte du froid par sa recherche, les bains chauds par les bains de rivière, le repos par l'activité, les exercices intellectuels par les musculaires, en un mot vivre de la vie naturelle : là est en réalité, la vraie prophylaxie. »

En éloignant un enfant disposé à la tuberculose ou manifestement atteint de la maladie, du milieu où il vit, quand ce milieu l'expose aux affections broncho-pulmonaires on fait de la bonne prophylaxie. En le transportant dans un climat où ces influences seront annulées ou atténuées le plus possible et où par conséquent il pourra vivre au dehors, on fait de la thérapeutique générale on le place dans des conditions favorables au relèvement de la santé et on l'arme aussi contre l'invasion bacillaire ou on lui assure la victoire quand la lutte n'est pas trop inégale.

On délivre le prédisposé et le malade des invasions de microbes autres que le bacille tuberculeux et on les préserve ainsi de ces invasions secondaires auxquelles dans ces derniers temps on a fait jouer un rôle pour compliquer la tuberculose ou hâter un dénouement fatal.

Il faut donc faire vivre l'enfant tuberculeux au grand air et toute la question est de savoir si on l'enverra au *Nord* ou au *Sud*, dans un climat froid ou tempéré, à une *station d'altitude* ou à une *station de plaine*, à la montagne ou à la mer. Pour l'été, la chose est simple, l'enfant ira à la campagne ou à la mer, s'il n'y a pas de contre-indication. La saison est-elle chaude? On l'enverra dans un endroit frais, à une localité élevée, loin de l'atmosphère de la ville où il aura surtout de l'air pur et du soleil. Mais pour l'hiver, il s'agira de savoir s'il faudra diriger l'enfant vers une station froide de haute montagne ou vers une station chaude soit maritime soit continentale.

« Tel auteur, dit Debove, conseille les climats chauds, tel autre préfère les climats froids et chacune des opinions est appuyée sur des observations également démonstratives. On a beaucoup vanté l'action des hautes altitudes, comme celles de l'Engadine; mais, tandis que les uns attribuent les heureux effets de ces stations aux températures basses qu'on y observe, les autres les expliquent par la raréfaction de l'air; j'ajoute tout de suite qu'à côté des auteurs qui ont admis cette dernière explication, il s'en trouve qui considèrent les hautes pressions atmosphériques comme très favorables aux tuberculeux et qui font respirer journellement leurs malades dans des appareils à air comprimé. »

Stations de montagne. — La cure d'air qui consiste à faire vivre le petit malade en plein air, et cela, nuit et jour, en maintenant les fenêtres constamment ouvertes et laissant l'enfant au dehors toute la journée quand son état le permet, est entrée dans la pratique depuis quelques années.

Peter s'est élevé contre le danger de l'air des chambres où *mijote* le phtisique entouré de riches tentures. Debove a enlevé les volets des fenêtres de ses tuberculeux. Detwiller a annoncé 24 p. 100 de guérisons à Falkenstein et Meissen (de Hohenhoffen) 27 p. 100. De Davos, de Saint-Moritz, de Leysin sont venues des statistiques également encourageantes et on a fondé chez nous le sanatorium du Canigou sur le modèle de ces établissements climatothérapiques. A l'heure actuelle l'assistance publique de Paris étudie la question de fonder près de la capitale un établissement analogue à celui qui fonctionne au Vernet.

Le traitement par l'air pur donne déjà des résultats satisfaisants, non que cet air pur tue les bacilles, mais il fait vivre le malade avec plus d'intensité, modifie les cellules de façon à en faire un milieu qui leur soit défavorable.

Le traitement par l'air froid des hautes altitudes donne une plus grande activité à la nutrition que l'air chaud. C'est toujours un air aussi pur, mais dans un cas il est plus tonique, plus excitant, que dans l'autre. Aussi voit-on la nutrition se faire, dans ces hautes régions, d'une façon remarquable et les enfants loin de souffrir du froid s'y accoutument très bien. Ceux qui peuvent sortir ont le soleil et l'air pur du dehors, ceux qui sont retenus à la chambre ont, aussi, grâce aux fenêtres constamment ouvertes le bénéfice de l'air froid même au lit où ils ont d'ailleurs le corps convenablement garanti.

A ces stations qui sont les prototypes du traitement par l'air froid, l'esprit oppose naturellement celles qui reposent sur la méthode de l'air chaud : Menton, Nice, Cannes, Hyères, Pau, l'Algérie, la Tunisie, la Corse, Le Caire, Madère, etc.

Stations de plaine. — Considérons ce qui se passe à une station de plaine type, dégagée de l'atmosphère marine, Pau par exemple. Le climat sédatif de cette localité produit un ralentissement du pouls et une diminution de l'excitation nerveuse d'où résultent une certaine langueur et de l'abattement. Ce n'est pas une station chaude comme Madère, néanmoins la toux cesse, la fièvre tombe, c'est l'effet d'une potion calmante pour certains sujets. D'où il résultera que les phtisiques à tendance érétique ou dont la maladie menace de prendre une forme galopante seront mieux là qu'ailleurs, tandis que les sujets lymphatiques n'y trouvant pas le stimulant qui leur est nécessaire, y seraient fort mal.

Quant aux stations de plaine qui sont situées près de la mer (Hyères) ou sur la côte (Cannes, Nice, Menton, etc.), on a depuis longtemps constaté leurs bienfaisants effets, ce qui explique la juste faveur dont elles jouissent; mais l'accord est loin d'être fait sur la part qu'il faut attribuer à l'air marin.

« Les travaux les plus contradictoires, dit Pietra

Santa[1], ont été publiés sur ce sujet, parce que la plupart du temps les auteurs n'ont pas établi des distinctions en rapport avec la nature des différentes variétés de la maladie. L'activité, la puissance thérapeutique de la brise marine sont des plus incontestables; mais comme une arme à deux tranchants, elle se montre nuisible ou inefficace, selon qu'elle est appliquée mal à propos ou avec intelligence, car souveraine pour les formes torpides elle est désastreuse pour les formes éréthiques. Non seulement, dit Fonssagrives, nous ne croyons pas que l'air marin ajoute aux stations hibernales sur lesquelles il passe, le moindre élément thérapeutique, mais nous croyons certaines de ces stations utiles aux phtisiques non parce qu'elles sont sur le bord de la mer, mais quoiqu'elles soient sur le bord de la mer[2]. »

Les jeunes phtisiques se répartissent tout naturellement entre ces diverses stations d'après la forme même et le degré de leur maladie mais surtout d'après leur tempérament particulier.

Tel sujet est destiné à guérir dans les froides régions du sommet des Alpes où il se rendra quand elles sont couvertes de neige, tel autre au contraire trouvera son salut au pied de ces mêmes Alpes, là où l'oranger fleurit en pleine terre; tel a besoin de l'atmosphère maritime, tel autre ne peut supporter l'air excitant de la mer et doit chercher un refuge hivernal

[1] Pietra Santa. *Traitement rationnel de la phtisie pulmonaire*, p. 306.

[2] *Climat*, in *Dict. des Sciences médicales*, p. 89.

dans ces stations de plaine calmes et ensoleillées exemptes de vent et d'humidité. Toutes ont un élément commun sur l'efficacité duquel on est bien d'accord; c'est l'air pur et une alimentation convenablement réparatrice indispensable quand il s'agit de jeunes sujets qui ont à bâtir leur édifice organique en même temps qu'ils doivent l'entretenir et réparer les dommages qu'il a pu subir.

Enfant menacé. — Soit un enfant encore sain mais né de parents tuberculeux et considéré comme prédisposé, parce que le *terrain* est chez lui favorable à la maladie; il ne manque plus que la graine, qui pour continuer la métaphore, peut dans certains cas être déjà en réserve tout près, dans quelque foyer de tuberculose locale (adénite, écrouelles, tuberculose cutanée, muqueuse, articulaire, osseuse, viscérale, etc.). Si le bacille n'est pas chez lui, il est sûrement autour de lui, dans les aliments dont on le nourrit (particulièrement dans le lait de vache qu'il prend peut-être non stérilisé) dans l'air qu'il respire, surtout si c'est un enfant de tuberculeux vivant dans sa famille où l'un de ses parents sinon tous les deux sont phtisiques. Que ferons-nous pour un tel enfant? Il s'agit non de le guérir d'une maladie qu'il n'a pas et qu'il n'aura peut-être jamais, mais de le soustraire à ce voisinage du bacille plus redoutable pour lui que pour d'autres, de le mettre en état de se défendre contre lui au cas où il serait chez lui à l'état latent, et ainsi de relever sa santé générale en fortifiant sa constitution.

Il est évident tout d'abord qu'il n'y a pas à songer à déplacer avec quelque chance de guérison un jeune tuberculeux dont la marche aiguë et rapide de la maladie fait prévoir non seulement une issue fatale, mais des accidents auxquels il va falloir pourvoir et nous savons justement que les formes aiguës à tendance généralisatrice sont fréquentes dans l'enfance. Mettons aussi de côté comme n'ayant rien à gagner à un déplacement lointain les phtisies avancées à la période hectique; laissons aussi chez eux au moins momentanément ceux qui, dans le cours de la phtisie chronique, traversent une crise aiguë, qui ont besoin de garder le lit ou la chambre et dont on aggraverait l'état.

La crise une fois passée, ils rentreront dans la catégorie des phtisiques chroniques, et s'ils n'ont ni fièvre, ni diarrhée, s'ils ont un bon tube digestif, ils seront susceptibles de bénéficier d'un traitement climatique, voire de guérir alors même qu'ils ont touché à la période cavitaire. Il ne restera que deux catégories : les enfants menacés et les enfants atteints de tuberculose chronique sans contre-indication à un déplacement.

Toutefois il est évident que tous les sujets ne pourront être soumis au même régime ni envoyés à la même station, et je crois, pour ma part, que la plupart des insuccès quand il ne s'agit encore que de sujets prédisposés, tiennent à cette erreur de vouloir traiter la prédisposition à la tuberculose comme plus tard la maladie sans tenir compte du tempérament du sujet. Ce n'est qu'après l'étude complète de chaque sujet, de sa constitution, de sa façon de réagir, d'où pourra dépendre la forme que la maladie revêtira, qu'on pourra le diriger à la station climatique qui convient le mieux et à sa constitution et à la forme que la maladie a prise chez lui.

Il se présente deux cas. Ou bien l'enfant est faible, sans résistance, s'enrhumant aisément, se nourrissant mal, ou bien il a l'apparence de la santé et offre une force de résistance sur laquelle on peut compter. Dans le premier cas, cet enfant débile se trouvera bien de vivre au bord de la mer, dans un climat n'offrant pas de grandes variations de température.

Il pourra, comme je le dis quelquefois, faire le tour de nos côtes françaises : en été il sera conduit aux plages fraîches de Normandie et de Bretagne, la saison d'automne venue, il ira un peu plus loin, sur les bords de l'Océan, à Arcachon ou à Biarritz pendant qu'il pleut à Menton, à Nice ou à Cannes et il ira passer l'hiver à une de ces dernières stations.

Quand cet enfant, après les deux ou trois premières années se sera fortifié, il rentrera dans le second cas, d'enfants capables de supporter le climat à la fois tonique et stimulant des hautes et froides régions de Davos, l'Engadine, Leysin, où on l'enverra en choisissant une de ces stations. Là il pourra vivre comme partout ailleurs et même continuer ses études s'il est à la période de scolarité. Et on ne devra pas craindre de l'y laisser aussi longtemps qu'on ne sera pas sûr qu'il est affranchi de cette prédisposition.

S'il s'agit d'un enfant non plus prédisposé mais atteint de phtisie à marche chronique, les moyens qui étaient bons pour prévenir l'infection et fortifier l'organisme sont d'autant plus indiquées quand on est en présence de la maladie constatée. « Ils sont, dit Bouchard, les auxiliaires indispensables de la thérapeutique; mais c'est dans les phases initiales qu'ils manifestent le mieux leur puissance.

« Par eux seuls, sans moyens thérapeutiques, nous arrivons souvent à ralentir, parfois à enrayer l'évolution morbide, à immobiliser les lésions, et même à les faire rétrograder. La plupart des instituts organisés pour la cure de la phtisie sont basés sur ce principe. A Falkenstein, comme à Görbersdorf où on guérit un grand nombre de phtisiques, le succès doit être attribué à la rigueur avec laquelle on impose aux malades quelques-unes au moins des mesures hygiéniques qui leur conviennent, principalement l'aération. »

A. — *Tuberculose des enfants du premier âge.*

Dans une leçon sur la tuberculose généralisée, chronique apyrétique des nourrissons et des enfants du premier âge, M. Marfan a donné la formule non du traitement prescrit à l'hôpital où les moyens d'action sont limités, mais du traitement idéal dont il faut, dans la pratique, chercher à se rapprocher autant que possible. « Pour soigner le tuberculeux, enfant ou adulte, il faut, dit-il, régler d'abord le genre de vie. La formule du régime de vie peut se résumer en deux mots : repos, vie à l'air libre. Chez l'enfant la prescription du repos est très facile à exécuter (il n'en est pas de même chez l'adulte); quant à la vie à l'air libre, voire même l'aération permanente, elle ne peut être réalisée dans les grandes villes; il faut envoyer les enfants à la campagne et mieux encore au bord de la mer ; l'atmosphère marine a, en effet, une influence très bienfaisante sur la tuberculose généralisée chronique, apyrétique des jeunes enfants ; et nous devons nous réjouir des projets de l'administration qui a, nous a-t-on dit, l'intention de créer, pour ces petits malheureux un sanatorium sur les bords de l'Océan, vers le sud-ouest de la France.

Malgré l'opinion si autorisée du regretté Fonssagrives, de Le Roy de Méricourt et de bien d'autres, je crois que, dans la tuberculose infantile chronique apyrétique, le séjour sur une plage convenablement fraîche l'été, suffisamment abritée et chaude l'hiver, ne peut être que favorable. On vient de voir que c'est l'avis de Marfan pour la forme généralisée des enfants du premier âge : je ferai cependant une réserve pour les sujets nerveux, irritables, qui pour un rien ont de la fièvre et pour tous ceux chez lesquels je redouterais un accident aigu, soit du côté du poumon, soit du côté des ganglions bronchiques.

Tous ces sujets pour lesquels le bord de la mer sera contre-indiqué comme étant trop excitant ne pourraient pas plus aller chercher un refuge à une station d'altitude dont le climat serait encore trop excitant. En outre leur faible résistance comporte de la chaleur et non du froid, des précautions, non des procédés d'endurcissement.

On les enverra donc à la campagne ou dans les stations méridionales ensoleillées toniques mais non excitantes, comme les localités assez éloignées de la mer pour que son influence ne se fasse plus sentir.

Et pour cela il suffira de choisir un point abrité convenablement distant de la côte.

B. — *Tuberculose chronique rappelant celle de l'adulte.*

Dans la tuberculeuse de la seconde enfance ou de l'adolescence qui se rapproche de celle de l'adulte, les stations maritimes du nord conviendront en été pour stimuler des organismes torpides, et les stations du midi pour l'hiver, à tous ceux qui ne pourront pas affronter les stations de haute altitude. Mais encore faudra-t-il faire un choix suivant la forme de la maladie et suivant le tempérament du sujet.

Le petit tuberculeux ou l'enfant que l'on veut garantir de la maladie dont on le sent menacé est-il nerveux, excitable, réagissant vivement, disposé à la fièvre? un climat trop froid ou trop chaud lui serait également funeste; il lui faut un climat tempéré, plutôt légèrement humide et doux, comme Pau, Arcachon, avec un logement en plein soleil. Les climats stimulants augmentent encore l'activité nerveuse tandis que les climats sédatifs la modèrent.

Au contraire, un enfant mou, lymphatique, peu excitable, peu disposé à la fièvre(qui dans l'espèce correspond aux poussées congestives du côté du poumon), sera envoyé vers une station stimulante, soit vers une station de haute altitude, soit vers une station maritime sèche.

Un climat doux, tempéré, modérément humide, calme la toux, rend le sommeil, mais il n'agira pas directement pour relever l'appétit, les forces, la nutrition, il n'aura qu'une influence négative — je ne dis pas nulle.

Les malades en état de supporter la réaction des climats toniques et stimulants, sont ceux qui généralement s'améliorent et guérissent quelquefois. Ceux dont le tempérament exige un climat sédatif ne peuvent espérer autre chose qu'une rémission temporaire.

C'est là que l'appétit et la nutrition seront le plus favorablement stimulés par l'air vif, tonique et la radiation solaire.

Ainsi le petit tuberculeux appartenant à la variété nerveuse éréthique ira à Pau ou à Arcachon. A cette dernière station qui a les mêmes avantages que Pau et en plus ceux qui résultent du voisinage des sapins, le malade trouvera une protection contre le vent, une atmosphère balsamique légèrement humide, un sol sec.

Pour celui qui est calme, appartenant à la variété plus nombreuse des lymphatiques, on aura un plus grand choix entre Biarritz dont le climat est plus franchement marin que celui d'Arcachon et les stations les plus belles du monde qui sont englobées dans la Riviera, depuis Hyères jusqu'à la frontière italienne. On trouvera là des stations d'autant plus toniques et excitantes qu'elles offrent moins d'abri ; mais comme en fin de compte c'est du soleil et des promenades ou des jardins bien exposés et bien abrités que l'on veut, on choisira en se reportant à ce qui a été dit dans la première partie des avantages et des inconvénients de chacune de ces stations, à la fois semblables en général et différentes dans les détails. Toutes partagent plus ou moins les inconvénients de cette amélioration trompeuse d'un soleil brillant et des coups de vents soudains et inattendus du mistral.

La toux n'étant en définitive qu'un symptôme qu'avec une potion calmante on pourra, au besoin, atténuer ou faire cesser, c'est la nutrition qu'il faut relever, améliorer et solliciter par tous les moyens.

Un climat répondra à cette indication s'il permet les sorties au soleil le plus possible.

C'est ainsi que les stations du littoral méditerranéen nous rendent service — c'est ainsi que Davos est indiqué, de même *la vie* à bord permettrait l'existence en plein air, c'est là que l'on aurait l'air pur et le climat constant; mais c'est, il faut le reconnaître, encore peu pratique.

Si l'on voulait aller en Algérie, non pas à Alger même, qui n'est pas pécisément une cité modèle au point de vue de l'hygiène mais dans le voisinage, à Mustapha, on trouverait des endroits excellents pour des enfants tuberculeux. Tous les points de plaine ou d'altitude situés au pied de l'Atlas ou à diverses hauteurs sont visités par les malades adultes, surtout par les Anglais.

Sur les pentes de l'Atlas, Hamman R'lhra à 610 mètres d'altitude, Milianah à 730 mètres sur un plateau, sont des stations trop peu connues, mais très recommandables.

Le phtisique *lymphatique* se trouve mieux à Alger que les sujets *éréthiques*.

La cure à Davos. — Prenant Davos pour type des stations climatothérapiques qui ont en vue la cure par l'air, je vais dire en quelques mots comment elle y est pratiquée sous la direction du Dr Spengler, qui a bien voulu me fournir la plus grande partie des indications qui suivent.

Tout d'abord je dirai que Spengler obtient 28 à 29 p. 100 de guérisons (28,8), 15 p. 100 de sujets rendus aptes au travail. C'est donc 43 p. 100 de résultats durables. Dans les statistiques que j'ai eues sous les yeux entrent des sujets qui ne sont plus des enfants ou des adolescents, mais pour ceux-ci le succès est d'autant plus certain que le malade est soigné plus tôt.

Voici le régime suivi à Davos. La façon de se vêtir a une importance capitale. Les vêtements doivent être chauds, le linge de corps est en laine et les malades ont les pieds dans des galoches très chaudes et très hautes ce qui est nécessité par la neige à l'état pulvérulent que l'on foule toute la journée, si on peut marcher. Une fourrure est nécessaire pour ceux qui font la cure étendus, à l'air libre, sur une chaise longue. Il faut une bonne chambre au midi même si on n'y passe que la nuit, de cette façon le soleil la visite d'autant mieux qu'elle reste ouverte.

Ces chambres sont tapissées de façon à pouvoir être lavées, désinfectées ; le linge et les effets sont désinfectés. La nourriture est abondante surtout en lait et képhir, pas trop riche en albumine mais plutôt en hydrocarbones et en beurre ou graisse.

L'acclimatement se fait d'autant mieux que le malade se tient plus tranquille pendant les premiers jours voire les premières semaines de son séjour. S'il maigrit c'est qu'il a trop marché. On peut dire que l'acclimatement est fait quand le malade a bien dormi pendant une ou deux semaines (le sommeil est agité si l'acclimatement n'est pas fait), et quand on constate le retour de l'appétit. Je n'ai pas besoin de dire que chaque malade est pesé, examiné, surveillé, dirigé dans tout ce ce qu'il doit faire.

Les malades en état de sortir et de se promener marchent excessivement peu dans les premiers temps mais se tiennent à l'air libre autant que possible.

Les fébricitants gardent le lit, les fenêtres de leurs chambres restant ouvertes, car la fièvre ne constitue pas une contre-indication de séjour. La température devient d'ailleurs ainsi rapidement normale.

La cure à l'air libre est suivie dans toute sa rigueur, c'est-à-dire que le malade est toujours à l'air, qu'il soit dehors, debout et marchant, ou couché et attendant de pouvoir se promener, ou qu'il soit au lit; nuit et jour les fenêtres ouvertes laissent entrer librement l'air du dehors qu'il soit froid ou qu'il soit chaud. Les dangers résultant du refroidissement sont illusoires et on peut interroger les malades qui y ont été soumis, on n'en trouvera pas qui après les premiers jours d'accoutumance pendant lesquels ils ont eu la fenêtre entr'ouverte d'abord, puis enlevée, se plaignent d'en avoir souffert. Il y a d'ailleurs un excellent système de chauffage central.

A Davos, on permet progressivement le mouvement et les promenades même les excursions, mais Detneiler et de son côté Daremberg s'élèvent contre les longues promenades plus ou moins conseillées aux phtisiques.

A côté de la cure d'air, il y a l'emploi méthodique

des frictions froides après que l'acclimatement est fait, et plus tard dans un certain nombre de cas choisis, les douches.

En parcourant les observations du Dr Spengler, on voit que, étant donné des cas non douteux où la maladie était nettement caractérisée par des signes certains confirmés par la découverte des bacilles dans les crachats, il y a eu chute de la fièvre, retour de l'appétit et du sommeil, cessation de la toux, disparition des symptômes locaux et augmentation de poids. Plus tard des renseignements sur les malades qui se sont mariés et ont eu des enfants bien portants ont complété les observations dont pour plusieurs le médecin a constaté la guérison.

C'est en octobre que l'on va à Davos et Spengler conseille que l'on envoie les malades plutôt déjà en septembre afin qu'ils s'acclimatent lentement à la raréfaction de l'air d'abord, au froid ensuite. Il est bon de ne pas conduire un enfant même un adolescent de Paris ou de Londres à Davos directement. Il est d'usage de s'arrêter à Ragatz à Klosters qui sont à des altitudes inférieures, ce qui prépare le poumon à l'air raréfié des 1,550 mètres de Davos et prévient les congestions pulmonaires.

« Davos, dit Richardière[1] est particulièrement indiqué pour les malades qui ont perdu l'appétit. Il est certain que la température froide, la vie au grand air, redonnent à beaucoup de malades un appétit qu'ils ne connaissaient plus depuis longtemps : sous les mêmes

[1] *Une visite à Davos*, in *Semaine médicale*, 1886, p. 372.

influences, les fonctions digestives s'opèrent plus régulièrement et plus facilement. Tel malade qui ne pouvait presque plus manger recouvre rapidement l'appétit et digère sans difficulté des quantités considérables de lait et d'autres aliments d'absorption moins aisée. Ce grand appétit du malade doit être mis en relief; il explique certainement les heureux résultats du traitement dans nombre de cas. »

Voilà une indication. En général ce n'est pas celle qui décide du choix de Davos. Les petits malades qui y seront envoyés sont les tuberculeux sans complications non excités non nerveux, dont la constitution est à peine touchée dont le tube digestif va bien. Les cas où la maladie a débuté brusquement (et nous avons vu que le début est généralement plus rapide chez l'enfant que chez l'adulte), sans tare originelle, sont favorables au traitement de Davos. Mais ce serait une faute que d'y envoyer des sujets nerveux, irritables.

La crainte d'hémoptysies n'est pas une contre-indication.

Dans les diverses stations le traitement est à peu près le même, ce qui varie est secondaire, car ce qui est à la base de tout c'est la cure à l'air libre. C'est pourquoi je ne m'exposerai pas à me répéter en décrivant ce qui se passe aux divers sanatoria. J'exprimerai seulement un regret, c'est que nous soyons jusqu'à ce jour forcés de recourir aux contrées voisines alors que nous avons dans les Alpes et dans les Pyrénées voire dans les Cévennes des montagnes assez élevées pour que les microbes y deviennent aussi rares qu'à Davos. Je sais bien que le sanatorium du Vernet fonctionne et donne des résultats encourageants au Dr Sabourin, mais notre confrère ne voit que les adultes.

La charité privée qui fait à Paris des prodiges a entrepris, il y a quelques années avec le concours de médecins aussi désintéressés que dévoués la création d'un hôpital pour les enfants tuberculeux : l'hôpital d'Ormesson situé en plein air est ainsi une ressource pour les petits déshérités de la fortune.

Stations thermales

Quelles eaux minérales pourraient-elles prétendre à la guérison directe de la tuberculose ? Quelles stations thermales revendiquent-elles une vertu microbicide ? Néanmoins quelques-unes sont tout à fait indiquées soit pour fortifier l'organisation et la mettre mieux en état de défense, soit pour guérir les affections de l'appareil respiratoire susceptibles d'ouvrir une porte d'entrée à l'agent infectieux. C'est ainsi que les eaux chlorurées sodiques conseillées à propos pour le petit enfant qui n'est pas encore tuberculeux manifeste, mais *tuberculisable* suivant l'expression de Peter, préviennent et empêchent plutôt qu'elles ne combattent la maladie, de même que le bord de la mer. C'est, dit M. Bouchard, « par l'intermédiaire de la peau que les bains sulfureux et surtout les bains salés stimulent l'action trophique du système nerveux et feront d'une vitalité inférieure, une vitalité meilleure et plus résistante. »

2° *Seconde enfance et adolescence.* — Le traitement hydrominéral varie suivant que l'on a affaire à un sujet simplement prédisposé ou à un enfant manifestement tuberculeux.

Enfant prédisposé.

La première indication est de fortifier la constitution du sujet, pour lui conférer pour ainsi dire l'immunité; la seconde, de combattre les accidents de catarrhe ou de congestion qui, se montrant chez lui, pourraient ouvrir la porte à l'infection bacillaire directe s'il vit dans un milieu infecté, ou secondaire s'il a en lui-même un foyer qui donnera lieu à une auto-inoculation.

« Pour que le germe infectieux produise son effet nuisible il faut, dit Dieulafoy[1], dans tous les cas, que l'individu contaminé soit *en état de réceptivité*, question capitale quand il s'agit de *contagion*, car il y a des terrains favorables et des terrains réfractaires à l'éclosion des graines qu'on leur a confiées. »

Sont en *état de réceptivité* les enfants issus de souche tuberculeuse, et avant tout ceux qui sont lymphatiques ou scrofuleux, les enfants délicats, affaiblis par une affection antérieure aiguë ou chronique, ou par une éducation physique défectueuse qui les laisse désarmés en présence du bacille tuberculeux.

L'enfant est-il lymphatique, scrofuleux? (ils le sont tous ou presque tous pendant leurs premières années); il ne faut pas hésiter à traiter ces dispositions constitutionnelles que naguère encore avant la découverte

[1] Dieulafoy. *Manuel de pathologie interne*, 7e édition, t. I, p. 302.

du bacille on considérait volontiers comme les deux premiers degrés de la phtisie. Ce qui est certain et qui était bien fait pour inspirer cette manière de voir c'était la fréquence de la tuberculose chez les sujets qui avaient commencé par être lymphatiques et scrofuleux. Comme cette coïncidenne existe souvent il faut bien admettre que ces états constituent un terrain de culture favorable au bacille de Koch, mais aussi il faut le dire, c'est sur ceux-là que l'on a le plus de prise pour le traitement hydrominéral.

Les eaux chlorurées sodiques, les eaux chlorurées arsenicales, les eaux sulfurées sodiques ou calciques seront indiquées suivant les cas que j'ai examinés au chapitre consacré au lymphatisme et à la scrofule.

A côté des enfants jeunes qui sont manifestement lymphatiques, il y a les arthritiques qui, à ce qu'on a cru longtemps, présentaient une immunité à l'endroit de la phtisie. Rien n'est moins prouvé et nous voyons tous les jours la preuve que le bacille de Koch n'épargne pas plus ceux-ci que ceux-là et que la condition qui suffit à son envahissement c'est qu'un organisme faiblisse et perde sa résistance normale. A ces arthritiques les eaux carbonatées sodiques du Mont-Dore ou d'Ems, les eaux chlorurées sodiques arsenicales de la Bourboule conviendront mieux que les précédentes.

Les petites filles ou les collégiens de dix à quinze ans commencent souvent par être anémiques, dyspeptiques, et c'est après bien du temps perdu en inutiles remèdes que l'on découvre la lésion tuberculeuse redoutée. A ces enfants les eaux ferrugineuses conviennent quelquefois, mais on sait avec quelle prudence il faut employer le fer quand surtout on a lieu de craindre soit la fièvre, soit l'hémoptysie.

Ces mêmes enfants lymphatiques ou scrofuleux pour lesquels on craint la phtisie sont-ils pris de bronchites ou autres affections de l'arbre aérien qui deviennent chez eux volontiers chroniques, se perpétuant et donnant lieu à des dérangements de la santé générale qui gênent la croissance et le développement? On leur appliquera sans tarder le traitement hydrominéral que j'ai indiqué pour les affections chroniques des voies respiratoires. C'est en guérissant ces affections par des eaux minérales qui ont une action modificatrice sur la muqueuse respiratoire qu'on s'oppose à la définitive préparation du terrain scrofuleux à recevoir le bacille.

Phtisie confirmée. — Quand la phtisie ne fait plus de doute c'est sur le traitement climatérique qu'il faut compter beaucoup plus que sur les eaux minérales qui restent la ressource pour combattre les symptômes de catarrhe, de congestion, ou agir sur l'état général.

S'il s'agit de choisir une station thermale, l'indication de celle-ci ou de celle-là dépendra surtout de la constitution du sujet.

Chez les jeunes phtisiques à tempérament lymphatique ou scrofuleux, torpide, sans hémoptysie, sans épisodes aiguës, on conseillera les Eaux sulfurées sodiques de Cauterets, Eaux-Bonnes, Amélie, Le Vernet, dont on ne redoutera pas l'excitation comme s'il s'agissait de sujets disposés à de l'éréthisme nervo-vasculaire.

A ceux-ci il est plus difficile de prescrire une station thermale. On donnera la préférence aux eaux de la

Bourboule pour leur puissance reconstinante, aux eaux d'Allevard dont les effets sédatifs sont bien connus. On pourra aussi envoyer les enfants à Ems ou à Royat.

Si les eaux sulfurées sodiques sont plus souvent nuisibles qu'utiles chez les sujets irritables nerveux, les eaux sulfurées calciques froides d'Enghien et de Pierrefonds sont moins redoutables. Elles ne donnent pas d'hémoptysie et la petite excitation passagère qu'elles provoquent fait bien vite place à une atténuation dans le catarrhe.

Les tuberculeux particulièrement excitables, les hémoptoïques, ceux qui ont des phénomènes aigus passagers se trouvent bien des eaux bicarbonatées sodiques chlorurées de Ems, Royat, les sufatées calciques de Weissemburg auxquelles je dois une guérison.

Ceux qui ont des réactions moins vives sans être des sujets torpides, sans fièvre, sans hémoptysie, se trouveront bien des eaux sulfureuses les moins excitantes : Saint-Honoré, Allevard, Amélie, Le Vernet, Royat, le Mont-Dore qui est à la fois chlorurée bicarbonatée et légèrement arsenicale. La Bourboule s'il n'y a aucun phénomène d'excitation.

Y a-t-il une vertu anti-bacillaire dans les inhalations des vapeurs et des gaz qui s'échappent des eaux minérales d'Allevard ainsi que l'a cru Cantani qui, imitant la pratique de cette dernière station a proposé de faire respirer les phtisiques dans les salles contenant une certaine proportion d'acide sulfhydrique. Je ne sache pas que les résultats annoncés aient été atteints jusqu'ici.

Hydrothérapie

« Quand on est atteint d'une phtisie pulmonaire, c'est avec la mort qu'on lutte, et il ne faut rien négliger absolument rien, » dit H. Bennet. Mais quelle est la part qu'il faut faire à l'hydrothérapie ?

La peau fonctionne mal chez le petit tuberculeux sous l'influence combinée de l'inaction et des précautions infinies que l'on prend pour lui éviter tout refroidissement.

De là l'origine des frictions stimulantes sèches, aromatiques, alcooliques, etc., et de là les ablutions conseillées par H. Bennet, Guéneau de Mussy, Peter. En Allemagne, l'hydrothérapie est appliquée jusque dans les périodes les plus avancées. Malgré les résultats favorables qui sont obtenus à Gœrbersdorf, à Falkenstein, à Davos et ailleurs, la plupart des médecins en France ne considèrent la douche que comme un moyen prophylactique. L'eau froide est cependant un modificateur puissant de la nutrition qui peut concourir avec le climat et les autres moyens dont l'hygiène dispose à fortifier des organismes défaillants et à les mettre ainsi en état de mieux résister à l'invasion bacillaire.

Dans la maladie confirmée, à défaut d'un véritable traitement hydrothérapique, les lotions froides ou tièdes chez les sujets qui y sont accoutumés de longue main sont utiles pour atténuer les sueurs. Chez un petit arthritique, le Mont-Dore sera indiqué ; chez un scrofoleux plutôt La Bourboule, Uriage, et les eaux des Pyrénées.

Le Dr Bennet, de Menton, donnait la lotion froide à tous ses malades tuberculeux quel que fut leur état, même s'ils étaient exposés aux hémoptysies. Il conseillait l'eau à 15 ou 20°, ce qui est d'autant plus aisément accepté qu'il s'agit généralement d'Anglais accoutumés dès le berceau, aux pratiques hydrothérapiques froides, au *tub* matinal quotidien. Un admirable moyen hygiénique et thérapeutique à la fois, dit Peter, c'est l'hydrothérapie; mais que de préjugés à vaincre, comme aussi que de précautions à prendre ! Les gens du Nord l'acceptent et la pratiquent plus volontiers que nous. Bennet la conseille et on l'écoute. N'espérez pas un tel bonheur. Néanmoins, on peut y arriver. On pratiquera d'abord des frictions sèches matin et soir, sur tout le corps, pendant cinq minutes, puis on arrivera facilement à la friction additionnée d'un stimulant alcoolique; et ensuite à la friction au linge mouillé d'eau froide avec lequel on frotte rapidement la peau de tout le corps pendant une minute environ, friction humide qui sera elle-même suivie d'une friction sèche d'une à cinq minutes de durée. Cette diplomatie thérapeutique nous conduit ainsi à la lotion froide qu'il faut faire d'abord à l'éponge simplement imbibée, et qu'on ne devra conseiller que plus tard, et à bon escient, à l'éponge ruisselante. Enfin cette diplomatie est plus que nécessaire, alors que vous croirez pouvoir prescrire l'hydrothérapie... Et quand on emploie la douche, d'abord douche en jet, enfin douche en pluie; la douche en jet a une action de percussion et de réfrigération saisissante.

Il est indispensable que la durée soit courte, surtout au début[1]. » Si j'ai reproduit ce passage en entier, c'est justement parce que, quoique écrit pour les adultes, il s'applique tout à fait aux enfants qui, lorsqu'ils n'ont pas été habitués aux ablutions froides hygiéniques, y sont difficilement soumis dans l'état de maladie. Il faut en effet compter avec ce qui manque de préparation et avec la résistance des familles qui, n'ayant pas voulu de l'eau froide dans l'état de santé, commenceront toujours par s'y opposer dans la maladie.

L'hydrothérapie, dit Delmas[2], dans la phtisie, n'a qu'un but, relever l'organisme, diminuer les poussées congestives, modérer l'état fébrile, réveiller l'appétit, faciliter les digestions et l'assimilation des aliments. Dans ces limites, et entre des mains prudentes et exercées, pareilles tentatives sont possibles et justifiées.

Les hémoptysies sont exceptionnelles chez les enfants atteints de la tuberculose chronique de l'adulte. Pendant les poussées fébriles, M. Bottey renonce momentanément à la douche et conseille les frictions humides, les lotions, le drap mouillé bien tordu. Grand partisan de l'hydrothérapie chez les phtisiques, il l'emploie à toutes les périodes de la maladie avec des précautions appropriées à chaque cas et à chaque nouveau symptôme, en tenant compte de la susceptibilité ou de la tolérance individuelles. Comme moyen préventif ou prophylactique, l'éloge de l'hydrothérapie,

[1] Peter. *Leçons de clinique médicale*, t. II.

[2] Delmas. *Manuel d'hydrothérapie*.

dit-il, n'est plus à faire. En reconstituant l'économie et en décongestionnant les poumons, elle fournit à l'organisme la résistance suffisante pour lutter contre l'envahissement et le développement du bacille de Koch. Comme moyen palliatif et même curatif dans le cours de l'évolution tuberculeuse, son action n'est pas moins efficace : en stimulant et en régularisant toutes les grandes fonctions, en particulier les fonctions gastro-intestinales, en combattant la diarrhée, les sueurs nocturnes, en diminuant la fluxion sanguine dans le parenchyme pulmonaire, en modifiant l'expectoration et en atténuant la toux, l'hydrothérapie reconstitue l'état général et devient un puissant auxillaire de la nature pour produire l'arrêt ou la guérison de la lésion locale. »

La question de l'hydrothérapie conduit à celle des *bains de mer*. Faut-il laisser se baigner ces jeunes phtisiques que l'on envoie au bord de la mer ?

Pour les sujets manifestement tuberculeux, la question est facile a trancher ; le bain de mer froid produisant un refoulement de sang vers les organes profonds, ne saurait être favorable au phtisique pour lequel on redoute justement une congestion au poumon et ses conséquences. En outre, il faut être fort pour faire la réaction, et si le phtisique était fort, il ne serait pas devenu la proie des bacilles.

S'il s'agit de sujets prédisposés, c'est tout une autre question. Éliminant les sujets faibles sans résistance qui, eux, pourront avoir des bains de mer chauds tout comme on leur administre des bains chlorurés sodiques à Salies, Salins ou ailleurs, il reste les sujets résistants qui, après un acclimatement convenable, pourront être baignés avec les précautions que j'ai indiquées dans la première partie.

Dans les hospices maritimes italiens d'enfants, le traitement a été favorable aux scrofuleux atteints d'affections pulmonaires, les rapports y insistent beaucoup.

CHAPITRE X

AFFECTIONS DU TUBE DIGESTIF ET DE SES ANNEXES

I. — Dyspepsie

Il y a dyspepsie chaque fois que la digestion ne se fait pas d'une façon normale, soit que le trouble porte sur les actes nervo-moteurs de l'organe (estomac ou intestin), soit qu'il réside dans les phénomènes chimiques. Le plus souvent, plusieurs facteurs sont en cause avec prédominance de tel ou tel d'entre eux, ce qui sert dans quelques cas à établir un type clinique et à modifier le traitement, mais il est un fait qui domine la dyspepsie, c'est la dilatation de l'estomac qui l'accompagne ou la précède.

A. — *Dyspepsie de la première enfance.*

Fréquente est la dyspepsie des enfants du premier âge. Il suffit de penser à la quantité de causes souvent futiles en apparence qui peuvent la produire pour comprendre qu'il en soit ainsi. Depuis l'allaitement naturel mal réglementé dans le nombre et la durée des tetées jusqu'à l'alimentation artificielle et le sevrage prématuré, on a tous les degrés de régimes viciés capables de la produire. Mais bien qu'elle ait le principal rôle, il n'y a pas que cette cause unique de dyspepsie, il faut faire une part aux autres conditions d'hygiène défectueuse, à la claustration, à la perturbation du système nerveux d'origine réflexe : refroidissements, chaleur excessive, parasitisme, dentition, etc., amenant des troubles sécrétoires, à la stase alimentaire, à l'infection, à l'auto-intoxication, etc.

Quand on a redressé leur régime défectueux, il y a encore quelque chose à faire pour ces petits dyspeptiques, c'est de solliciter le fonctionnement normal de leur appareil digestif.

C'est alors qu'apparaît l'importance du changement d'air à une station indifférente qui substitue simplement à la vie renfermée de la ville le séjour à la campagne à une faible altitude chaude et sèche en hiver, fraîche en été. La radiation solaire et l'air pur tonique, vivifiant d'une contrée saine, stimuleront la nutrition languissante. Si on a des raisons pour craindre que la dyspepsie ne soit le prélude du rachitisme, ce qui est fréquent, on enverra l'enfant sur une plage convenablement choisie selon la saison pour le soumettre à l'influence de l'air marin en attendant qu'il puisse avoir le bénéfice de la balnéation marine.

Il va sans dire qu'il ne saurait être question d'envoyer aux eaux les nouveau-nés, les enfants élevés au sein ou autrement, bien que ce soient ceux qui paient le tribut le plus large à la dyspepsie. Pour eux, les eaux de Vals (Saint-Jean, Précieuse, etc.), données à la dose d'une cuiller à café ou à dessert avant, pendant ou après la tétée, sont tout ce qu'il leur faut. En alcalinisant légèrement le lait pour le faire coaguler en petits fragments plus aisés à digérer, les eaux bicarbonatées rendront un grand service à ces petits enfants.

Les lotions, les bains, chauds ou tièdes, suivis de frictions, agissent pour stimuler le système nerveux et activer une nutrition défectueuse.

B. — *Dyspepsie et dilatation dans la seconde enfance et l'adolescence.*

Qu'il s'agisse d'une suite à la dyspepsie du premier âge ou que la maladie ait commencé pendant ou après le sevrage, peut-être dans le cours d'une convalescence qui a ramené l'appétit avec une violence à laquelle on n'a pas su résister, qu'il y ait eu surcharge habituelle d'aliments grossiers ou incomplètement mastiqués, qu'il y ait avec cela une disposition héréditaire fréquente chez les arthritiques et les nerveux, la dyspepsie du second âge et de l'adolescence s'accompagne de dilatation de l'estomac.

Après avoir réglé le régime, indiqué les aliments permis et défendus, les heures de repas, le travail, l'exercice, le repos, l'hygiène entière en un mot de ces dilatés, on fera appel au système nerveux pour stimuler, par son moyen, la contractilité des fibres musculaires de l'estomac.

Le *changement d'air* a une influence particulièrement favorable chez les dyspeptiques. « Souvent, le simple changement de lieu, dit Hayem, le séjour plus ou moins prolongé à la campagne, déterminent une amélioration rapide. La vie au grand air est particulièrement favorable dans les montagnes. Il faut choisir les altitudes moyennes, et je considère l'altitude de 1,000 à 1,200 mètres comme la plus favorable. On peut aller jusqu'à 1,500 mètres, mais au-dessus on voit souvent se produire, au moins au début, une intolérance, surtout chez les sujets nerveux. » Et plus loin : « Ce genre de cure convient tout particulièrement aux adolescents à poitrine étroite, qui entrent parfois dans la tuberculose par un état dyspeptique avec dilatation et retard de la digestion. Cette dyspepsie perturbatrice s'accompagne souvent d'un certain degré de neurasthénie. La cure des montagnes n'est pas contre-indiquée pour cela, à condition de choisir des altitudes moyennes. »

S'agit-il, au contraire, d'un enfant mou, lymphatique, on l'enverra au bord de la mer de préférence. On se souviendra que les climats secs et froids ont une influence sthénique, excitante, que les climats humides et chauds sont plutôt calmants, sédatifs. Les meilleures stations pour l'hiver seront celles qui, toutes choses égales d'ailleurs, offrent un grand nombre de jours lumineux pendant lesquels l'enfant pourra vivre au grand air et être soumis à la radiation solaire.

En été, si l'enfant est à une station maritime, les *bains de mer* seront indiqués quand il n'est point trop nerveux et ne présente d'ailleurs aucune contre-indication.

Nombreuses et diverses sont les stations hydro-minérales qui revendiquent le traitement de la dyspepsie, mais il importe de choisir dans chaque cas celle qui convient le mieux.

Quand l'ectasie est considérable, d'une façon générale, il n'est pas avantageux d'envoyer un petit malade à une station où il devra boire beaucoup, mais on pourra l'adresser soit à Vichy, soit à Châtelguyon pour être soumis au lavage de l'estomac à l'eau courante. Ce traitement sera tout à fait indiqué pour les jeunes sujets qui approchent de l'adolescence, non que le lavage puisse par lui-même guérir la gastrectasie, mais il rend de réels services dans les cas d'estomacs flasques qui sont le siège de stases alimentaires avec putridité ou quand il y a une hypersécrétion considérable des glandes.

Dilatation avec hyperpepsie. — Les hyperpepsiques qui réclament une alcalinisation considérable seront envoyés aux bicarbonatées telles que Vals ou Vichy; la première de ces stations étant préférable pour les enfants, l'autre devant être réservée pour les adolescents. C'est une erreur de croire que le bicarbonate de soude donné à la maison ou même l'eau transportée aient une action débilitante.

S'il y a *hypopepsie*, *hypochlorhydrie*, les eaux bicarbonatées sont contre-indiquées, il faut conseiller les eaux chlorurées sodiques, gazeuses, telles que Salins-Moutiers ou Kissingen, Nauheim, etc.

Les eaux chlorurées, outre leur indication pour favoriser la production de l'acide chlorhydrique, favorisent le péristaltisme intestinal.

Les eaux chlorurées sodiques gazeuses de Salins-Moutiers, qui, prises à l'intérieur, sont facilement tolérées, ont une action tonique et reconstituante. A dose élevée elles sont laxatives et purgatives. Les bains ont une action révulsive sur la peau, ce qui en indique l'emploi dans les états congestifs profonds des organes abdominaux surtout.

D'après les faits qu'il a observés, Hayem pense que l'eau de Saint-Nectaire peut rendre chez ces dyspeptiques les plus grands services. « Saint-Nectaire, dit-il, présente le chlorure de sodium associé au bicarbonate de soude dans des proportions à peu près égales » (2 grammes de chaque par litre). Partageant les propriétés des chlorurées faibles et des bicarbonatées faibles, elle est à la fois reconstituante et excitatrice de la fonction gastrique. Aussi doit-elle être réservée aux hypopeptiques, auxquels elle convient particulièrement. Elle ne peut, ainsi que l'indique sa composition, qu'exagérer l'hyperpepsie, et les faits cliniques confirment sur ce point les résultats de l'analyse.

Dyspepsies nervo-motrices. — Dans les dyspepsies tenant non plus au chimisme stomacal, mais à des maladies organopathiques de l'estomac ou de l'intestin, dont la cause remonte souvent à la première enfance et où l'on trouve un élément nerveux héréditaire ou acquis, ce n'est plus aux eaux alcalines ni aux chlorurées que l'on devra s'adresser, mais à des eaux dont en général la composition n'expliquera pas l'effet souvent merveilleux qui est obtenu.

C'est que dans ces cas de dyspepsie à forme nerveuse, quelque bruyante qu'elle soit, elle n'est qu'un élément de la maladie générale dont l'enfant est atteint, et quelquefois c'est par elle que se prépare l'effondrement d'une santé qui paraissait à l'abri de toute atteinte. J'ai vu souvent, en effet, en ville ou à l'hôpital, des enfants, des fillettes de huit à dix ans, atteintes de gastralgie et de dyspepsie, se plaignant de coliques et de céphalalgie atroces. Chez quelques-unes, comme le dit J. Simon, l'élément douleur est seul en cause avec le trouble fonctionnel; chez d'autres, on observe des vomissements incoercibles. C'est souvent la première étape de l'hystérie. Toutes ces perturbations trouveront à Plombières un soulagement réel et souvent une guérison définitive.

Quant la dyspepsie occupe le premier plan chez les sujets nerveux, qu'il y ait de l'entérite, de la colite, de l'engorgement chronique du foie, des alternatives de constipation et de diarrhée lientérique, c'est à Plombières que j'envoie ces petits malades sans que, je le répète, l'analyse de cette eau, que les Romains avaient utilisée en grand, explique suffisamment.

Nous avons vu, avec M. J. Simon, une petite fille, aujourd'hui une maman, qui, pendant des années, a vécu de régime, et, malgré une direction prudente de son alimentation, n'a pas cessé d'avoir deux ou trois selles lientériques par jour. Deux saisons passées à Plombières, sous la direction du Dr Bottentuit, l'ont complètement guérie.

Les stations de *Bagnères-de-Bigorre*, de *Néris*, etc., peuvent aussi alors donner toute satisfaction.

C'est à l'état nerveux des sujets qu'il faut, dans ces cas, s'adresser, et c'est aussi alors l'*hydrothérapie* bien faite qui rend les plus grands services. « Après cinq ou six ans, et à mesure que l'enfant approche de la puberté, dit M. J. Simon[1], la dyspepsie ne reste plus une indisposition banale, relevant, la plupart du temps, d'une mauvaise hygiène. Il s'y ajoute des conditions nouvelles, tenant à l'état de transformation de l'être, à l'apparition progressive de l'idiosyncrasie du sujet, qui en rendent les caractères plus accentués, la durée plus longue, et les inconvénients plus considérables. » Et il conseille l'hydrothérapie froide ou tiède, si les enfants ne sont pas sujets aux bronchites. La température, dit-il, sera tiède d'abord, puis graduellement fraiche et froide, suivant la tolérance des enfants. La douche doit être de deux à cinq secondes seulement, au plus de dix secondes. L'ablution matinale à demeure remplit quelquefois le même but que l'hydrothérapie médicale dans un établissement.

Dans les dyspepsies des enfants nerveux, des petites filles qui, dès l'âge de sept ou huit ans, et surtout plus tard, à l'approche de la puberté, deviennent fantasques, irritables, véritables hystériques en préparation, l'eau froide est de rigueur et si elle est convenablement administrée, elle fera merveille, dissipant la céphalalgie et les vomissements, la constipation et le ballonnement du ventre, et ramenant le calme et l'appétit. C'est la douche froide, mobile en pluie ou en jet brisé, avec ou sans préparation, ou à son défaut les lotions, les ablutions, le drap mouillé qui régulariseront le système nerveux troublé.

Dyspepsies s'accompagnant de dermatoses ou d'accidents broncho-pulmonaires. — Il est des dyspep-

[1] *Loc. cit.*

tiques chez lesquels les troubles, qui ont tout d'abord frappé l'appareil digestif, retentissent à distance du côté de la peau et de la muqueuse respiratoire produisant l'urticaire, l'eczéma suintant du visage, l'acné, des éruptions sudorales, le strofulus, etc. D'autres fois, on voit se produire de véritables accès d'asthme, de la toux qui en impose, avec un état de déchéance générale, pour un début de tuberculose. Dans ces cas, c'est à Royat que l'on pourra adresser les petits malades. De même, s'il y a des accidents nerveux réflexes, tels que terreurs nocturnes, céphalalgie, etc. L'eau de Royat stimule l'estomac paresseux, augmente l'appétit et la dépuration urinaire dont elle diminue l'acidité.

La source Saint-Victor, qui contient un peu de fer et d'arsenic, est à la fois alors tonique et reconstituante.

Quand la peau est sèche, on doit activer ses fonctions, non seulement par les bains simples, mais surtout par les frictions au drap mouillé, ou pour les enfants résistants, le maillot diaphorétique suivi de la douche froide en pluie ou en jet brisé.

Les enfants qui sont de souche arthritique se trouveront bien aussi du maillot diaphorétique suivi de la douche froide, seule ou précédée d'une douche chaude administrée sans transition.

Si la chloro-anémie domine la scène, les eaux ferrugineuses très gazeuses de Spa ou moins gazeuses de Luxeuil, de Bigorre, de Forges ou même de Saint-Moritz en Suisse où on aura par surcroît un climat d'altitude, seront indiquées. A Spa il y a une installation hydrothérapique de premier ordre dirigée par un médecin éminent, le Dr Scheur, qui a bien voulu me renseigner sur les eaux et le climat de cette station en même temps qu'il m'a fait connaître les résultats satisfaisants de sa pratique.

Dyspepsie neurasthénique des adolescents. — La dyspepsie des *neurasthéniques*, qu'elle soit cause ou effet de la neurasthénie, n'est pas rare. « Voici, dit Hayem [1], une jeune fille, née de parents atteints de manifestations dites arthritiques ; elle devient dyspeptique au moment de la puberté et présente un état morbide assez fréquent dans ces conditions, état que l'on pourrait appeler la dyspepsie neurasthénique des adolescents. Son caractère s'assombrit, elle prend la vie au noir, se plaint toujours, est mal en train, etc. ; ses urines sont riches en azote, en acide phosphorique et par moments même on trouve du sucre. Comme type gastrique, elle elle a une hyperpepsie chloro-organique. Il suffit d'une cure à Vichy pour faire tout rentrer dans l'ordre. » J'ai rencontré plusieurs cas semblables qui se sont améliorés dès que j'ai donné du bicarbonate de soude à dose suffisante et conseillé l'hydrothérapie domestique sous forme de drap mouillé, l'immersion dans l'eau froide d'une baignoire ou, quand j'ai pu l'obtenir, la douche en jet brisé froide avec ou sans douche chaude préalable. Ces petites malades peuvent-elles sortir de leur milieu, laisser leurs leçons et aller faire une cure hydrothérapique aux eaux de Forges ou de Spa, où elles auront tout à la fois l'hydrothérapie, une eau ferrugineuse convenable pour leur chlorose et du grand air

[1] Hayem. *Leçons de thérapeutique*, 4e série, p. 600.

qui activera toutes leurs fonctions languissantes on les guérira aussi sûrement qu'à Vichy à la condition de continuer le bicarbonate de soude.

Entérites et entérocolites. — Dans les entérites et entérocolites chroniques les eaux qui conviennent sont les mêmes que j'ai indiquées ci-dessus, Plombières en première ligne.

La *pérityphlite chronique* ou à rechutes réclame aussi le traitement par les eaux de Plombières, et elle est souvent traitée aussi à *Châtel-Guyon* ou à *Miers*, de même que la constipation habituelle.

Quand ces états s'accompagnent, ce qui n'est pas rare, d'engorgement chronique du foie, Plombières réussit encore fort bien; d'autres fois, surtout s'il y a de véritables coliques hépatiques on recourra aux eaux de Vals ou même de Vichy.

CHAPITRE XI

AFFECTIONS DES VOIES URINAIRES

I. — Néphrites chroniques

Quand on a diagnostiqué une néphrite chez un enfant que l'on a gardé à la chambre et au lit pendant la période aiguë en le soumettant au lait qui est tout à la fois son meilleur remède et l'aliment qui convient aux besoins de son organisme en vue du développement, il y a encore quelque chose à faire.

En effet, soit que la maladie guérisse, soit qu'elle prenne la forme prolongée ou chronique, cet enfant pâle, anémié, digérant mal, vomissant parfois, s'étiole à la maison. Mais il pourrait se refroidir en sortant et l'air du dehors s'il est froid et humide ne vaut rien pour lui. Il faut le changer d'air et l'envoyer dans un climat chaud et sec où il pourra, quand son état le permettra, jouir de l'air pur et de la radiation solaire.

Si la maladie guérit, si l'albumine disparaît des urines, ce n'est qu'une affaire de convalescence fort simple, mais si elle passe à l'état chronique, il n'en est plus ainsi. L'enfant, en effet, se fatigue du lait et on a dû, au moment propice, c'est-à-dire quand la compensation est parfaite et que, malgré le lait, l'albumine est immuable et irréductible, lui donner un régime mixte, c'est alors que le changement d'air sera favorable s'il est fait à propos et dans de bonnes conditions.

On a remarqué que ces malades allaient mieux dans la saison chaude. Si donc on est en hiver on enverra cet enfant vers une station ensoleillée du midi. Le bord des lacs ou les plages humides ne conviendraient pas.

Pendant la belle saison, ainsi que le conseille Le Gendre[1], on conseillera la cure de montagne en altitude moyenne de 1,000 à 1,200 mètres. Les enfants seront, cela va sans dire, considérés comme des malades et, comme tels, seront l'objet de la surveillance d'un médecin mis au courant des phases de la maladie. L'exercice sera permis, de même que des jeux peu fatigants, pendant cette période de compensation, où la dépuration urinaire se fait bien, et il sera favorable en activant la nutrition, ce qui diminue le travail des reins, et empêchant le refroidissement contre lequel il sera d'ailleurs garanti par la flanelle directement sur la peau et de chauds vêtements de laine.

Il ne saurait être question de *bains de mer*, les bains froids en refroidissant brusquement la peau produisant à ce moment un refoulement de sang vers les organes, ce qui ne vaudrait rien pour le rein. Mais en revanche l'hydrothérapie chaude ou tiède est indiquée. Les auteurs que j'ai sous la main sont tous muets sur ce point sauf Dujardin-Beaumetz dont je cite les paroles :

[1] Le Gendre et Broca. *Thérapeutique infantile*, p. 139.

L'hydrothérapie, dans l'albumine, joue un rôle considérable, rôle parfaitement expliqué par la relation si étroite qui existe entre les reins et la peau. Les récents travaux de Semmola nous ont même montré que cette relation entre la peau et les reins n'était pas seulement physiologique et qu'au point de vue pathologique, on trouvait chez les brightiques une altération de la peau caractérisée par une atrophie de la couche de Malpighi et des glandes sudoripares.

Aussi, dès 1861, le médecin de Naples insistait-il sur la nécessité du bon fonctionnement de la peau chez les brightiques. Mais toutes les formules hydrothérapiques ne sont pas applicables à ces cas; les douches froides à haute pression sur la région des reins ne peuvent avoir que des effets nuisibles, et c'est ici le triomphe des douches tièdes et même, chez les malades résistants, des douches écossaises. » Les bains et douches tièdes sont un moyen thérapeutique à recommander chez les enfants qui y ont été accoutumés en bonne santé, étant donné qu'ils seront administrés avec précaution et suivis de frictions sèches. L'excitation cutanée doit être méthodique et constante, d'après Semmola.

Les auteurs les plus modernes se contentent de dire que l'on conseillera « certaines stations thermales » sans en indiquer une seule. Je crois quant à moi qu'il est en effet difficile d'envoyer un enfant atteint de néphrite prolongée ou chronique, aux eaux dont les plus innocentes, d'après l'analyse, sont quelquefois étonnantes dans leurs effets. Les médecins de Contrexéville renvoient tous les ans des néphrites qui leur ont été adressées.

Dans l'albuminurie cyclique des jeunes sujets (maladie de Pavy), on se trouve bien des eaux chlorurées, bicarbonatées de Saint-Sectaire.

II. — Gravelles

La gravelle infantile n'est pas aussi rare qu'on le croit généralement. Debout de Contrexéville en a observé 13 cas, j'en ai vu au moins deux avec coliques néphrétiques très nettes et chaque médecin ayant quelques années de pratique en a observé au moins un cas. A. Robin a vu un enfant de dix-sept mois qui avait des coliques néphrétiques et rendait du sable urique.

Si on accepte que la gravelle urique est due à une perturbation dans la nutrition qui empêche la destruction de la matière azotée, on comprend d'une part l'importance d'un régime alimentaire qui limitera au strict nécessaire l'introduction de la viande et fera une part plus large aux végétaux verts et aux fruits qui portent dans l'économie de l'acide hippurique et de la potasse. En alcalinisant le sang on empêchera la précipitation de l'acide urique, et on le fera éliminer par des boissons abondantes. C'est alors qu'apparait l'indication des eaux alcalines simples, comme les eaux de Vals ou des eaux bicarbonatées sulfatées comme Contrexéville, Vittel, Martigny, ou de l'eau pure et simple dont Evian est un type excellent.

Les enfants atteints de gravelle urique ou oxalique bien constatée, sans albuminurie qui serait une contre-indication, seront envoyés surtout après les crises à ces stations. Indépendanmment de l'eau qui sera administrée en boisson, l'hydrothérapie quand elle sera possible contribuera à activer les mutations nutritives chez ces jeunes arthritiques. En outre la plupart de ces stations sont situées dans des pays sains, dans des régions montueuses des Vosges (Contrexéville, Vittel et Martigny à 350 mètres environ); Evian est à 370 mètres au bord du lac Léman, conditions excellentes pour stimuler la nutrition.

III. — Incontinence nocturne d'urine

Les enfants cessent généralement de se mouiller pendant le jour vers l'âge de deux ans. Quand l'énurésie nocturne persiste un an ou deux après l'âge où les enfants sont généralement devenus propres, on peut considérer qu'il s'agit d'une maladie.

C'est une maladie, il est vrai, sans lésion anatomique, une névrose propre à la seconde enfance qui frappe surtout les enfants nerveux pendant le sommeil aussi bien diurne que nocturne. Guinon a étudié les relations de cette névrose avec les autres névropathies.

En dehors des habitudes à régler, quant aux boissons ou aux précautions pour éviter les accidents au lit, l'*hydrothérapie* m'a paru réussir mieux que quoi que ce soit et voici comment s'exprime Beni-Barde : « Il faut, dit-il, pour éviter des réactions trop violentes, que les applications soient modérément froides, courtes et à percussion légère. On co   cera par les affusions et les immersions, on emploiera ensuite les douches générales à douce percussion et l'on terminera le traitement par des douches localisées sur la colonne vertébrale ou sur la région hypogastrique, et par des bains de siège froids. »

Chez ces sujets, qui sont plus ou moins enfants de névropathes, je n'oserais pas conseiller les bains de mer en raison de l'excitation que produirait sur eux l'atmosphère marine, mais s'il s'agit, par exception, de petits lymphatiques, de ces enfants mous, engourdis qui sont atteints d'énurésie, la médication marine est tout à fait indiquée.

IV. — Leucorrhée

Les petites filles sont souvent atteintes de vulvites, de vulvo-vaginites, particulièrement dans la seconde enfance. De la forme légère aiguë qui n'atteint que la vulve et qui guérit en quelques semaines au moyen de quelques petits soins locaux qui ont pour base l'antisepsie, je n'ai rien à dire ici ; c'est la forme chronique, surtout quand elle atteint des enfants lymphatiques, qui comporte un traitement général où il y a une part importante à faire au changement d'air, aux bains de mer, à l'hydrothérapie ou à une station thermale appropriée.

La vie à la campagne, à une altitude moyenne où l'enfant sera sollicitée à mieux manger, à mieux digérer, sera déjà quelque chose de bon pour une malade de souche nerveuse qu'on n'oserait pas envoyer à une station maritime. Au contraire c'est au bord de la mer qu'on enverra les petites filles lymphatiques; les bains de mer seront indiqués comme chez tous les enfants qui ont ce tempérament. Suivant l'âge et l'état de résistance, ce sera des bains chauds ou des bains directement à la mer que l'on usera.

Les petites filles anémiques trop nerveuses pour aller au bord de la mer auront le choix si elles sont lymphatiques, entre les eaux chlorurées sodiques, les eaux sulfo-chlorurées d'Uriage, les chlorurées arsénicales de la Bourboule, etc. Si la chloro-anémie domine avec nervosisme on recourra à Bigorre où il y a des eaux ferrugineuses, des eaux sulfureuses et des eaux indifférentes, à Luxeuil, Néris, etc.

L'hydrothérapie sera alors aussi quelquefois le meilleur traitement à opposer tout à la fois à l'anémie et au nervosisme.

V. — Aménorrhée et dysménorrhée

Nous savons que la première irruption cataméniale est précédée de changements spéciaux dans l'organisme de la petite fille qui approche de la puberté, signes qu'il est inutile de rappeler ici, après quoi la menstruation peut s'accomplir avec ou sans trouble prémonitoire. Si elle ne s'établit pas il y a *aménorrhée*.

Bien que l'aménorrhée puisse se rencontrer avec un état de santé florissant elle est plus souvent le symptôme d'une affection quelconque et le plus ordinairement elle fait cortège à la chlorose qu'il suffit de guérir pour amener l'établissement des règles. D'autres fois c'est la tuberculose qui se cache sous le masque de l'anémie et on comprend quelle importance il y a à faire le diagnostic avant de conseiller une station thermale ou les bains de mer.

La dysménorrhée des jeunes filles se traite à diverses stations suivant les indications de l'état général. Les lymphatiques se trouveront bien de La Bourboule, les anémiques iront à Forges ou à Spa, les nerveuses à Luxeuil ou à Saint-Sauveur, à Bagnères-de-Bigorre. D'autres se trouveront mieux à de simples eaux thermales comme La Malou. Pour d'autres enfin ce sera un traitement hydrothérapique qui sera efficace. « L'hydrothérapie, dit Bottey, en dehors de son action générale sur les affections qui donnent naissance à la dysménorrhée produira des effets très nets sur cette manifestation douloureuse de la menstruation, en influençant les éléments morbides qui la produisent. » Et il recommande la douche froide générale courte en insistant avec le jet percutant sur les cuisses, les jambes et les pieds.

CHAPITRE XII

AFFECTIONS DU SYSTÈME NERVEUX

Les maladies du système nerveux ont, chez les enfants, une fréquence et une gravité qui sont en rapport avec le développement rapide et l'activité considérable de cet appareil dans les premières années de la vie.

Pour les affections du cerveau proprement dit, la chose est dès longtemps admise ; pour celles de la moelle, il a fallu que l'anatomie pathologique montrât la lésion avant qu'on cessât de croire aux paralysies infantiles idiopathiques.

Il est bien entendu que je ne m'occupe ici que des affections chroniques, les seules qui comportent un déplacement pour demander à une station médicale appropriée, un modificateur hygiénique capable d'avoir une action thérapeutique.

Je mets de côté, outre les affections aiguës, les affections organiques des centres nerveux, l'hémorragie cérébrale, la sclérose, le ramollissement, l'hydrocéphalie, qui n'ont rien à faire à une station thermale ou maritime, et pour lesquelles le climat le meilleur sera celui où les sujets se trouveront bien.

Je m'occuperai des *enfants nerveux*, des enfants

atteints de *névroses* et de quelques formes de *paralysies*.

Mais je veux faire tout de suite remarquer que les moyens si parfaitement appropriés aux lymphatiques tels que les bains de mer, les eaux excitantes, les climats stimulants, seront remplacés chez les enfants nerveux par des moyens ayant un effet opposé. Les climats tempérés, les eaux thermales sédatives, et surtout l'hydrothérapie seront les agents auxquels nous aurons le plus souvent recours. Dans bien des cas on associera l'air pur et tonique mais non excitant d'une station alpestre de faible altitude à l'action de l'eau convenablement administrée en douches ou autrement.

Ainsi que le dit Scheuer, de Spa[1] « mieux qu'aucune autre méthode thérapeutique, mieux que n'importe quel agent de la matière médicale, l'excitation du froid sur l'enveloppe cutanée embrasse d'un seul trait l'ensemble du système nerveux, procède, allions-nous dire, à la mobilisation simultanée de la totalité des éléments de l'axe cérébro-spinal. Nos meilleurs, nos plus fidèles médicaments, l'opium, la digitale, la belladone, l'ergotine, etc., ne sont doués que de propriétés électives sur telle ou telle section des névroses, les anesthésiques eux-mêmes ne le dominent tout entier qu'après l'avoir fractionné en segments, pour l'influencer département par département. Seules, les applications excitantes générales de l'hydrothérapie le touchent et le subjuguent à la fois dans toutes ses parties... Le

[1] Scheuer, *Essai sur l'action physiologique et thérapeutique de l'hydrothérapie considérée plus spécialement dans le traitement des états chloro-anémiques*. Paris, 1885.

système nerveux tout entier, depuis ses plus fins ramuscules excentriques jusqu'à chacune des divisions constituantes, est ébranlé, excité, animé. Nous nous plaisons à le redire, aucune modification ne peut prétendre à cette simultanéité d'action, sur toutes les branches du système nerveux, que possèdent les excitations de la peau, surtout quand c'est le froid qui en est l'instigateur. »

I. — Enfants nerveux

Climatothérapie. — Les stations maritimes si favorables aux petits lymphatiques, utiles, dans certaines conditions, aussi aux arthritiques, ne conviennent pas aux enfants nerveux. Ces enfants, en effet, éprouvent facilement au bord de la mer de l'agitation, de l'insomnie, de la constipation, et ils y deviennent souvent tellement insupportables que les parents n'ont pas besoin du médecin pour comprendre qu'ils n'ont qu'à s'en aller s'ils ont commis la faute d'emmener les enfants à la mer.

Les climats de haute montagne ne conviendraient pas mieux à de tels enfants, l'excitation serait peut-être aussi forte et de petits sujets qui n'étaient que nerveux, avec des troubles fugaces, se dissipant avec la cause qui les fait naître ou les entretient, pourraient présenter ce que J. Simon a appelé l'*irritation cérébrale*, état qui n'est souvent que la première étape de la méningo-encéphalite ou de la sclérose cérébrale.

Les stations de plaine ou d'altitude moyenne, à l'abri

des vents et des variations brusques de la température, même dans le voisinage médiat de la mer qui, je l'ai dit, ne fait pas sentir son influence à plus de cinq cents mètres, convenablement fraîches en été et tempérées en hiver, ces stations que l'on peut appeler indifférentes, seront les plus appropriées aux besoins de pareils enfants. La campagne, loin de l'agitation de la ville, est déjà souvent assez si l'air est pur et que l'enfant puisse vivre au dehors, d'une vie absolument végétative.

Bains de mer. — Si l'influence de la mer est dangereuse, celle des bains de mer ne l'est pas moins et c'est pour les contre-indiquer que je les signale. Ils ont, en effet, une influence excitante du système nerveux que nous recherchons pour ceux dont les fonctions sont ralenties, nous n'irons pas les conseiller dans les conditions opposées, à moins qu'il fût démontré que les excès guérissent par les excès.

Stations thermales. — Les eaux minérales excitantes sulfureuses ou chlorurées, que nous recherchons pour les petits lymphatiques, ne conviennent pas plus aux nerveux que les stations maritimes.

En revanche, pour de tels enfants, J. Simon recommande les eaux de Bagnères-de-Bigorre qui par les propriétés de certaines de ses sources (le Salut et le Foulon) produisent les faits les plus probants à l'appui de l'emploi des eaux minérales dans le traitement des maladies nerveuses des enfants.

C'est là aussi qu'il envoie les malades atteints de ces états névropathiques si variés qui se traduisent par des douleurs intenses dans le ventre, l'estomac, la tête, chez les jeunes sujets des deux sexes, mais plus fréquemment chez les jeunes filles.

J'ai souvent, dit-il, donné des soins à des enfants (filles ou garçons) âgés de cinq à dix ans, dont la seule affection consistait en une céphalalgie intense, parfois atroce, paroxystique, que la moindre tension d'esprit, la lumière, le bruit, le mouvement brusque exacerbaient, — chez d'autres, le phénomène nerveux se manifestait sous forme de douleur vive dans la région des hypocondres, sous les seins, vers le bas-ventre ou dans le ventre. — Toujours mobiles, alternantes, ces douleurs accompagnées de troubles fonctionnels passagers, ne donnaient jamais lieu à des symptômes constants comme la paralysie, la contracture, la chorée. — On pouvait toujours affirmer, après une exploration attentive du ventre et de la poitrine, qu'il n'existait aucune lésion appréciable de ce côté, pas plus que dans les centres nerveux. Dans tous ces cas je donne, dit-il, la préférence à Bagnères-de-Bigorre ou à Néris. C'est aussi la pratique que j'ai suivie bien des fois avec une pleine satisfaction.

Hydrothérapie. — Tous les enfants nerveux se trouvent bien de l'hydrothérapie à condition qu'on sache approprier la température de l'eau et le mode d'application à la susceptibilité de chacun d'eux.

Nous avons vu dans la première partie comment la douche froide ne devait être administrée aux enfants qu'après une préparation convenable par la douche chaude, souvent c'est avec l'eau tiède qu'on obtient le meilleur effet, d'autres fois il faut de l'eau froide d'emblée. C'est une affaire de tâtonnement, du moins pour les premières séances. Ce petit traitement hydrothérapique se fait sur place ou, dans la belle saison, à une de ces stations alpestres d'altitude moyenne dont j'ai parlé où les enfants auront tout à la fois le bénéfice de l'eau convenablement appliquée et du grand air dans un climat d'ailleurs indifférent.

II. — Névroses

L'épilepsie, l'hystérie, la chorée, cette dernière plus particulière à l'enfance que les deux autres, sont fréquentes à partir du second âge.

Epilepsie. — Si l'épilepsie n'est pas une névrose spéciale à l'enfance elle n'en commence pas moins dans le jeune âge pour dérouler plus tard les phases de son évolution, à moins que les convulsions si fréquentes dans la première enfance chez les nerveux héréditaires n'emportent ces petits malades de bonne heure.

Avant de porter un pronostic sombre, surtout après une seule attaque qui peut rester unique, il faudra faire le diagnostic de l'épilepsie vraie d'avec l'épilepsie jacksonienne (qui est plus souvent monoplégique ou hémiplégique), l'hystérie convulsive, l'éclampsie, et rechercher si les vers ne sont point en cause.

En dehors du traitement bromuré et d'un régime alimentaire approprié aux besoins de l'enfant les conditions les plus favorables à ces petits malades seront celles qui leur permettront une vie tranquille sans excitation aucune. Un climat indifférent leur conviendra mieux, toutes choses égales d'ailleurs que l'air excitant de la mer ou des montagnes.

Hydrothérapie. — Si les bains de mer sont contre-indiqués, au contraire l'hydrothérapie qui est un des meilleurs moyens antispasmodiques dont nous disposions, peut rendre les plus grands services dans le traitement de l'épilepsie. Voici ce que dit Beni-Barde[1] : « L'application de l'hydrothérapie au traitement de cette affection est entourée de difficultés qu'il importe de bien connaître. Lorsque l'épilepsie est caractérisée par de grandes attaques ou lorsqu'elle est compliquée d'aliénation mentale, l'hydrothérapie est, dans la plupart des cas inefficace, et peut être même très nuisible si elle est employée sans méthode ; il est donc préférable de s'abstenir.

L'hydrothérapie peut, au contraire, être utilement employée quand l'épilepsie est caractérisée par ces accidents que l'on désigne sous le nom d'*absence*, d'*éclair* ou de *vertige*. Dans ces cas comme dans ceux qui portent le nom d'épilepsie larvée, il faut, pour procéder avec méthode, chercher à modifier l'excitabilité des centres nerveux. Dans ce but nous conseillons de commencer le traitement en employant des douches mobiles, courtes, légères et très peu froides ; on n'arrivera à l'eau froide que par gradation et qu'après avoir cherché à atténuer l'excitabilité provoquée par le froid, à l'aide d'une application préalable de calorique. La douche mobile, facile à régler et alimenter à la fois par de l'eau chaude et de l'eau froide, est le meilleur des

[1] *Manuel médical d'hydrothérapie*, p. 323.

procédés hydrothérapiques. Pendant l'application il faut allonger le malade sur un lit spécial pour éviter tout accident. »

Aujourd'hui, l'hydrothérapie qui est impuissante à guérir l'épilepsie éloigne les accès et améliore l'état général des malades soumis à ce traitement. En outre les douches froides et courtes ou les douches écossaises sont très utiles pour relever la nutrition et stimuler des enfants que stupéfient plus ou moins les doses élevées de calmants, surtout de bromure dont nous leur donnons souvent de hautes doses. Rosenthal, Nothnagel, Bourneville, Bricon[1], Comby, Le Gendre[2], recommandent l'hydrothérapie. L'hydrothérapie froide (douche en jet, en pluie) sera indispensable, dit ce dernier auteur. Elle sera aussi efficace contre les vertiges du petit mal et les accidents larvés d'impulsion, d'incontinence nocturne d'urine.

S'il s'agit de l'*hystéro-épilepsie*, Beni-Barde recommande une extrême prudence dans l'emploi de l'hydrothérapie dont il a eu à se louer plusieurs fois.

Hystérie. — Depuis les travaux de Charcot, l'hystérie s'est révélée la plus fréquente des névroses dans les deux sexes. C'est une affection dynamique des centres supérieurs du cerveau qui, si elle reste une névrose, ce que l'on sait depuis Brodie et Briquet, apparaît de plus en plus comme une maladie mentale, une *psychose*. Tel est le résultat des recherches de Charcot, P. Janet en France, Möbius, Strümpell, Brener et Frend à l'étranger.

[1] Bricon. *Du traitement de l'épilepsie*. Paris, 1282.

[2] Le Gendre et Broca. *Thérapeutique infantile*. Paris, 1894.

Le tableau de la maladie est moins riche et moins varié que, chez l'adulte où la maladie peut « imiter toutes les maladies nerveuses » (Charcot). Il importe au point de vue du traitement prophylactique de pressentir la maladie chez les enfants qui comme premiers débuts sont irritables, agités, violents, emportés, méchants, plus tard rusés, menteurs, fantasques et généralement insupportables pour leurs camarades ou leur entourage.

Le traitement hygiénique peut beaucoup dans l'enfance tandis que plus tard il ne serait qu'un palliatif.

Climatothérapie et hydrothérapie. — Quand le diagnostic est fait par les antécédents, les stigmates, ou que l'on assiste à une crise hystérique, il faut soustraire l'enfant aux influences de milieu qui peuvent ramener les accidents et faire vivre ce petit malade loin de la ville et souvent loin de la famille.

« Je ne saurais trop insister, dit Charcot, sur l'importance capitale que j'attache à l'isolement dans le traitement de l'hystérie, où, sans contestation possible, l'élément psychique joue, dans la plupart des cas, un rôle considérable, s'il n'est pas prédominant. Il y a près de quinze ans que je suis attaché à cette doctrine, et tout ce que j'ai vu, tout ce que je vois, ne fait que confirmer de plus en plus mon opinion. » Grasset « pose en principe que l'hydrothérapie est incomparablement meilleure dans les établissements spéciaux qu'à domicile ou dans les établissements des villes. Il est donc excellent de prescrire un et même deux séjours par an, de trente à quarante-cinq jours chacun dans un établissement comme Divonne (Ain), Lafoux

(Gard) et Saint-Didier (Vaucluse). Mais cela ne suffit pas. Il faut que revenue chez elle la malade continue l'hydrothérapie, soit dans les établissements de ville, soit à domicile... A peine, dans les climats très froids, si je permets de suspendre pendant un mois ou deux de gros hiver. Une fois habituée, la malade elle-même réclame sa douche par tous les temps et ne peut plus s'en passer. Cela finit par faire partie intégrante de sa toilette quotidienne : il faut obtenir cela[1]. »

S'il s'agit de climat, tous les médecins, dans l'hystérie comme dans les affections nerveuses en général, s'accordent à proscrire le bord de la mer.

Les climats toniques mais excitants de haute montagne ne valent guère mieux pour ces malades. Ce qu'il leur faut, comme pour les nerveux en général, c'est un climat indifférent, la campagne, le grand air sans brusques variations.

Chorée de Sydenham. — La chorée, après les travaux modernes et surtout les statistiques irréfutables de ces dernières années, doit être considérée comme une névrose d'évolution qui frappe surtout les enfants nerveux ou lymphatico-nerveux.

Hydrothérapie. — Associées ou non à la gymnastique, les pratiques hydrothérapiques sont ce qui donne les meilleurs résultats. Et, bien que la gymnastique ne soit pas dans le programme de ce manuel, je rappelle que les exercices simples, tels que les mouvements de flexion et d'extension du tronc et des membres, les exercices respiratoires lents, le chant, les

[1] Grasset. *Hystérie*, in *Dict. encycl. des Sciences médicales.*

mouvements passifs, actifs, contrariés, de la gymnastique suédoise seront les meilleurs.

J. Simon donne les bains tempérés, Cadet de Gassicourt les applications tièdes ou fraîches, Joffroy est partisan du drap mouillé, Comby veut les douches froides très courtes (un quart de minute) en jet sur la colonne vertébrale et en pluie sur les épaules, ou l'immersion rapide soit dans un bain froid soit dans une piscine.

« Il est un point, dit Bottey, qui doit dominer la direction du traitement au point de vue de la médication hydriatique, c'est de se baser sur les aptitudes morbides et la susceptibilité du malade et d'éviter toute excitation trop violente, dans la période d'état de la maladie. Nous conseillons donc de tâter avec soin la susceptibilité du sujet et de ne débuter que par des procédés de douceur, comme les lotions fraîches ou froides, le maillot humide toni-sédatif de courte durée, les frictions au drap mouillé tordu ou les tapotements au drap ruisselant, les demi-bains progressivement refroidis de 30 à 25°, puis de 30 à 23°, 20°, 18 dans les séances ultérieures, les douches écossaises avec transition.

Plus tard, lorsque le malade sera tout à fait aguerri à l'eau froide, on pourra employer la douche froide exclusive en jet brisé, et même les immersions dans la piscine froide, de très courte durée, dont l'action puissamment toni-sédative combattra avec succès l'élément anémique et lymphatique qui accompagne si souvent les manifestations nerveuses de la chorée. Si le malade était entaché d'une tare rhumatismale qui contre-indiquerait l'emploi exclusif de l'eau froide, on utiliserait alors la douche écossaise plus ou moins chaude sans transition. »

Les *bains de mer* peuvent être utiles lorsque la maladie est passée pour consolider la guérison en relevant la santé générale, surtout s'il y a un élément lymphatique. Mais il est entendu qu'ils sont contre-indiqués dans la maladie elle-même et à plus forte raison s'il y a des accidents de rhumatisme, et *a fortiori* si le cœur est touché. D'ailleurs, avec une véritable lésion des valvules on devra être bien circonspect même avec l'hydrothérapie la mieux dirigée.

Dans la *névrose hypnotique* (Charcot), qui serait, d'après l'école de la Salpêtrière, une proche parente de l'hystérie, il faut, loin de laisser se développer la disposition maladive à l'hypnotisme, la combattre par l'hydrothérapie froide à l'aide de la douche en pluie ou en jet brisé très courte.

La *maladie des tics* consiste, d'après Guinon, en un mouvement convulsif habituel et conscient, résultant de la contraction involontaire d'un ou de plusieurs muscles du corps, et reproduisant le plus souvent, mais d'une façon intempestive, quelque geste réflexe ou automatique de la vie ordinaire. Cette affection, qui débute presque toujours dans l'enfance ou l'adolescence, comporte l'hydrothérapie sous forme de douches froides mobiles, en pluie ou en jet brisé, ou de piscines, associée à une gymnastique modérée n'excitant que fort peu les muscles.

La douche écossaise sans transition conviendra chez les enfants ayant une disposition arthritique.

La *tétanie*, qui se manifeste surtout comme maladie secondaire dans l'athrepsie, le rachitisme, la diarrhée chronique, la dilatation de l'estomac, à la suite des maladies infectieuses, du sevrage prématuré (Baginsky), quelquefois sous forme épidémique (épidémie de Gentilly. J. Simon), a des liens étroits avec l'éclampsie et l'hystérie. Elle est fréquente dans la première et la seconde enfance et dans l'adolescence. Le froid, les vers, l'invagination, la dentition, une indigestion, chez les jeunes enfants, les vives émotions, les premières règles, les efforts musculaires, l'extirpation du corps thyroïde, plus tard, sont parmi les principales causes occasionnelles.

En dehors du traitement spécial qui comporte dans chaque cas d'abord la suppression de la cause ou la modification des conditions hygiéniques incriminées, l'hydrothérapie chaude : bains de 33 à 34°, les douches chaudes prolongées, constitue le traitement par excellence. Dans les cas liés à l'hystérie, on conseillera les douches froides en pluie ou en jet brisé de très courte durée, les affusions, les immersions, le drap mouillé.

Dans un cas de tétanie consécutive à une diarrhée abondante, Bottey s'est parfaitement trouvé de l'usage répété (jusqu'à quatre fois par jour) du maillot humide de courte durée (vingt à vingt-cinq minutes), avec ingestion d'eau à assez haute dose dans les vingt-quatre heures.

Céphalée de croissance. — La cause intime de la véritable céphalée de croissance est, dit Le Gendre, un trouble nutritif général, qui affecte plus particulièrement le système nerveux en raison de l'hérédité névropathique de certains sujets. Il ne faut donc pas considérer l'expression « céphalée de croissance » comme synonyme de céphalalgie des adolescents; il y a chez les adolescents des céphalalgies de toutes sortes, il n'y a qu'une céphalée de croissance. Il y aurait, d'après cet auteur, une insuffisance de la neurine et de la lécithine au fond de cette céphalée de croissance. Quand, après avoir tout examiné avec soin chez une jeune malade qui se plaint de céphalalgie habituelle (les yeux, les cavités nasales et le pharynx, le cœur, le poumon, l'appareil digestif, les urines); quand on aura recherché les stigmates sensitivo-sensoriels de l'hystérie (si la céphalée revêt la forme de clou au vertex), les antécédents arthritiques, l'impaludisme, l'anémie, si on ne trouve pas de cause ou que le traitement institué n'ait pas réussi, alors on pourra dire céphalée de croissance. Ce sera surtout clair quand le sujet aura grandi beaucoup depuis peu.

Tout en corrigeant l'hygiène défectueuse, en suspendant la sédentarité et le surmenage scolaires, on cherchera pour cet enfant une station d'altitude moyenne de 600 à 1,000 mètres. La mer avec son atmosphère excitante n'est pas indiquée, cependant, pendant la mauvaise saison, si on recherche avec raison la vie au grand air, on pourra envoyer ces jeunes sujets, quand ils ne sont point nerveux, vers une contrée ensoleillée assez distante de la mer pour qu'ils échappent à son influence tout en ayant le bénéfice de quelques heures de vie au dehors. Le Cannet, près de Cannes, quelques points abrités des collines du voisinage de la côte méditerranéenne rempliront l'indication. En été, on choisira une station alpestre fraiche dans un climat doux exempt de vent.

L'hydrothérapie froide ou chaude, avec ou sans pression, rendra d'autant plus service à ces sujets qu'ils pourront aller la demander non aux établissements de nos grandes villes, mais à ceux que j'ai signalés dans les endroits sains de la campagne et des localités modérément élevées : Divonne, Gérardmer, etc.

Migraine. — La migraine apparait souvent de bonne heure chez les enfants, surtout chez les petites filles, issus de souche neuro-arthritique, de parents goutteux, asthmatiques ou névropathes.

Chez les arthritiques, la médication hygiénique déjà indiquée pour cette diathèse sera à mettre en œuvre. Je n'y reviens pas.

Chez les nerveux, il importe avant tout de rechercher la cause déterminante et de la faire cesser, quand cela se peut (surmenage, vie renfermée, hygiène défectueuse, etc.).

J'ai vu des migraines chez des jeunes filles chlorotiques qui étaient améliorées par l'hydrothérapie simple ou les bains de mer, d'autres qui cessaient à la campagne simplement, mais le plus souvent, pour ne pas dire toujours, c'est en traitant l'état général dont elle est tributaire qu'on la combat le mieux.

III. — Paralysies

Distinction entre les paralysies curables et incurables. — Dans les paralysies de l'enfance, il faut faire une distinction capitale entre celles qui sont curables et celles qui ne le sont pas. Les paralysies dues à la diphtérie ou aux maladies aiguës ont une tendance naturelle à guérir, comme les lésions des centres nerveux ou des nerfs périphériques sous la dépendance desquelles elles sont, et nous pouvons beaucoup pour hâter la guérison.

Les paralysies qui dépendent d'une lésion organique des centres nerveux ou d'une altération indélébile des nerfs et des muscles au contraire sont incurables, aussi n'est-ce pas la guérison que l'on peut demander à la climatothérapie, pas plus d'ailleurs qu'aux stations thermales ou à l'hydrothérapie. Ces moyens peuvent cependant contribuer dans une certaine mesure à relever la santé générale, et on aurait tort de ne pas demander au changement d'air, à une station appropriée, tout ce qu'elle peut donner dans ce cas comme dans d'autres.

Disons d'ailleurs tout de suite que dans les paralysies d'origine cérébrale (scléroses, parencéphalie), tout est impuissant; dans la paralysie spinale infantile, qui ne tue pas mais qui fait des infirmes et des incurables, nos moyens d'action ne sont que des palliatifs, comme pour les amyotrophies progressives primitives (paralysie pseudo-hypertrophique et ses diverses formes) ou les amyotrophies de cause spinale (sclérose latérale amyotrophique, atrophie progressive de Duchenne-Aran), la maladie de Thompson, l'ataxie héréditaire, le tabes dorsal spasmodique.

Les paralysies hystériques mobiles, comme tous les accidents de cette névrose, guérissent souvent sans aucun traitement.

Paralysies d'origine cérébrale ou spinale. Myopathies primitives, etc. — Il est donc entendu que pour les paralysies d'origine cérébrale ou spinale qui sont reconnues incurables, de même que pour les myopathies primitives, on n'attendra pas qu'une station maritime ou alpestre fasse ce que l'électricité, la révulsion, les massages et autres moyens n'ont pu faire. Néanmoins ces maladies étant essentiellement chroniques, il importe d'assurer aux enfants qui en sont atteints des conditions d'hygiène qui leur permettent de vivre le mieux possible. Pourquoi laisserait-on ces malheureux vivre à la ville où ils n'auraient ni air pur ni soleil? D'ailleurs pour de tels enfants la campagne, une station indifférente, ni froide ni chaude, ni excitante ni trop sédative, est ce qui convient le mieux à la condition que le petit malade puisse y vivre le plus possible au dehors. Ceux qui ne sont point nerveux ou excitables pourront se bien trouver d'une station maritime qui répondra à ces conditions.

Dans les paralysies *amyotrophiques*, c'est aussi au bord de la mer, dans ces conditions, que les enfants auront le plus de chance de relever leur santé générale, ce qui n'empêchera pas d'ailleurs le traitement jugé nécessaire dans chaque cas, électricité, massage, etc.

Paralysies consécutives aux maladies infectieuses. — Les paralysies consécutives à la *diphtérie* ou aux *maladies aiguës* bénéficieront du changement d'air et particulièrement du séjour à une station maritime appropriée. Il faudra en effet tenir compte de la saison, du degré de résistance du petit convalescent qui sort des étreintes d'une maladie ayant nécessité une dépense organique considérable, du tempérament enfin, et ne pas mettre d'emblée sur une plage un petit nerveux rendu encore plus excitable par quelques jours d'inanition.

La stimulation du système nerveux que produira l'atmosphère marine, la radiation solaire, sans préjudice de l'excitation cutanée périphérique par les frictions, le massage, ou des muscles intéressés par l'électricité (courants continus qui ont une action trophique) sera le meilleur adjuvant du traitement.

C'est alors aussi que les *bains de mer* chauds rendent service comme les bains sulfureux ou l'hydrothérapie marine sous telle forme que l'on pourra employer suivant les cas. Un enfant résistant pourra, après une préparation convenable, avoir des douches d'eau de mer ou même des bains de mer.

Stations thermales. — Les eaux chlorurées sodiques conviennent au même titre que la balnéation marine dans les mêmes cas. Les eaux sulfureuses conviennent comme les bains sulfureux que nous conseillons sur place quand un voyage n'est pas possible.

Les eaux chlorurées sodiques de Balaruc, d'ailleurs insuffisamment installées pour recevoir des enfants malades, ont une réputation déjà ancienne dans le traitement des paralysies, mais les autres eaux congénères peuvent les revendiquer au même titre, à la condition qu'il ne s'agisse pas de sujets excitables : je cite *Bourbonne-les-Bains*, dont les eaux chlorurées sodiques très chaudes (42°,8 à 65°,5) sont très actives et particulièrement administrées en douches sur des lits spéciaux bien convenables pour les petits paralytiques, peuvent être très utiles par l'excitation cutanée révulsive qu'elles produisent, mais seulement quand tout accident aigu est passé. L'eau de *Bourbon-l'Archambault*, analogue, chaude également (52°), est légèrement diurétique, ce qui est important dans les paralysies reconnaissant pour cause une infection. On sait qu'après le bain ou la douche le malade doit rester au lit et y transpirer, ce qui contribue avec la diurèse à activer l'élimination des poisons.

L'expérience clinique a depuis longtemps montré l'efficacité de l'emploi des eaux minérales dans les affections qui s'accompagnent de paralysie. Est-ce la nature de l'eau ou la façon de l'administrer qui doivent revendiquer les résultats heureux qu'on obtient? Hayem pense que « les effets qu'on obtient ressortissent à la mise en œuvre de certaines pratiques agissant principalement par révulsion, soit sur la peau, soit sur les muqueuses, rarement et peut-être même jamais à une action médicamenteuse proprement dite.

En tout cas on ne pourra conseiller une station thermale qu'à une période éloignée du début des accidents à la fin de la période de cicatrisation, quand une amélioration s'est produite, indiquant la régression des premières lésions.

Il y a là une véritable action révulsive en même temps qu'un effet évacuant sur le tube digestif. Comme c'est par leur haute thermalité surtout que ces eaux agissent, dans les paralysies consécutives à la diphtérie, aux maladies aiguës, on comprend que des eaux chaudes indifférentes comme *Néris*, *Plombières*, qui sont souvent conseillées, rendent service à ces malades, de même que *La Malou*, soit qu'on s'adresse à La Malou-le-Bas, qui produit un effet sédatif favorable aux sujets nerveux irritables, soit qu'on s'adresse à La Malou-le-Haut, qui a une action révulsive plus énergique.

Aix-les-Bains, par la haute thermalité de ses eaux sulfurées calciques et par la perfection avec laquelle elles sont administrées, concurremment au massage sous la douche, se recommande, de même qu'*Uriage* et les eaux analogues.

L'*hydrothérapie* trouve également ses indications dans ces paralysies. Agissant sur les terminaisons nerveuses par l'excitation spéciale qu'elle détermine sur la peau, elle produit par voie réflexe des stimulations centrifuges sur les muscles paralysés.

La douche froide à jet mobile, particulièrement dirigée sur les muscles intéressés et de même la douche écossaise localisée avec ou sans massages sont d'excellents procédés.

Paralysie infantile. — Dans la paralysie infantile, après la période aiguë qui est courte et se passe généralement au lit, quand l'enfant est en état de sortir on l'enverra utilement au moment propice à une station maritime convenablement chaude en hiver, froide en été; aux bords de la Méditerranée en hiver, à Arcachon ou à Biarritz au printemps et en automne, à une de nos plages de Normandie et de Bretagne dans la belle saison. Si l'enfant est trop excitable on l'installera à une distance suffisante de la côte pour qu'il échappe à l'influence excitante de l'air marin. Elle aussi comporte l'hydrothérapie marine chaude ou froide suivant la saison, suivant surtout les sujets. Les bains de mer chauds pour ceux qui sont faibles sans grande résistance au froid, les douches et les bains froids chez ceux qui sont forts et convenablement préparés.

Quand la paralysie a abandonné la plus grande partie des muscles primitivement atteints et qu'on se trouve en présence de muscles qui s'atrophient alors encore, on doit tenter quelque chose pour cette affection considérée comme une infirmité incurable et recourir au stations thermales.

Les eaux d'Aix-les-Bains, de Bourbon-l'Archambault, de Bourbonne, Néris, sont celles qui pourront le plus utilement être conseillées.

L'*hydrothérapie* donne aussi des résultats dans la paralysie infantile, chez des sujets nerveux anémiques.

La paralysie *myo-sclérosique* ou pseudo-hypertrophique, malgré le peu d'espoir qu'on a de la guérir, comporte les douches chaudes et sulfureuses. Les eaux chlorurées, les eaux sulfochlorurées, les eaux sulfureuses sont à conseiller de même que l'hydrothérapie.

Paralysie hystérique. — Les *paralysies hystériques* comportent plutôt les eaux dont l'effet sédatif est connu. Je cite Bagnères-de-Bigorre, Néris, Plombières, Ragatz ou Louèche, en Suisse. S'il y a avec cela un état d'anémie, Luxeuil, Forges, et en Belgique Spa, où l'hydrothérapie est si parfaitement faite, seront les stations que l'on devra préférer.

L'*hydrothérapie*, si favorable dans l'hystérie, conviendra dans les cas de paralysie hystérique à la condition qu'il n'y ait pas d'excitabilité nerveuse et que les petits malades soient plutôt déprimés.

CHAPITRE III

AFFECTIONS SPÉCIALES DU NEZ, DE LA GORGE ET DES OREILLES

Les affections chroniques des yeux, du nez, de la gorge et des oreilles sont très fréquentes chez les enfants lymphatiques ou arthritiques, chez les premiers surtout. Reconnaissant une même cause, elles ont des caractères communs. C'est d'abord leur longue durée, leur tendance à produire de la suppuration sous l'influence des microbes pyogènes et saprophytes qui sont les hôtes habituels des surfaces muqueuses, des granulations, des fongosités, des végétations de l'engorgement dans les ganglions voisins, etc.

Ces conditions ouvrent et maintiennent ouverte la porte à la tuberculose qui évoluera d'autant mieux, d'autant plus rapidement que le terrain est tout préparé et que l'enfant est plus profondément atteint par la diathèse lymphatique ou la diathèse arthritique.

I. — Affections des yeux et des paupières

Les affections des yeux sont fréquentes chez les enfants particulièrement sous l'influence du lymphatisme qui leur imprime un caractère spécial comme elles sont le trait le plus commun et le plus apparent de ce tempérament. Il n'est pas nécessaire, en effet, qu'un enfant ait le facies complet de la diathèse pour qu'on reconnaisse en lui un lymphatique, il suffit qu'il ait les paupières rouges, « les yeux tendres, » pour le faire qualifier de tel.

MM. Saint-Germain et Valude[1] ont ramené toutes les affections des yeux ressortissant au lymphatisme, à deux groupes : la kérato-conjonctivite phlycténulaire et la blépharite ciliaire.

Traitement marin.

On est généralement d'avis que ces affections non seulement ne comportent pas un traitement marin mais le contre-indiquent. La commission chargée de l'acceptation des enfants pour l'hôpital maritime de Berck est formellement opposée à ce qu'on y envoie les petits malades qui sont atteints de ces accidents. Dans toutes les affections chroniques de l'œil et des voiles palpébraux, J. Simon est opposé au traitement marin. « La brise de mer, dit-il, accumule dans l'atmosphère, déjà chargée de vapeur salée, de fines poussières empruntées à la plage de sable qui entretiennent une irritation constante plus nuisible localement aux jeunes sujets que la cure maritime n'est utile à leur santé générale. » Cazin, et déjà Perrochaud,

[1] Saint-Germain et Valude. *Traité des maladies des yeux chez les enfants.*

qui l'avait précédé à Berck, étaient moins absolus à cet égard. Ils pensaient que tout dépend de l'état d'éréthisme de l'organisme et de l'appareil visuel, et tandis qu'ils ne voulaient pas de ceux qui étaient nerveux, irritables, ils gardaient volontiers les sujets lymphatiques, mous, torpides, dont l'affection ne donnait pas de poussées aiguës. Dans ces conditions ils ont vu des améliorations sensibles se produire après un séjour limité sur les plages ensoleillées, où ce que l'on redoute surtout c'est la réverbération. En réalité le véritable danger de la médication marine est dans l'excitation locale qu'il produit et qui peut amener des poussées inflammatoires. Voici comment Van Merris rend compte de l'effet du traitement marin :

1° L'affection décroît par une dégradation insensible et continue des symptômes locaux, qui se prononce parallèlement à l'amélioration progressive de la constitution ;

2° Elle passe par l'état aigu, s'y maintient quelque temps, et guérit définitivement à la manière des maladies aiguës, l'état général étant modifié;

3° Elle passe à l'état aigu, puis reprend une allure subaiguë ou chronique, et cela plusieurs fois de suite jusqu'à ce que l'état général soit assez transformé pour que l'une de ces recrudescences soit suivie d'une guérison définitive. On dirait que l'organisme surexcité par le traitement a bien la force nécessaire pour subir une poussée inflammatoire aiguë, mais non pour réagir contre elle, et il traîne, et alors recommence l'épreuve une deuxième et une troisième fois, jusqu'à ce que ces essais finissent par aboutir.

Cet auteur veut donc que l'on mette à profit la tendance qu'a la maladie de passer de l'état chronique à l'état aigu, s'il doit quelquefois la provoquer, il doit en revanche souvent la modérer et même l'arrêter à l'aide d'un traitement local approprié. S'il y a des rechutes, il faut interrompre bains et lotions.

Dans ces conditions il y aurait 75 p. 100 de guérisons, mais le traitement doit être prolongé.

Les conjonctivites guérissent ainsi mieux que les blépharites.

On doit en conclure que les enfants qui réclament de par leur état général le traitement marin ne devront pas en être privés systématiquement pour une affection oculaire ou palpébrale à la condition qu'elle n'offre pas des alternatives d'acuité.

Voici comment la question a été présentée au Congrès de Boulogne par le Dr Fage (d'Amiens).

« On doit chez les scrofuleux, a-t-il dit, faire concorcorder le traitement des affections oculaires, avec la vie au grand air. Or, l'air marin est celui qui active le mieux la nutrition de ces malades, réveille leur appétit, répare leurs forces, met tous les organes dans d'excellentes conditions de résistance. Mais il peut être trop excitant pour un organe aussi délicat que l'œil qui trouve d'ailleurs sur la plage d'autres causes d'irritation, telles qu'humidité, vent, poussière de sable, réverbération, etc. La cure marine doit donc être progressive, n'être qu'une cure d'air d'abord ; puis, les tissus oculaires étant devenus plus résistants, viendront les bains qu'on suspendra au moindre retour des symptômes inflammatoires. Ce qu'il faut rechercher dans le traitement marin, c'est la reconstitution de l'organisme, apte elle-même à produire l'affaiblissement de la virulence des affections oculaires. La guérison des lésions locales reste confiée au traitement ordinaire, lotions antiseptiques, instillations, cautérisations, etc. Les yeux doivent être garantis par des lunettes-conserves; quand il existe des excoriations des paupières ou des ulcérations de la cornée, le bandeau ouaté permanent est le moyen le plus sûr de calmer les douleurs, d'activer la cicatrisation, de prévenir l'infection par le contact des mains ou autres objets. En résumé le traitement des ophtalmies des scrofuleux, le climat marin, ne doit être qu'un auxiliaire de la thérapeutique habituelle de ces lésions.

Eaux chlorurées.

On fait à Salies, Salins, et autres stations similaires un traitement local approprié à chaque cas.

En ce qui concerne les kératites avec hypersécrétion de liquide dans la chambre intérieure, on prend la précaution de mitiger les bains de façon à ne pas provoquer une hypersécrétion irritative, et on oblige l'enfant à porter un bandeau pendant toute la durée du bain afin d'éviter l'irritation que pourraient produire sur les ulcérations cornéennes les vapeurs d'eau salée. On voit disparaître les opacités de la cornée sinon toujours après une première cure, du moins après deux ou plusieurs saisons.

Eaux sulfochlorurées.

Les eaux sulfochlorurées sont particulièrement indiquées.

Uriage. — Les eaux d'Uriage sont favorables au traitement des *blépharites ciliaires.* Indépendamment du traitement général on y administre des douches tièdes d'eau finement pulvérisée qui font tomber les croûtes des bords palpébraux et coupent court aux démangeaisons. Sous leur influence les paupières se détergent, les cils deviennent libres, les excoriations se cicatrisent. Les lotions d'eau minérale tiède soit pure soit coupée d'infusion de guimauve, s'il y a de l'inflammation, sont un moyen adjuvant également excellent.

Dans les *kérato-conjonctivites phlycténulaires,* on ne pourra compter faire suivre le traitement qu'après la fin des phénomènes aigus.

Challes. — On applique à Challes, localement, des compresses et l'on fait des pulvérisations pendant quinze à trente minutes sur les paupières. On fait en outre des lotions avec l'eau minérale.

Sous l'influence du traitement il se produit pendant les premiers jours une réaction modérée et une légère poussée aiguë bientôt suivie de la guérison.

Barèges. — Sous l'influence des lavages prolongés des paupières mis en œuvre à Barèges en même temps que l'administration interne de l'eau on voit s'opérer la décongestion ; les sécrétions se tarissent et le boursouflement se réduit progressivement. Les opacités cornéennes se résorbent d'autant mieux qu'elles sont de date plus récente.

Saint-Christau. — L'eau ferro-cuivreuse de Saint-Christau dans les affections oculaires peut être considérée comme un véritable collyre.

L'eau de la source des *Arceaux* est transportée et sur place elle est administrée comme l'eau d'Uriage dans les blépharites et les kérato-conjonctivites en pulvérisations vaporeuses extrêmement fines, sans aucune percussion. Néanmoins dès les premières séances le contact de la vapeur ainsi obtenue est suffisant pour produire une injection de la conjonctive, de la cuisson du larmoiement, etc., qui comportent une surveillance spéciale de la part du médecin. Une fois la tolérance établie on constate une rapide amélioration.

II. — Maladies de l'oreille

MM. Ladreit de Lacharrière et Castex étudiant la question des bains de mer pour les enfants atteints d'affections des oreilles les répartissent au point de vue du traitement marin en affections à écoulements et affections sans écoulements.

A. — *Affections à écoulements.*

On trouve ici les diverses otites externes et moyennes de nature scrofulo-tuberculeuse, les otites externes dues à l'eczéma au pityriasis du conduit auditif, et les otites syphilitiques.

Traitement marin.

Pour les premières, ces messieurs considérant surtout l'otorrhée pensent qu'il y a lieu d'être prudent. C'est aussi l'avis de M. J. Simon qui fait de l'otorrhée une contre-indication aux bains de mer et même au séjour des plages. MM. Ladreit de Lacharrière et Cartex ont vu des enfants dans cette condition conduits à la mer par leur famille, sans avis préalable du médecin subir des répercussions graves sur le labyrinthe. La réaction ne se faisait pas à la peau mais dans la profondeur; de là des congestions qui, dans un milieu bacillaire, amenaient de graves otites internes ou des méningites, et ils concluent en déconseillant le bain de mer, c'est-à-dire le *bain à la lame.*

Par contre le *séjour au bord de la mer* peut être inutile, disent-ils, à la condition que ces malades se contenteront de l'air marin et qu'ils n'oublieront pas le pansement de leurs oreilles avec un tampon d'ouate stérilisée. Les mêmes indications et contre-indications s'appliquent à l'otorrhée scrofulo-tuberculose : séjour au bord des plages sans les bains de mer.

Rien n'est plus dangereux, en effet, que de conseiller les bains de mer et à plus forte raison les injections d'eau de mer dans les oreilles s'il s'agit d'une affection ayant dépassé le conduit auditif externe, s'il y a perforation du tympan. Une exception pourra être faite pour les altérations osseuses du rocher aujourd'hui reconnues appartenir à la tuberculose. Tantôt les affections de cette nature, ainsi qu'on l'a vu au chapitre de la tuberculose locale, trouvent en effet dans le traitement marin un élément de guérison.

Dans les cas où le bain de mer pourra être permis, on recommandera de boucher les oreilles du petit malade avec du coton enduit de vaseline et on fera suspendre les bains, à la moindre céphalalgie, de peur de voir se produire des complications méningitiques. D'ailleurs l'immersion sera très courte, la tête ne plongera pas dans l'eau et sera simplement lotionnée. C'est donc sur le traitement général que l'on fait fond et non sur le traitement local. On doit en effet se garder d'injections qui pourraient rompre le tympan et continuer un peu longtemps les bains de mer avec les précautions convenables et renouveler les saisons pendant plusieurs années. C'est le séjour dans l'atmosphère marine qui, lorsqu'il est indiqué, est le meilleur adjuvant du traitement local.

Stations chlorurées.

Quand l'atmosphère marine, qui souvent est le meilleur appoint du traitement marin, se trouve contre-indiquée, c'est à des eaux chlorurées salines que l'on recourra pour la santé générale. Quant aux irrigations elles ne seront faites qu'après l'examen du médecin appelé à diriger le traitement.

Salies. — A Salies on donne des injections d'eau salée en atténuant l'irritation qu'elles auraient pu produire, par des injections émollientes.

Dans les altérations *définitives* relevant de l'arthritisme, ces messieurs pensent comme moi que la mer est contre-indiquée. Ils pensent même qu'elle ne pourrait qu'aggraver la situation déjà pénible. Prenant comme exemple *otite moyenne chronique sèche* que caractérisent la surdité et les bourdonnements montrent que l'on peut suivre sur les malades l'aggravation constante que produit un séjour annuel au bord de la mer. Ils ont par devers eux des observations péremptoires de cette aggravation régulière et tous les auteurs : Duplay, Gellé, Hartmann (de Berlin), Hermet, Urbantschitsch, sont d'accord sur ce point avec eux.

On peut dire, ajoutent-ils, en thèse générale que tout sujet atteint de bourdonnements doit s'abstenir des bains de mer. En particulier si le bruit, comparable à un jet de vapeur (djiii) indique une ankylose des osselets avec pression sur la fenêtre ovale, ou si le bruit entotique est musical (cloches, etc.), pouvant être noté, répondant à une note quelconque de l'échelle diatonique, car il indique plutôt alors des lésions labyrinthiques et surtout du limaçon.

Toutefois si le bruit, rappelant le murmure de la mer ou celui qu'on entend en appliquant contre l'oreille un grand coquillage, indique une obstruction de la trompe d'Eustache, souvent due à des catarrhes strumeux ou consécutive à l'influenza, la mer est favorable.

Ainsi qu'on le voit, la décision à prendre d'envoyer un enfant atteint d'affection de l'oreille est délicate et comporte un bon diagnostic préalable.

La thérapeutique marine en ce qui concerne les affections reconnaissant pour cause la syphilis ne saurait s'adresser à la maladie proprement dite, mais elle a une action incontestable pour relever la santé générale à la condition expresse que les sujets aient une force de réaction suffisante. Dans ce cas ils pourront bénéficier des bains à la mer et de l'atmosphère marine, dans le cas contraire c'est sur l'air marin seul qu'il faut compter en se souvenant que les petits syphilitiques doivent être garantis du froid, des brusques changements de température et qu'il leur faut de la chaleur. Les stations maritimes d'hiver leur conviennent parfaitement.

B. — *Affections sans écoulements.*

MM. Castex et Ladreit de Lacharrière distinguent des cas anatomo-pathologiques *transitoires* et des cas définitifs qui tous frappent l'oreille dans ses diverses parties. Dans les transitoires, ils mentionnent les congestions simples que le rhumatisme, les troubles de la menstruation, des voies digestives, du grand sympathique provoquent dans l'organe auditif.

Ces messieurs disent que le traitement marin est très bon dans ces divers états, notamment le bain à la lame qui joint aux avantages de l'hydrothérapie tous ceux que la mer apporte en si grand nombre. Ils indiquent aussi les diverses manifestations hystériques de l'oreille comme bénéficiant du traitement marin, mais je ne saurais accepter cette pratique pour les jeunes filles hystériques qui presque toujours conduites à la mer sans mon avis et souvent malgré ma défense, ont été prises d'agitation, d'insomnie et de véritables crises. Je ferai aussi une réserve quant aux jeunes sujets rhumatisants qui ne m'ont jamais paru retirer grand'chose des bains de mer ni même de l'atmosphère marine à moins qu'il s'agisse d'un séjour dans une station sèche et chaude de la Méditerranée.

Eaux sulfochlorurées.

Les eaux sulfochlorurées sont plus indiquées chez les lymphatiques avec ou sans arthritisme et parmi celles-ci, les eaux d'*Uriage* en première ligne.

J'ai vu, dit M. J. Simon, des effets merveilleux des eaux d'Uriage dans le cas d'otite chronique suppurée. On y fait des injections et des pulvérisations d'eau minérale dans le conduit auditif en même temps que dans le pharynx qui est plus ou moins intéressé dans la plupart des cas. Le traitement local pour être efficace doit être prolongé, et c'est encore le traitement général qui donnera les résultats les plus certains et les plus durables en modifiant la constitution.

Eaux sulfureuses.

Le traitement aux stations sulfureuses est le même à peu près partout. Il s'adresse à l'état local et à l'état général, produisant souvent des exacerbations suivies d'améliorations marquées. Il comporte, en tout cas, la direction d'un médecin exercé aux maladies de l'oreille. Cette considération déterminera le choix de telle ou telle station au moins autant que d'autres peu importantes dans l'espèce, qui feraient choisir Cauterets, Barèges, Luchon, etc.

III. — Affections chroniques du nez et de la gorge

1° *Coryza chronique.*

Le coryza chronique se présente sous deux formes : coryza ou rhinite hypertrophique et rhinite atrophique ou ozène vrai.

Dans le coryza chronique à forme *hypertrophique*, la muqueuse est gonflée, épaissie, sa sécrétion est augmentée. C'est la rhinite chronique commune des lymphatiques qui amène le rétrécissement et même l'oblitération de la trompe d'Eustache et ainsi une demi-surdité. De plus l'écoulement qui se fait dans le pharynx irritant la muqueuse, amène l'hypertrophie des follicules clos et entretient la pharyngite.

La *rhinite atrophique* qui est caractérisée par l'aspect ratatiné de la muqueuse et l'odeur spéciale de punaise écrasée ne disparaissant pas après un nettoyage des fosses nasales constitue l'ozène vrai.

Ce qui importe, dans ces états plus ou moins caractérisés, indépendamment du traitement spécial à chaque cas, c'est le traitement de l'état général. Ce sera, en premier lieu, le traitement marin et les eaux minérales appropriées.

Traitement marin.

D'après MM. Ladreit de La Charrière et Castex, la thérapeutique marine procure d'excellents résultats dans les affections du nez. Elle n'a presque, disent-ils, que des indications.

Les rhinites hypertrophique et atrophique sont favorablement influencées. C'est ce que j'ai souvent constaté pour les petits lymphatiques auxquels je n'hésite pas à conseiller la balnéation marine quand ils ne présentent aucune des contre-indications générales que j'ai signalées et en tout cas à l'atmosphère marine. Les bains de mer froids, les aspirations d'eau de mer froide ou chaude, agissent à merveille. Au bout de quelques jours la sécrétion des glandes de la membrane de Schneider augmente, devient quelquefois très abondante, puis, petit à petit, les tissus reprennent leur aspect et leur fonctionnement normaux.

L'ozène n'est pas guéri directement par le traitement marin, mais l'état général des sujets qui sont atteints de cette affection si cruellement tenace s'améliore. A Berck, on fait faire dans ces cas comme traitement local des irrigations d'eau de mer prolongées pendant quarante à cinquante minutes. On fait ainsi passer jusqu'à 50 litres d'eau dans les narines au moyen du siphon de Weber, muni d'un robinet permettant de régler le jet. L'enfant est ainsi douché avec une douceur extrême et il s'accoutume à son traitement quand on lui donne une position convenable.

Technique de l'irrigation nasale. — Il faut maintenir le petit malade debout, la tête penchée en avant de manière que les narines occupent la partie la plus déclive des fosses nasales.

On emploie le siphon de Weber ou encore un irrigateur ordinaire dont le robinet est ouvert à moitié.

L'enfant a la tête maintenue au-dessus d'une cuvette et on introduit la canule de l'appareil amorcé dans la narine la moins malade. On voit alors l'eau qui entre d'un côté sortir de l'autre sans produire de suffocation du moins s'il s'agit d'un enfant déjà grand pour comprendre ce qu'on veut de lui, ou simplement pour rester tranquille.

Le traitement marin convient aussi quand il y a des végétations adénoïdes, je l'ai souvent constaté et le professeur Verneuil a appuyé de son autorité l'opinion de MM. Ladreit de la Charrière et Castex qui déclarent que le traitement marin agit pour activer la croissance que les tumeurs adénoïdes avaient ralentie. Pour ces auteurs, les eczémas de la narine qui s'avancent sur la lèvre supérieure sont peut-être la seule contre-indication.

Eaux chlorurées.

Les eaux chlorurées sodiques de Salins, Salies-de-Béarn, Besançon-La Mouillière, Bex, etc., remplissent l'indication et le traitement est le même à peu près partout.

C'est la douche nasale qui souvent à la fin de la saison a réussi à guérir coryza et ulcérations. Quand les fosses nasales ne sont pas perméables, on se borne au début à faire des lavages plusieurs fois par jour.

A Salies, après les premiers bains généraux on commence la douche générale et la douche nasale. S'il se produit un peu de fatigue générale, des picotements à la racine du nez, du larmoiement et une augmentation des sécrétions nasales, on suspend douches générales et irrigations pour continuer seulement les bains. On fait aussi quelquefois deux irrigations par jour avec 2 litres d'eau tiède contenant chacun 20 à 100 grammes d'eaux mères en augmentant progressivement.

Bex. — A Bex, c'est aussi de l'eau additionnée d'eau salée ou d'eau mère que l'on emploie pour les douches nasales.

La Bourboule. — A La Bourboule de même où il existe des douches générales et locales de toutes sortes le traitement local et la balnéation vont de pair.

Eaux sulfochlorurées et sulfurées.

Uriage. — Les eaux sulfo-chlorurées et arsenicales d'*Uriage* qui sont à la fois toniques et excitantes, sont parfaitement appropriées aux affections des muqueuses chez les lymphatiques et ont comme indication précise les cas où l'affection n'est point encore trop invétérée. J. Simon a vu dans sa clientèle des effets merveilleux d'Uriage dans le coryza et l'ozène.

On fait des irrigations, on donne des bains et des douches générales, enfin de l'eau en boisson. Il en résulte sinon toujours la guérison immédiate du moins des améliorations solides et durables de l'état local d'abord et de l'état général ensuite.

Challes. — Quand les accidents locaux sont anciens, invétérés, quand le terrain est profondément atteint par le lymphatisme ou même la syphilis héréditaire, qu'il y a des adénites, des dermatoses accompagnant l'inflammation chronique du nez, souvent étendues à la gorge, aux bronches, c'est aux eaux chlorurées faibles, sulfurées fortes et iodo-bromurées de Challes qu'il faut s'adresser.

Les irrigations sont faites deux fois par jour à une faible pression et après les deux ou trois premiers jours pendant lesquels l'eau est donnée coupée, on l'emploie pure à la dose de 4 à 6 litres par jour.

Barèges remplit ces indications de même que *Cauterets*, *Luchon*, *Saint-Honoré*, *Allevard*, *Enghien*, que l'on pourra conseiller suivant les cas, la proximité des familles, en tenant compte des contre-indications particulières, du climat, etc.

Saint-Christau. — Les vertus reconstituantes, cicatrisantes des eaux ferro-cuivreuses de Saint-Christau les font employer chez les enfants atteints de catarrhe chronique en pulvérisations fines, administrées à l'aide d'appareils spéciaux.

Elles sont indiquées dans les cas où il n'y a pas d'autres manifestations nécessitant un traitement général aux sources précitées.

2° *Pharyngites chroniques.*

L'inflammation chronique du tissu adénoïde du pharynx est très fréquente chez l'enfant. Elle exagère cette prédisposition marquée dans la période d'évolution pour tout ce qui est hypertrophie glandulaire. C'est ce qui explique l'hypertrophie des amygdales, les végétations adénoïdes du naso-pharynx, aussi bien que les simples granulations. Le coryza chronique postérieur par l'écoulement muco-purulent auquel il donne lieu est déjà assez pour irriter les follicules clos et la muqueuse.

Traitement marin. — Dans ces divers états pris en bloc, quoi qu'en disent les médecins qui exercent aux stations maritimes, le traitement marin ne saurait être conseillé. Ce n'est pas à dire que l'état général des petits lymphatiques qui sont pâles, anémiés, ne se trouve pas souvent amélioré par l'air de la mer dans des conditions déterminées, et les médecins de Berck, Penochaud, Cazin, ont vu souvent ces affections s'améliorer parallèlement à la santé générale. Chez les malades qui leur étaient envoyés pour d'autres raisons, ils prescrivaient l'eau de mer en gargarismes, en compresses, et ils ont vu de bons résultats à la suite de cette médication légèrement révulsive. Mais ils reconnaissent que ce traitement devient nuisible dès qu'il survient un peu d'acuité dans les symptômes.

Considérés à part, les gonflements chroniques des amygdales, les végétations adénoïdes chez des sujets lymphatiques pourront être traités à la mer.

Quant aux angines chroniques proprement dites, elles n'ont rien à y gagner.

Eaux chlorurées. — Les lymphatiques qui ont en même temps d'autres accidents de la diathèse seront envoyés aux eaux chlorurées sodiques de Salins, Salies, Salins-les-Moutiers, Kreuznach, Nauheim, Bex, ou aux eaux iodurées: Wildegg, Saxon, etc.

Eaux chlorurées bicarbonatées arsenicales de La Bourboule. — Les eaux de La Bourboule sont indiquées à la fois chez les lymphatiques et les arthritiques. On y met en œuvre le gargarisme, les pulvérisations au tamis ou à la palette pendant dix ou quinze minutes; le humage, les inhalations. Après cela, le malade prend un bain de pieds à 45 ou 50° de cinq minutes ou une douche (Heulz).

Le Mont-Dore. — Chez les enfants jeunes, arthritiques plutôt que lymphatiques, lorsqu'il s'agit de pharyngites ou de catarrhe du naso-pharynx encore au début associés à de la bronchite chronique, on se trouvera mieux des eaux du Mont-Dore. J'ai déjà dit combien les inhalations, les pulvérisations, irrigations, étaient parfaitement faites à cette station qui convient si bien aux enfants.

Royat. Ems. — Les eaux d'Ems, en Allemagne, de Royat, en France, conviennent également dans ces conditions pour les arthritiques nerveux atteints de pharyngites chroniques.

On y trouve toutes les ressources que peut offrir la médication thermale.

Eaux sulfochlorurées. — Les stations hydrominérales chlorurées sodiques seraient déjà plus indiquées que la mer, mais les eaux dans lesquelles le soufre s'ajoute au chlorure de sodium sont préférables.

Challes. — Dans les pharyngites avec grosses amygdales, écoulement purulent des fosses nasales, engorgements des glandes, les eaux de Challes sont indiquées chez les sujets lymphatiques, mous, non par trop excitables.

La cure de Challes a, sur toutes ces manifestations, une action résolutive que nous constatons chaque année sur de nombreux cas. S'agit-il d'angine *glanduleuse simple*, ou y a-t-il en même temps de l'*hypertrophie des amygdales?* On met en œuvre les pulvérisations et les gargarismes en même temps que le traitement interne. On voit alors disparaître peu à peu l'irritation et l'hypersécrétion glandulaire.

S'il y a des *végétations adénoïdes* on fait des irrigations nasales avec le siphon de Weber comme pour les affections du nez. Mais on comprend qu'il soit nécessaire que ces irrigations soient bien faites. Si on ne veut pas que, sous l'influence de grosses tumeurs adénoïdes obstruant les fosses nasales, l'eau injectée ne pénètre dans la caisse du tympan par la trompe d'Eustache et n'y produise une otite moyenne.

On peut ainsi, dans les cas où la régression est encore possible, éviter aux enfants une opération à laquelle en tout cas ils seront mieux préparés si elle devient indispensable, après quoi la cure thermale de Challes en sera le meilleur complément. La cure tarit en tout cas le catarrhe qui accompagne ces lésions[1].

Uriage. — Les eaux plus faibles, plus délicates d'Uriage remplaceront celles de Challes dans les cas moins invétérés, chez des sujets lymphatiques ou arthritiques surtout, dans les cas où les inflammations chroniques de la gorge s'accompagnent d'accidents analogues du côté de la muqueuse du nez ou des oreilles ou encore de dermatoses.

Eaux sulfureuses. — Les malades atteints de ces affections et qui portent le poids de la diathèse lymphatique et de la diathèse arthritique dont les entrailles ne sont point délicates, seront avantageusement envoyés aux stations sulfurées sodiques ou calciques.

Barèges. — A Barèges, qui tient la tête parmi les

[1] Voyez Royer. *La médication de Challes.*

eaux excitantes du groupe des Pyrénées, outre le traitement interne, on fait des pulvérisations locales qui amènent rapidement la réduction des glandes hypertrophiées.

Bagnères-de-Luchon. Cauterets. — Mais l'accès de Barèges n'est pas facile, et la station n'est pas appropriée à tous les enfants, en raison du climat assez rude par suite de l'altitude et du voisinage des montagnes élevées, dont plusieurs sont couvertes de neiges éternelles. Luchon offre avec un climat plus doux des conditions semblables de traitement. Le Dr Lambron obtient à Luchon de bons effets des douches locales dans l'hypertrophie des amygdales. Les eaux de Cauterets répondent aux mêmes indications. L'air assez humide de ces stations convient particulièrement pour les malades qui ont de la pharyngite sèche, qui est une des formes les plus pénibles.

Eaux-Bonnes. — Eaux-Bonnes convient également, mais il y a trop peu d'eau à cette station pour y faire suivre un traitement complet ; il est donc préférable, quand on veut des bains, que l'on envoie les enfants à des stations voisines, équivalentes dans l'espèce.

Enghien et Pierrefonds, etc. — Les eaux sulfurées calciques d'Enghien et de Pierrefonds répondent également à l'indication, de même que les stations de Marlioz, Allevard, Louèche, Heustrich, en Suisse, etc. Tous les enfants excitables que l'on ne pourrait soumettre à l'action des eaux sulfurées sodiques chaudes.

CHAPITRE XIV

DERMATOSES

D'une façon générale, on peut dire que les maladies de la peau sont très fréquentes chez les enfants, mais aussi plus facilement curables que chez les adultes, surtout celles qui relèvent d'une influence diathésique et qui généralement résistent à toutes les thérapeutiques.

La climatothérapie et l'hydrothérapie proprement dite n'ont d'influence que sur la constitution qu'elles peuvent modifier, elles n'ont aucune action sur la dermatose elle-même. Il suffira de se reporter à ce qui a été dit à propos du lymphatisme et de l'arthritisme pour trouver, suivant qu'un enfant est atteint de l'une ou de l'autre de ces diathèses, la station climatique appropriée.

Les eaux minérales rendent, dans la plupart des cas, de véritables services, à la condition qu'il n'y ait pas de contre-indication générale ou particulière.

a. Générale, c'est-à-dire comme pour tous les cas, qu'il faut se garder d'envoyer à une station, bien indiquée d'ailleurs pour une maladie donnée, des enfants trop jeunes ; des malades ayant une affection du cœur ou des vaisseaux ; les sujets menacés, ou, à plus forte raison, atteints d'une affection du cerveau, d'albuminurie aiguë ou chronique, de tuberculose, cancer, etc.

b. Particulière : état aigu, rechute ou retour à l'état aigu de l'affection cutanée que l'on veut traiter.

On fera appel tantôt aux eaux thermales peu minéralisées de Plombières, tantôt aux eaux très énergiques surtout parmi les stations sulfureuses. Les chlorurées bicarbonatées arsenicales de La Bourboule, les eaux sulfureuses sodiques des Pyrénées (Ax, Luchon, Saint-Sauveur, Barèges, etc.) ; les hydrosulfurées chlorurées d'Uriage, de Saint-Gervais, les alcalines chlorurées sodiques de Royat, les sulfatées calciques (Louèche) seront les plus fréquemment indiquées. La mer est tout à fait contre-indiquée.

Il importe de savoir que la plupart des maladies cutanées sont rarement primitives, que souvent elles ne font que traduire au dehors des altérations diverses de différents organes. C'est d'abord en dehors du parasitisme déjà souvent en cause, de l'arthritisme, du lymphatisme qui sont au moins l'occasion, le terrain favorable au développement de beaucoup de dermatoses, la syphilis, la dyspepsie, etc. Enfin elles peuvent être la seule manifestation de la tuberculose. C'est ce qui fait que dans la plupart des cas, les stations thermales auxquelles on enverra ces enfants seront justement les mêmes où on les adresserait pour d'autres manifestations de l'affection sous l'influence de laquelle leur dermatose s'est montrée ou s'est aggravée.

Je citerai seulement les stations dont les eaux conviennent dans les dermatoses les plus fréquemment observées chez les enfants.

I. — Acné

Ce n'est guère que dans la seconde enfance ou l'adolescence, particulièrement aux approches de la puberté, que commencent à se développer les diverses variétés d'acné.

En dehors du traitement général qui s'adresse au tempérament arthritique ou lymphatique et qui, dans l'immense majorité des cas, est tout entier dans le régime alimentaire, c'est aux eaux minérales qu'on demandera de modifier le vice constitutionnel des jeunes sujets. Mais quelle station va-t-on conseiller?

Aux *arthritiques*, on prescrira les eaux alcalines de *Vals*, les eaux alcalines et légèrement arsenicales de Royat, d'Ems, douces et toniques, grâce à leur chlorure de sodium, et dans certains cas d'acné invétérée, les eaux arsenicales de La Bourboule.

Les eaux sulfureuses d'Ax, Barèges, Luchon, Schinznach, conviennent aussi, surtout en pulvérisation ou en vaporisation.

Les jeunes sujets chez lesquels l'acné trouve sa cause, surtout dans les troubles digestifs, entés ou non sur un fond arthritique, les dyspeptiques, les dilatés, les constipés, dont la poitrine et le dos, ainsi que le visage, se couvrent d'efflorescences acnéiques, se trouveront bien d'un traitement hydrominéral à ces mêmes eaux, ou à Plombières qui, outre l'action réelle qu'elles exercent sur les voies digestives, agissent pour assouplir la peau et favoriser les sécrétions cutanées.

Les constipés, avec pléthore abdominale, iront à Brides, à Châtel-Guyon, Marienbad, Tarasp.

Dans ce cas particulier, il ne faudra pas dédaigner de recourir à l'hydrothérapie. « Les douches froides ou écossaises, dit Bottey[1], modifient singulièrement la vitalité de la peau, rendent celle-ci moins irritable, et font souvent disparaître très rapidement les éruptions d'acné simplex ou d'acné pustuleuse, si fréquentes chez les jeunes gens. »

Si la *scrofule* ou le *lymphatisme* sont en cause, c'est aux eaux arsenicales fortes de La Bourboule, ou sulfureuses d'Uriage, Challes, ou enfin aux eaux à la fois faiblement arsenicales et sulfureuses de Saint-Honoré qu'on les enverra. C'est par un traitement interne et externe bien combiné qu'on arrive à les débarrasser.

Les *anémiques* se trouveront mieux des eaux ferrugineuses. Les eaux de Bagnères-de-Bigorre qui, outre les sources sulfureuses, ont des sources ferrugineuses, seront alors doublement indiquées.

II. — Eczéma

Sous le nom d'eczéma, on comprend encore une série d'affections mal distinctes qui demandent à être sépa-

[1] Bottey. *Loc. cit.*

rées. Si la cause de cette dermite vésiculo-pustuleuse est dans un régime mal conduit, il n'y a qu'à le réformer ; s'il y a une cause locale, à la combattre ; s'il y a dyspepsie et dilatation de l'estomac chez un enfant déjà grand, on l'enverra aux eaux indiquées pour son cas (voyez *Dyspepsie*). Ce qui nous importe ici, c'est de diriger les enfants atteints de cette affection, quand elle rappelle l'eczéma de l'adulte, aux eaux qui conviennent le mieux à son tempérament tantôt arthritique, tantôt lymphatique.

1° Soit un enfant du second âge, atteint de cet eczéma qui choisit son siège autour des narines, des yeux, de la bouche, des oreilles, et qui se complique de blépharites ciliaires, de kérato-conjonctivites, d'otorrhées, d'adénites plus ou moins étendues, etc. L'origine lymphatique ou scrofuleuse n'est pas douteuse. En dehors du traitement médical, qui a surtout en vue de modifier la constitution et de traiter localement la dermatose, les eaux minérales seront indiquées après les premières années, si l'eczéma résiste aux moyens ordinaires ou revient avec persistance.

Les eaux particulièrement indiquées sont celles de Saint-Honoré, Allevard, Uriage, La Bourboule.

Les eaux alcalines, légèrement sulfureuses et arsenicales de Saint-Honoré sont onctueuses, grâce à la glairine qu'elles contiennent en abondance, elles auront à la fois l'effet d'un pansement pour la peau et d'un modificateur de la nutrition. Leur grande douceur d'action permet justement de les conseiller pour les enfants atteints d'eczéma simple ou compliqué d'adénites.

Les eaux hydrosulfurées calciques froides d'Allevard, peu minéralisées mais suffisamment sulfureuses, et contenant en outre des bromures et des iodures alcalins, sont bien appropriées aux enfants de cette catégorie.

Les eaux d'Uriage, si appropriées au lympathisme et à la scrofule, donnent les meilleurs résultats dans l'eczéma lié à ces états, et ne produisent pas de poussée comme d'autres eaux analogues. Elles calment au contraire d'emblée la peau, ce qu'il faut attribuer sans doute à l'action sédative et astringente des chlorures, et aussi au fait que l'effet laxatif de l'eau prise en boisson est de nature à prévenir le phénomène de la *poussée*.

Les eaux chlorurées sodiques, mais surtout les chlorurées bicarbonatées arsenicales chaudes de La Bourboule sont, plus que toute autre, à recommander pour toutes les affections de la peau se rattachant à la scrofule ou au lymphatisme, et surtout pour les formes rebelles. C'est à l'action tonique, reconstituante et éminemment dépurative de ces eaux que nos petits malades devront de voir disparaître, non seulement l'eczéma récent ou ancien, mais les engorgements ganglionnaires qui l'accompagnent. D'après Nicolas la guérison est la règle à La Bourboule.

2° L'eczéma qui se montre plutôt sur un terrain arthritique demande Royat, Saint-Gervais, Bagnères-de-Bigorre, Néris.

Chez les jeunes sujets arthritiques, atteints d'eczéma sec, on conseillera Royat qui est une eau plus tonique et reconstituante que les eaux bicarbonatées sodiques simples et n'a rien à envier à Ems, sa rivale allemande (voyez le tableau comparatif, p. 251). Son climat doux, sans brusques variations, convient parfaitement aux enfants.

Saint-Gervais, dont l'eau a une action sédative, convient aux formes subaiguës et chroniques, mais suintantes, chez les enfants nerveux de tout âge.

A *Bagnères-de-Bigorre*, la source du Foulon, qui ne contient pas de sels ferrugineux ou calcaires, mais qui est à 33°, est, malgré sa disette de principes minéralisateurs, tout à fait convenable pour l'eczéma que des eaux sufureuses, même légères, exciteraient.

Néris, dont les bains tempérés sont sédatifs, convient de même, s'il existe du nervosisme, du grattage.

3° Les eczémas invétérés secs, qui ne cèdent pas à ces eaux, se trouveront parfois très bien de Louèche. Les formes aiguës ou subaiguës, les formes congestives de l'eczéma, ne doivent pas être envoyées à cette station, mais les formes invétérées qu'il faut exciter, bénéficieront précisément de la poussée.

L'altitude élevée de cette station (1,411 m.), qui en fait un climat de haute montagne avec un air pur et léger, lui donne un élément tonique tandis que la balnéation est plutôt sédative.

4° Les eaux de Sail-les-Bains sont recommandées pour l'eczéma suintant des scrofuleux.

L'*hydrothérapie* sous forme de douche tiède ou même chaude est parfaitement indiquée dans les formes chroniques de l'eczéma s'accompagnant de démangeaisons ou de poussées aiguës prurigineuses comme dans les névro-dermites.

III. — Ichtyose

Depuis longtemps on emploie, avec plus ou moins de succès, dans cette affection, que l'on blanchit mais que l'on ne guérit pas, les bains prolongés dans les eaux de Barèges, Luchon, Challes, Saint-Gervais, Uriage, Schlangenbad, Louèche.

IV. — Impétigo

Jadis considérée comme de nature scrofuleuse, cette affection, si particulière à l'enfance, a été, grâce au microscope, attribuée à sa véritable cause, un micro-organisme pyogène.

Outre le traitement local qui aura surtout pour base des lotions et bains antiseptiques, on devra traiter l'état général du sujet.

Est-il de tempérament arthritique? On l'enverra à Saint-Gervais ou à Royat.

Est-il lymphatique? On l'adressera plutôt aux eaux sulfurées sodiques de Barèges, Luchon.

Est-il tout à fait scrofuleux? Les eaux chlorurées sodiques arsenicales et particulièrement La Bourboule lui iront mieux.

Dans les cas invétérés, Louèche sera plutôt indiqué.

V. — Pityriasis

Pour les arthritiques, on conseillera les eaux de Plombières, de Royat.

Pour les lymphatiques, scrofuleux : Schinznach, Luchon, Saint-Honoré, Saint-Gervais, seront particulièrement à recommander.

VI. — Psoriasis

Les eaux minérales destinées à blanchir le psoriasis, pour un temps plus ou moins long, doivent être choisies parmi les plus énergiques :

Les sulfurées sodiques chaudes : Barèges, Luchon, Cauterets, Challes, Eaux-Bonnes, Eaux-Chaudes;

Les arsenicales, surtout La Bourboule, La Bassère, Saint-Sauveur, le Vernet;

Les eaux sulfatées calciques de Louèche, qui sont indiquées po : les formes invétérées des affections de la peau, réussissent quelquefois à améliorer le psoriasis, à condition de n'y recourir qu'en dehors de toute poussée aiguë.

VII. — Urticaire

Le traitement hydrominéral a pour but de combattre la disposition du sujet.

Aux arthritiques on prescrira : Vals, Royat, La Bourboule..

Aux nerveux : Néris, Plombières, Ragatz, Louèche, Lavey.

J'ai eu à La Bourboule plusieurs cures radicales et définitives.

L'*hydrothérapie*, sous la forme de douches tièdes de 35 à 38° plus ou moins prolongées suivant l'âge et la résistance des sujets, donne parfois des résultats excellents dans le prurit de l'urticaire chronique.

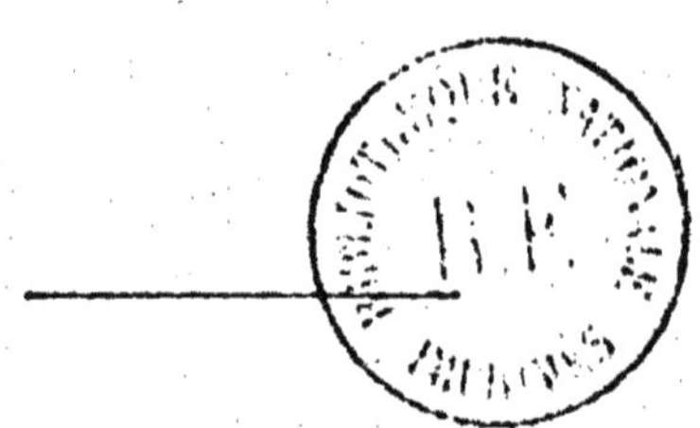

TABLE ANALYTIQUE DES MATIÈRES

PREMIÈRE PARTIE

DES DIVERSES STATIONS MÉDICALES

SECTION PREMIÈRE

STATIONS CLIMATOTHÉRAPIQUES

CHAPITRE PREMIER

CLIMATOLOGIE ET CLIMATOTHÉRAPIE

CONSIDÉRATIONS GÉNÉRALES SUR LES CLIMATS

FACTEURS DU CLIMAT

I. — TEMPÉRATURE

CHAPITRE II

PRINCIPALES STATIONS CLIMATOTHÉRAPIQUES

ARTICLE PREMIER. — STATIONS MARITIMES

ARTICLE II. — STATIONS CONTINENTALES

SECTION II

STATIONS DE BAINS DE MER ET SANATORIA MARINS

CHAPITRE PREMIER

LA MÉDICATION MARINE

FACTEURS DE LA MÉDICATION MARINE

CHAPITRE II

PRINCIPALES STATIONS DE BAINS DE MER

HOSPICES ET SANATORIA MARINS

I. — Sanatoria français

II. — Sanatoria étrangers

SECTION III

STATIONS THERMALES

CHAPITRE PREMIER

CONSIDÉRATIONS GÉNÉRALES SUR L'EMPLOI DES EAUX MINÉRALES CHEZ LES ENFANTS

FACTEURS DES EAUX MINÉRALES

EFFETS PHYSIOLOGIQUES DES EAUX MINÉRALES

INDICATION ET CONTRE-INDICATION

CLASSIFICATION

CHAPITRE II

EAUX CHLORURÉES SODIQUES

EAUX CHLORURÉES SODIQUES SIMPLES

2° STATIONS SULFURÉES CALCIQUES

CHAPITRE IV

EAUX BICARBONATÉES

1° EAUX BICARBONATÉES SIMPLES

2° Eaux bicarbonatées chlorurées

3° Eaux bicarbonatées sulfatées

4° Eaux bicarbonatées chlorurées sulfatées

CHAPITRE V

EAUX SULFATÉES

1° Sulfatées sodiques

2° Sulfatées calciques

CHAPITRE VI

EAUX FERRUGINEUSES

1° Eaux ferrugineuses bicarbonatées

CHAPITRE VII

STATIONS D'EAUX MINÉRALES INDÉTERMINÉES

SECTION IV

STATIONS HYDROTHÉRAPIQUES

CHAPITRE PREMIER

CONSIDÉRATIONS GÉNÉRALES SUR L'HYDROTHÉRAPIE

CHAPITRE II

DE QUELQUES STATIONS HYDROTHÉRAPIQUES

DEUXIÈME PARTIE

CHAPITRE PREMIER

LYMPHATISME ET SCROFULE

CHAPITRE II

TUBERCULOSES LOCALES

CHAPITRE III

RACHITISME

CHAPITRE IV

ARTHRITISME

CHAPITRE V

OBÉSITÉ ET DIABÈTE

CHAPITRE VI

RHUMATISMES

CHAPITRE VII

ANÉMIES ET CHLOROSE. — MALARIA

CHAPITRE XI

AFFECTIONS DES VOIES GÉNITO-URINAIRES

CHAPITRE XII

AFFECTIONS DU SYSTÈME NERVEUX

CHAPITRE XIII

AFFECTIONS SPÉCIALES DES YEUX, DES OREILLES, DU NEZ ET DE LA GORGE

I. — Affections des yeux et des paupières

II. — Maladies de l'oreille

III. — Affections du nez et de la gorge

CHAPITRE XIV

DERMATOSES

ÉVREUX, IMPRIMERIE DE CHARLES HÉRISSEY

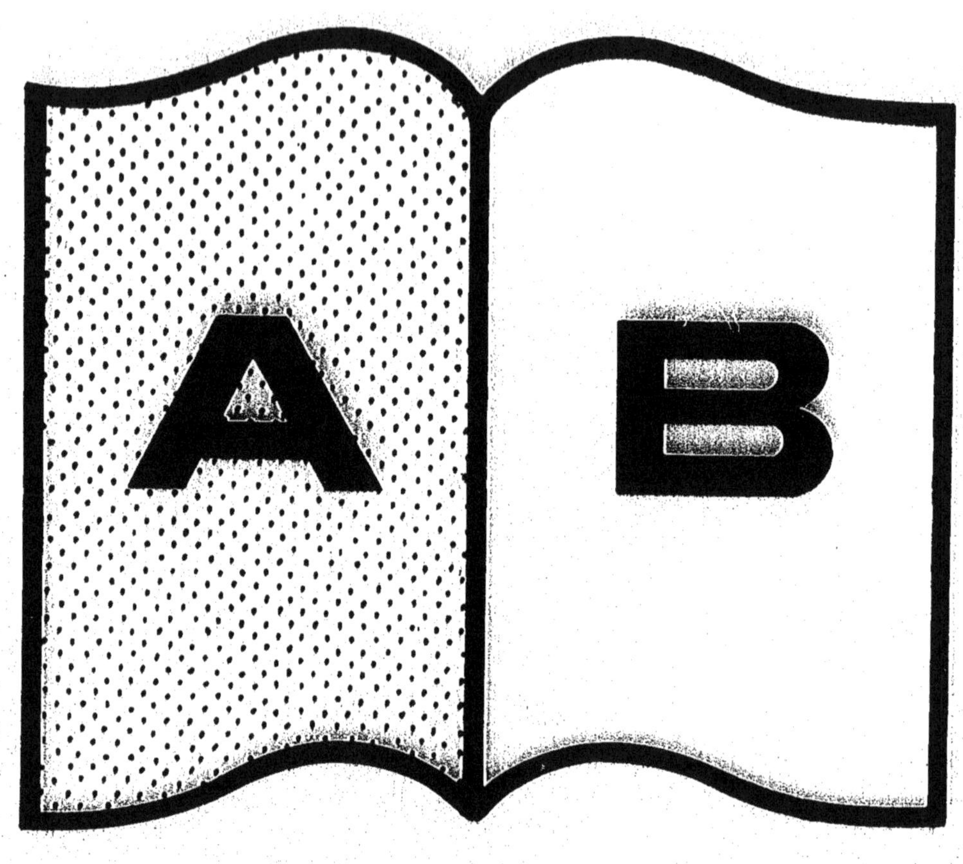

Contraste insuffisant

NF Z 43-120-14

www.ingramcontent.com/pod-product-compliance
Ingram Content Group UK Ltd.
Pitfield, Milton Keynes, MK11 3LW, UK
UKHW020150250726
13967UKWH00002B/976